PRESENTATION DE LA COLLECTION DES IFSI - MEMOS

L'étudiant(e) en IFSI est confronté(e) lors de ses études à une somme extraordinaire de connaissances allant des sciences humaines et de la santé publique, par exemple, aux soins infirmiers dans les très nombreuses spécialités médicales et chirurgicales.

Cette collection d'aide-mémoire s'est donné quatre objectifs essentiels pour l'étudiant : **faire comprendre, préparer**, **réviser**, **réussir**. Elle facilitera le travail de l'étudiant en l'aidant à maîtriser toutes les notions utiles à la bonne compréhension des cours. Tous les ouvrages de la collection sont conformes au programme officiel du diplôme d'état infirmier et chacun d'entre eux correspond à un module de la formation.

Chaque mémo de la collection est rédigé de façon claire, concise et didactique pour en faire un outil pratique et efficace qui aidera l'étudiant dans l'acquisition progressive des connaissances. Les auteurs sont des enseignants réputés, médecins, cadres infirmiers ou formateurs qui ont fait l'effort de condenser leurs cours pour écarter l'accessoire et insister sur l'essentiel. Un index alphabétique en fin d'ouvrage facilite l'utilisation de chaque livre.

Les étudiants pourront ainsi, avec cette collection d'IFSI-mémos, cerner l'essentiel, orienter leurs efforts durant l'année scolaire pour progresser et se perfectionner, enfin éviter la dispersion lors des révisions pour la préparation du diplôme d'état.

Mon souhait le plus profond est que les livres de cette collection contribuent à aider les étudiants en IFSI à répondre à leurs objectifs immédiats de réussite au diplôme d'état et ultérieurement à leurs besoins de réussite professionnelle.

Toute observation, suggestion, remarque ou critique des étudiants ou de leurs enseignants sur les ouvrages de cette collection seront les bienvenues.

Bon courage et bon travail.

Pr Yvan TOUITOU
Directeur de la Collection

AVANT PROPOS

Les soins infirmiers s'appuient sur des concepts humanistes qui semblent évidents. Ils nécessitent néanmoins une lente maturation pour leur mise en œuvre dans la pratique par l'étudiante puis par la jeune infirmière. Puissent les éléments des premiers chapitres nourrir cette réflexion structurante qui constitue la base des soins infirmiers.

La réflexion nécessaire pour déterminer les soins requis par la personne soignée, précède la description des soins infirmiers généraux qui constituent la pratique courante de l'infirmière quel que soit son lieu d'exercice. La description à l'aide de critères donne des repères très utiles lors de l'apprentissage de ces soins. Des annotations expliquent la technique conseillée et facilitent l'acquisition du soin.

Le domaine des transmissions, essentiel dans un travail en équipe est également abordé, ainsi que le rôle infirmier dans la collaboration avec les auxiliaires de soins et l'encadrement des stagiaires.

Enfin, la qualité des soins et les différents moyens mis en œuvre sur le terrain pour y parvenir sont envisagés, tels l'accréditation ou l'élaboration de protocoles de soins.

Rédigé par deux infirmières ayant à la fois une expérience de cadre soignant et de cadre formateur, cet ouvrage s'inspire de l'expérience acquise lors de la pratique clinique et pédagogique. Il est un outil de base pour l'infirmière en formation ou celle qui souhaite approfondir son questionnement sur la profession.

Elisabeth WINOCK
Josiane CAVIGNAUX

TABLE DES MATIERES

I

VALEURS ET CONCEPTS

I.-LES VALEURS PROFESSIONNELLES

Les soignants se retrouvent en général autour d'un certain nombre de valeurs qu'ils pratiquent dans l'exercice de leur profession, deux sont essentielles : le respect de la vie, le respect de la personne humaine et de sa dignité. (Titre I - Chapitre I - Article 2 du décret du 16/02/1993, relatif aux règles professionnelles des infirmiers et infirmières).

Ce sont des valeurs humanistes justifiées par la vie sociale qui concernent tout être humain. Elles s'avèrent indissociables de la pratique soignante, compte tenu des implications et des enjeux humains de la profession.

Pour servir ces valeurs phares, sont souvent évoquées un grand nombre d'aptitudes ou de qualités que doit posséder une infirmière : amabilité, disponibilité, écoute, attention, compétence, intégrité, droiture, loyauté, et la liste n'est pas exhaustive !

Ces valeurs humanistes donnent un sens au soin et orientent le comportement professionnel, dès lors qu'elles sont intégrées au niveau individuel et partagées au niveau de l'équipe.

Ce sont des valeurs auxquelles l'infirmière se réfère :

- Pour analyser une situation de soin plus ou moins complexe ou inhabituelle afin d'en dégager un comportement infirmier adapté.

- Pour analyser également ses propres réactions ou tendances à réagir spontanément dans certaines circonstances.

Ces références permettent non seulement d'avancer dans la réflexion relative à la déontologie professionnelle et l'éthique, mais aussi d'évoluer dans la connaissance de soi, de réajuster et d'enrichir un comportement.

Il ne suffit pas d'être convaincu du bien-fondé de ces valeurs, encore faut-il les mettre en application au quotidien. Des dérapages, conscients ou non, peuvent survenir. Pour les éviter, des échanges en équipe, portant sur les situations problématiques et le vécu, sont indispensables. Quels que soient le mode et le lieu d'exercice d'une infirmière, de nombreuses situations de soins mettent ces valeurs à l'épreuve, les deux exemples suivants en sont l'illustration :

Premier exemple : une personne est admise aux urgences pour tentative d'autolyse grave et, une équipe soignante dont l'infirmière fait partie, tente de la réanimer. Trois questions au moins, peuvent se poser à propos de cette situation :

- Faut-il respecter son souhait de mettre fin à ses jours ?
- N'aurait-elle pas un avis différent actuellement ?
- Souhaitait-elle ne plus vivre ou mettre un terme à une souffrance ?

Deuxième exemple : une personne alitée et dénudée est examinée par le chef de service entouré de toute une équipe. Une discussion s'engage entre les membres de l'équipe médicale, pendant ce temps, la personne reste nue. A nouveau des questions se posent :

- Comment procéder pour que la dignité de cette personne soit respectée ?
- Faut-il risquer de froisser la susceptibilité éventuelle d'un membre de l'équipe ? Car en recouvrant la personne, l'infirmière souligne à l'équipe leur omission.
- Comment déranger les membres de l'équipe dans leur discussion afin de recouvrir la personne ?

Ces exemples tentent de démontrer que l'intégration de ces valeurs nécessite un travail qui sera initié par les formateurs à diverses occasions (échanges en groupe sur ce thème, analyses du vécu de stage, études de cas). Cependant, il incombe à l'étudiant d'effectuer un travail personnel, assidu, de maturation qui se traduira dans le comportement et la qualité de ses prestations au cours de sa formation et ultérieurement dans sa vie professionnelle.

II.-LES CONCEPTS

1.-Généralités

Un concept est la représentation mentale d'une réalité, une création par l'esprit de cette réalité : la représentation mentale d'un groupe, d'un état, d'une profession, ou bien encore d'un objet.

La conceptualisation spontanée, habituelle, est souvent réductrice. Elle peut induire des idées fausses (clichés, caricatures, approches restrictives et parcellaires) ou des idées non prouvées, et engendrer des comportements inadaptés, contraires aux intérêts du sujet. Par exemple, l'image du Français avec la baguette de pain, le camembert, la bouteille de vin et le béret, véhicule les représentations de bonhomie, de tradition, de terroir, d'amateur de plaisirs simples et non celles de travailleur, de créatif, d'entreprenant.

En équipe, il s'avère nécessaire de réfléchir afin de parvenir à un consensus sur les conceptions se rapportant directement aux soins. Néanmoins, un travail individuel reste indispensable.

2.-Le concept de l'homme

Par notre profession, nous sommes dans une grande proximité avec les patients et pouvons même être amenés à pénétrer leur intimité. Qui est cette personne que nous allons soigner ? Notre représentation mentale de l'être humain est en lien avec nos valeurs et va influencer notre façon d'envisager et de réaliser les soins, notre manière d'être auprès de cet Homme à soigner.

Il apparaît donc indispensable d'accorder un temps de réflexion à ce concept.
Le guide du service infirmier donne de l'Homme la définition suivante : « C'est un être unique, qui a des attentes et des besoins biologiques, psychologiques, sociaux, culturels et spirituels ; un être en perpétuel devenir et en interaction avec son environnement, un être responsable, libre et capable de s'adapter, un tout indivisible ». Généralement, cette définition est synthétisée par les termes suivants : être Bio-Psycho-Social, ce que nous allons développer (Figure 1).

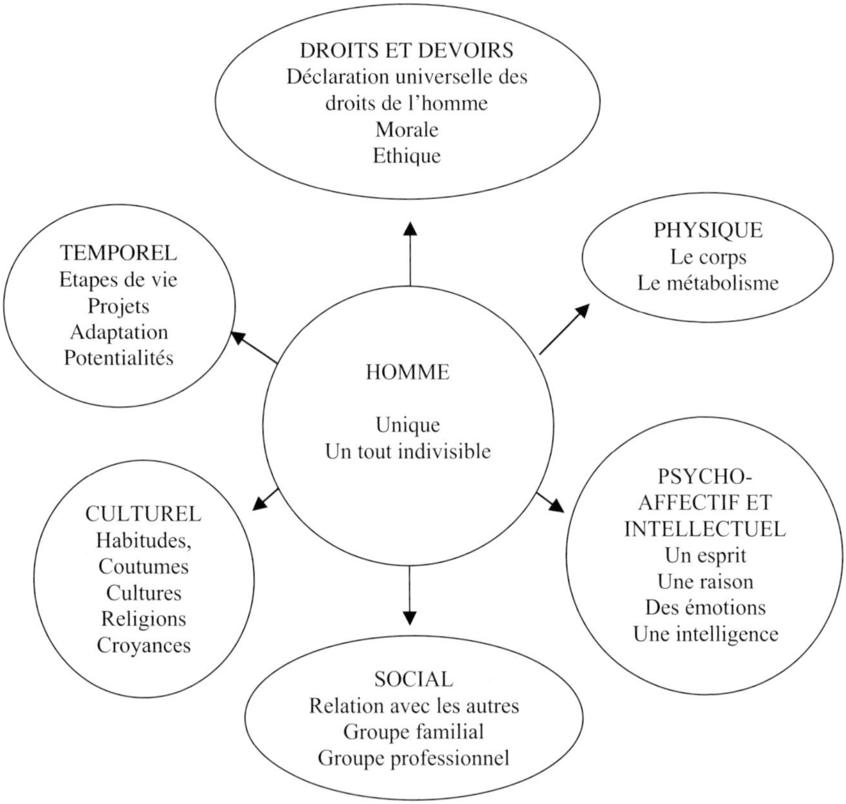

Figure 1 : Schématisation du concept de l'homme

a) Les domaines d'observation

- *Physique et biologique :*

  Tout être humain a un corps avec des fonctions identiques pour tout individu mais s'exprimant parfois diversement, et une morphologie avec des caractéristiques personnelles. Des variations apparaissent en fonction de l'âge, du stade de croissance, des incidences environnementales (conditions climatiques, travail), des origines ethniques, et parfois des handicaps.

- *Psychologique, psychoaffectif et intellectuel :*

  Chacun d'entre nous a une image de lui, possède des valeurs, ressent et exprime des émotions, adopte des comportements. Par ailleurs, nous sommes doués de raison, nous possédons une intelligence ou des formes d'intelligence et des modes d'expression, nous avons des attentes et nous sommes des êtres de désir. Autant d'éléments individuels influant différemment sur chacun.

- *Socioculturel :*

  Toute personne est obligatoirement en relation plus ou moins importante avec d'autres, au sein d'une famille, d'un groupe amical ou professionnel... Elle évolue dans un village, un quartier, une ville, une région, un pays, un continent. Tout ceci va l'influencer, la modeler de façon spécifique. Son éducation, ses habitudes de vie, ses coutumes, sa religion, ses croyances vont également lui forger une morale, une éthique, une spiritualité qui lui seront personnelles. En tant qu'être humain, elle a des devoirs, mais aussi des droits édictés dans la déclaration universelle des droits de l'Homme que nous avons à défendre.

- *Temporel :*

  Un individu est en constante évolution. Il traverse différentes étapes, construit un projet de vie. Ses potentialités et ses capacités d'adaptation sont mobilisées tout au long de sa vie.

Toutes ces données ne sont pas exhaustives, mais démontrent qu'un être humain est un tout indivisible, un être unique. Il ne peut se réduire à une seule de ces composantes car chacune d'elles interagit avec les autres.

b) Les applications de ces réflexions

- Si l'infirmière considère qu'une personne, caractérisée par son âge, ses origines sociales ou ethniques, sa culture, est incapable d'évoluer, de « grandir », comment va-elle déployer son énergie afin d'adapter ses informations et faire en sorte que cette personne prenne en charge son traitement ? Va-t-elle tout simplement l'informer ? Ne sera-t-elle pas amenée à penser que ce serait une perte de temps ?
- Par contre, si elle considère qu'une personne quels que soient sa profession, ses origines, son âge, ses handicaps, a des potentialités qui peuvent lui permettre d'évoluer, elle trouvera les moyens pour permettre à cette personne d'avancer selon ses possibilités. Elle mettra l'énergie et la conviction nécessaires dans la démarche soignante pour rendre la personne *sujet* et non *objet*.
- L'unicité de l'être humain renvoie à la personnalisation des soins, son indivisibilité à l'approche globale de la personne.

Tout au long de sa vie professionnelle et de son évolution personnelle, l'infirmière se doit de réfléchir à la considération qu'elle porte à l'Autre, aux différents âges de la vie et à ce qu'il vit. Voilà pourquoi des thèmes comme le racisme, la maltraitance, la délinquance entre autres, doivent être travaillés pendant la formation.

3.-Le concept santé

a) Une notion difficile à cerner

Etre en bonne santé est le bien le plus précieux pour bon nombre d'humains, elle définit une qualité essentielle de notre existence. Pourtant la représentation de cet état est très différente selon notre personnalité, nos origines culturelles et géographiques.

La santé peut-elle se résoudre à une absence de maladies ? Sûrement pas ! Certaines expressions couramment utilisées démontrent qu'*être* ou *ne pas être en bonne santé* se ressent et se vit, mais qu'il est bien difficile de l'objectiver simplement :

- *En avoir plein le dos*, cette expression donne l'image d'une personne qui ne supporte plus ce qu'elle vit, et qui ressent effectivement parfois un mal de dos sans pour autant présenter de lésions organiques.
- *Etre mal dans sa peau, ne pas être bien dans ses baskets,* donnent l'image d'une personne qui est mal dans sa relation à elle-même, aux autres, à son environnement, bien que, le plus souvent, aucune maladie n'est apparente.
- *Elle respire la santé* désigne une personne gaie, dynamique, ouverte aux autres et à ce qui l'entoure. Pourtant elle peut être aveugle ou en fauteuil roulant, ou bien encore être atteinte d'une maladie.

Le lien entre le corps et l'esprit apparaît évident. Un corps qui souffre a des répercussions sur le psychisme de la personne. Corrélativement, un mal-être ou un mal à dire qui se prolongent peuvent créer le terrain propice à une maladie et entraîner une expression somatique.

Toutes ces notions ne sont pas une remise en cause, mais au contraire un enrichissement des innombrables données scientifiques relatives aux différentes disciplines médicales.

Une future infirmière doit donc réfléchir à toutes les questions sous-tendues par le concept de santé.

b) Des conceptions restrictives

- Si la santé est considérée comme un acquis, l'infirmière doit prendre soin de cet acquis pour le préserver. Mais va-elle accepter que cet acquis soit détérioré ? Les sentiments de révolte, d'injustice, de culpabilité, ne servent à rien pour aider la personne à trouver un nouvel équilibre. La santé n'est pas un état définitif, statique.

- Si la vision de la santé se restreint à une absence de maladie, quel sera alors le regard porté sur les personnes atteintes d'affections chroniques ? Le risque est que le soignant définisse les patients par leur pathologie et les y enferme, limitant ainsi les possibilités d'évolution de ces derniers.
- La santé est-elle un état parfait d'intégrité physique ? Dans ce cas comment considérer une personne atteinte d'un handicap, une personne aveugle ou amputée d'un membre, par exemple ? Avec pitié et la placer en état d'infériorité, mais inférieure à qui ? A l'infirmière qui possède toutes ses facultés visuelles et ses deux jambes mais qui peut être elle-même anxieuse ou déprimée par exemple ?
- Quel est le rôle d'une infirmière de santé scolaire auprès de collégiens ou de lycéens ? Ils sont, en règle générale, en parfait état d'intégrité physique, mais peuvent adopter des comportements néfastes pour leur santé à plus ou moins long terme, sur lesquels l'infirmière peut agir.

c) Réflexions autour de quelques définitions

- La santé est un état d'équilibre, d'adaptation, d'harmonie entre la personne et son environnement. Cette conception holistique de la santé est un regard positif sur ce qui est vécu et donne à l'infirmière un large champ d'action pour promouvoir la santé.
- En considérant la santé comme une construction de toute une vie, le soignant a un regard positif sur ce que vit la personne. La recherche d'un équilibre aux différentes étapes de la vie et la qualité de vie sont alors des objectifs de santé. Les évènements et les expériences vécues pourront servir cette construction.
- La définition de la santé par l'Organisation Mondiale de la Santé (OMS) date de 1978 et indique : *La santé est un état de complet bien-être physique, mental et social, et ne consiste pas seulement en une absence de maladie ou d'infirmité. La possession du meilleur état de santé qu'il est capable d'atteindre constitue l'un des droits fondamentaux de tout être humain.*

Le bien-être peut se définir comme un état ressenti agréablement du fait de la satisfaction des besoins physiques, psychologiques, intellectuels et spirituels. La complexité de cette notion est rapidement perceptible puisque des facteurs économiques, politiques, culturels, mais aussi individuels entrent en jeu. Le bien-être est ressenti différemment par chacun d'entre nous. Que signifie le terme *complet* dans la définition de l'O.M.S., amène-t-il l'idée de degré, de niveau plus ou moins élevé ou la notion d'association, d'interactions entre le physique, le psychisme et le social ou l'environnemental ? Si la santé est de se trouver dans un état complet de bien-être, nous sommes certainement peu nombreux à l'avoir expérimenté de façon durable.

Par ailleurs, une personne malade, infirme ou handicapée, n'est pas en santé et ne peut donc ressentir un état de bien-être. Cette affirmation lapidaire mérite qu'on s'y arrête. Une personne atteinte d'une pathologie chronique, comme le diabète qui se traite, ne peut donc espérer vivre un état de bien-être physique, psychologique, social ? La même réflexion peut se faire vis-à-vis d'une personne aveugle ou atteinte de paraplégie utilisant un fauteuil roulant pour se déplacer.

Apparaît aussi la notion de droit fondamental que l'on retrouve également dans la Déclaration des Droits de l'Homme (article 25) car il permet à chacun de s'accomplir. Cette déclaration rend responsables les Etats et les gouvernements de la mise en œuvre de toutes les conditions favorables à la promotion et au maintien de la santé. Mais cela implique également tous les citoyens dans la recherche et la revendication de ces conditions optimales.

- Quelques phrases du philosophe G. Ganguilhem peuvent encore éclairer ce concept : *Ce qui caractérise la santé, c'est la possibilité de dépasser la norme qui définit le normal momentané, la possibilité de tolérer les infractions de la norme habituelle et d'instaurer des normes nouvelles... La santé, c'est une marge de tolérance des infidélités du milieu... Etre en bonne santé, c'est pouvoir tomber malade et s'en relever, c'est un luxe biologique...*

La santé est donc davantage une manière d'être, de vivre, de recevoir et de réagir aux événements de la vie ; une vie où nous évoluons dans différents états de santé : moyens, bons, excellents, mauvais ou désastreux.

En conclusion, ce que nous ressentons, ce que nous croyons, ce que nous pensons, n'est pas neutre et influence notre façon d'être en tant qu'individu, citoyen et soignant.

4.-Le concept de soin

a) Des réflexions générales

Le terme de soin est utilisé couramment dans la vie quotidienne : nous prenons soin de nos enfants, de notre conjoint, de nous-même. Nous prenons aussi soin de nos vêtements, de nos plantes, de nos animaux, de notre voiture par exemple.

Ce terme signifie alors porter de l'attention à, manifester de l'intérêt pour, prendre en compte, nourrir, laver, donner ce qu'il y a de meilleur, veiller, contribuer au bien-être, assurer un traitement ou une réparation, être présent, faciliter, accueillir, écouter, stimuler, encourager, protéger, guider, laisser faire aussi...et la liste n'est pas exhaustive !

Ces aptitudes à prendre soin nous sont transmises par nos parents ou nos substituts parentaux. Mais nous les développons aussi par l'éducation en général, les rencontres, les enseignements que nous tirons des expériences de vie. Générosité, ouverture d'esprit, bon sens, énergie, sont des qualités mises à contribution.

Mais que signifie prendre soin d'un malade (à l'hôpital ou chez lui), d'une personne handicapée dans un institut médico-éducatif, d'une maman et de son bébé en maternité, d'un enfant en crèche, d'un adolescent dans son collège ou lycée, d'un travailleur sur son lieu de travail ?

b) Un essai de définition

Pour une infirmière, la signification de *prendre soin* n'est pas différente de ce qui été développé plus haut. Pourtant, cette notion s'enrichit d'une certaine spécificité et sous-tend un niveau d'exigence personnelle et professionnelle. Bon sens, énergie, ouverture d'esprit, générosité sont toujours les bienvenus, mais les aptitudes que chacun possède pour prendre soin de lui et de ceux qui l'entourent doivent être travaillées et s'épanouir.

Prendre soin, c'est être attentif, veiller sur la personne soignée, manifester qu'elle est importante, qu'elle compte, l'aider à trouver ou lui apporter un confort de vie, l'aider à restaurer sa santé, la guider pour qu'elle prenne en charge sa santé. C'est considérer, prendre en compte ce qu'elle vit, écouter le sens qu'elle donne à ce qu'elle vit, porter sur sa souffrance un regard bienveillant, d'espoir, servir de miroir afin qu'elle progresse dans son cheminement. C'est aussi l'aider à identifier ce qui est bon ou néfaste pour sa santé et comment y remédier, l'aider à s'adapter à un traitement ou à une prothèse, l'aider à vivre les différentes étapes de vie jusqu'au bout, jusqu'à la mort.

c) Les niveaux de compétence professionnelle

Envisagé ainsi, « *Prendre soin* » ne s'improvise pas. Une formation est indispensable afin d'acquérir des compétences de base qui, validées par l'obtention d'un diplôme d'Etat, permettent à la *novice* qu'est toute étudiante de devenir une *débutante avancée*. Elle deviendra *compétente* après quelques années d'exercice professionnel, mais aussi de travail personnel. Puis elle pourra atteindre un niveau de *performance* et d'*expertise* après plusieurs années dans un même poste de travail.

C'est ainsi que sont décrits les niveaux de compétence professionnelle par P. Benner, une infirmière théoricienne Nord-américaine.

Il est évident que l'étudiante qui débute sa formation est une novice, terme qui n'a rien de péjoratif. Cette novice possède des qualités, des savoirs, des capacités à faire fructifier pour devenir une débutante avancée capable de prendre soin d'êtres humains différents (voir le concept de l'homme) dans des situations diverses (voir le concept de santé) et dans des lieux eux aussi très variés (voir la conception de la profession).

La jeune diplômée n'est pas une professionnelle dont elle n'a encore ni la compétence, ni la performance ; cela vaut pour n'importe quelle profession.

Elle doit cependant avoir acquis des **capacités** que nous appellerons de base et qui peuvent être déclinées ainsi :

- *Capacité à élaborer une démarche de soins* pour une personne ou pour un groupe, donc analyser une situation, réaliser des soins (voir chapitre Démarche de Soins D.D.S.)
- *Capacité à entrer en relation thérapeutique*, éducative ou fonctionnelle avec la personne soignée, l'entourage, l'équipe,
- *Capacité à collaborer en équipe*, avec les collègues, les médecins, les auxiliaires et les autres professionnels,
- *Capacité à s'acquitter de ses responsabilités* en tant que professionnelle, notamment lors de l'encadrement des étudiants en formation,
- *Capacité à participer à l'évaluation de la qualité des soins* et à la recherche en soins infirmiers.

Ces capacités deviennent des compétences professionnelles en situation de soin. D'un institut de formation à l'autre, ces capacités peuvent être formulées différemment, ou disséquées en de multiples sous parties. Néanmoins, le sens du contenu de la formation reste semblable.

d) Pourquoi est-il question de **prendre soin** *et non* **de soigner ?**

Différentes catégories professionnelles gravitent autour du malade, les médecins, les kinésithérapeutes soignent, chacun avec leur spécificité. La spécificité de l'infirmière est de prendre soin d'une personne dans sa globalité. Soigner fait penser le plus souvent à des actes : faire une piqûre, faire un pansement, faire une toilette. Prendre soin consiste bien à réaliser des actes qui relèvent de la compétence infirmière, mais ne se résout pas à cela. L'infirmière ne prend pas soin d'une maladie, d'un pansement, elle prend soin d'une personne dans une situation donnée, personne à qui il faut par exemple faire aussi un pansement.

Prendre soin comprend deux aspects indissociables :

- *Un aspect technique*, qui permet de réaliser un pansement, une toilette, un prélèvement sanguin, de préparer et poser une perfusion, d'effectuer un entretien, de mettre en place une relation d'aide.
- *Un aspect relationnel* pour informer, expliquer, conseiller, éduquer, mais aussi pour écouter, réconforter, obtenir des informations indispensables, soutenir et mettre en confiance.

Quel sens peuvent avoir des gestes techniquement parfaits, aussi bien pour le soignant que pour la personne soignée en absence de relation ? Celui qui ne se sent pas reconnu peut-il apprécier l'efficacité de ce qui a été fait ou ressentir un bien-être ? L'infirmière a t-elle été efficace ?

e) La définition du soin de W. Hesbeen

W. Hesbeen, infirmier contemporain et docteur en santé publique, définit le soin infirmier comme : *l'attention particulière portée par une infirmière ou un infirmier à une personne ou à ses proches en vue de leur venir en aide dans la situation qui est la leur. Il comprend tout ce que ces professionnels font, dans les limites de leurs compétences, pour prendre soin des personnes. Au regard de sa nature, il permet de toujours faire quelque chose pour quelqu'un afin de contribuer à son bien-être quel que soit son état.*

5.-La conception de la profession

La profession infirmière est riche, complexe et enthousiasmante. Elle ne se résout pas à une liste *d'actes* qu'il est permis à l'infirmière de réaliser de sa propre initiative ou sur prescription médicale, hors de la présence du médecin, à condition qu'il puisse intervenir à tout moment, ou encore lors de situation d'urgence.

Il est reconnu à cette profession trois composantes :

a) L'aspect psycho-intellectuel ou cognitif

De multiples connaissances sont nécessaires, dans des domaines extrêmement divers (Anatomie, Physiologie, Pharmacologie, Pathologie, Psychologie, Sociologie, Anthropologie, Communication, Epidémiologie, Méthodologie...). Ces connaissances qui sont évaluées vont toutes servir dans des situations concrètes et doivent s'actualiser et s'enrichir tout au long de la vie professionnelle.

b) L'aspect psycho-gestuel

Une infirmière doit savoir par exemple faire un pansement, une toilette, préparer une perfusion, poser une sonde vésicale, préparer le matériel nécessaire à la pose d'un drain pleural et aider le médecin lors de la réalisation de cet acte médical. Ces soins et bien d'autres nécessitent l'acquisition d'une gestualité précise et sure.

c) L'aspect psycho-relationnel ou comportemental

Toute situation de soin est relationnelle et nécessite un comportement adapté, un savoir être qui n'est pas inné. Comment être avec la personne qui apprend un diagnostic péjoratif pour elle ou pour un proche ? Quel comportement adopter avec la personne qui chemine dans l'acceptation de sa maladie, de son handicap, d'un traitement lourd ? Comment être avec des parents qui doivent accueillir leur enfant prématuré ? Entrer en relation avec une personne qui veut se détruire ou qui ne maîtrise plus ses réactions ne s'improvise pas non plus. Pourtant, personne ne pourra élaborer un fichier de comportements adéquats dans ces situations et dans une multitude d'autres.

Chaque situation est nouvelle, chaque personne est unique, et le soignant doit gérer ces éléments ainsi que ses affects. Une formation à la communication s'impose donc.

Ces trois axes sont extrêmement imbriqués, indissociables, quel que soit le soin considéré.

Faire un pansement à une personne implique une technique et des gestes particuliers certes. Mais l'évaluation de la plaie en fonction des connaissances sur les stades de la cicatrisation, des signes de l'inflammation etc, permettra d'adapter les gestes et réaliser le pansement différemment de la veille ou encore différemment de ce qui a été fait à un autre patient. De plus, ce patient doit veiller lui-même sur sa plaie et son pansement pour détecter une mauvaise évolution, apprendre certains mouvements afin d'éviter une douleur par exemple. Il lui faut accepter une cicatrice qui peut modifier l'image qu'il a de lui-même. Les dimensions éducative et relationnelle prennent toute leur importance.

Comment faire pour qu'une personne soit un bénéficiaire de soins et non un objet de soins ? Une qualité de communication et un comportement singulier sont indispensables.

La façon de concevoir la profession d'infirmière découle des trois concepts précédemment étudiés. L'infirmière a-t-elle le désir de s'intéresser à l'humain dans sa globalité ou uniquement à la maladie ? Le soin est-il un moyen de traiter la maladie ou bien d'aider une personne à vivre, de promouvoir la santé et la qualité de vie ?

Une réflexion, un cheminement personnel, la formation dans son ensemble avec notamment les expériences de stage, vont nourrir cette représentation. De plus, les modèles professionnels choisis tout au long du cursus de formation vont permettre à l'étudiante de passer de *la représentation de la profession, à l'infirmière en devenir*.

II

L'INFLUENCE DU MILIEU SUR LA SANTE DE L'HOMME

La santé a été définie comme une interrelation dynamique entre l'homme et son milieu.

On peut différencier le milieu en trois groupes : le milieu biologique : le milieu interne de l'homme ; le milieu géographique : le territoire et l'environnement sous ses formes diverses ; enfin le milieu social : culturel et religieux.

I.-L'INFLUENCE DU MILIEU INTERNE

Chaque homme est un être unique. Il existe des variations individuelles dans le domaine de l'anatomie, de la physiologie et dans la structure mentale qui participent à la construction de sa personnalité. Ces différences créent des inégalités face à cet équilibre qu'est la santé. Notre propos n'est pas ici, d'étudier ce milieu physique et psychologique mais simplement d'envisager les nuances d'un individu à l'autre, qui font de la santé un équilibre propre à chaque personne.

1.-Les variations anatomiques

L'étude de l'anatomie montre des variations selon la morphologie de la personne, différences liées à la génétique.

La taille plus ou moins grande, la corpulence, par exemple, sont des éléments spécifiques à chaque personne. La vascularisation, l'innervation, même si elles comportent des similitudes ne sont jamais exactement les mêmes d'une personne à l'autre. La littérature décrit des personnes qui ont un positionnement inversé des organes : cœur à droite, foie à gauche.

Ces différences transmises génétiquement, influent quelquefois sur la santé. La taille peut, par exemple influer sur la posture. Une personne grande peut avoir tendance à courber le dos et générer une déformation de la colonne vertébrale.

La corpulence va gêner la personne pour dilater normalement sa cage thoracique, pour se mobiliser.

La différence de texture entre la peau blanche et noire induit une protection différente vis-à-vis de la déshydratation, des blessures, des brûlures. La capacité de cicatrisation est différente également : la peau noire, épaisse, va plus facilement développer des cicatrices chéloïdes qu'une peau blanche.

2.-Les variations physiologiques

Les variations anatomiques peuvent déterminer un fonctionnement légèrement différent d'un individu à l'autre. Un gros intestin un peu plus long que la norme augmente le temps du transit digestif, donc l'absorption hydrique et entraîne un risque de constipation.

La génétique va déterminer quelquefois un terrain facilitant plus ou moins certaines affections : terrain allergique, terrain prédisposé aux maladies vasculaires (hypertension) ou endocriniennes.

La réactivité du milieu interne aux agents externes est plus ou moins importante selon les personnes. Tel organisme supportera mieux la chaleur et le risque de déshydratation sera alors moindre que pour une autre personne.

Par ailleurs, le fonctionnement des organes est régulé par les systèmes endocriniens et nerveux, qui maintiennent l'homéostasie, c'est-à-dire l'équilibre du milieu interne ; celui-ci varie sans cesse autour des normes physiologiques. La tension artérielle a une norme fixée entre 12 et 15 cm de mercure pour la maxima et entre 7 et 9 pour la minima.

Cette régulation est néanmoins personnalisée, l'équilibre interne d'un individu peut être légèrement différent d'un autre. Ces variations individuelles expliquent notamment les fourchettes des normes biologiques, qui sont parfois importantes et qui doivent être appréciées selon la personne. Pour une personne donnée, une tension artérielle à 14/ 8 sera déjà élevée, si elle est habituellement chiffrée à 12/7. Il est donc important de connaître ces particularités qui permettront de repérer les « vrais » changements chez la personne soignée.

3.-Les structures mentales différentes

La structure mentale comporte une partie innée, sur laquelle va se développer le caractère de l'individu. L'environnement humain aura ensuite une part importante dans le développement psychologique de la personne. La part du génétique et du milieu externe est d'ailleurs difficile à identifier.

La part héréditaire de la personnalité est différente pour chaque individu. La différence de base est quelquefois péjorative : des terrains dépressifs se retrouvent dans une même famille.

II.-L'INFLUENCE DE LA GEOGRAPHIE

L'homme ne peut se définir sans l'environnement dans lequel il se trouve. Celui-ci conditionne sa manière de vivre et sa manière de vivre en santé. La vie en ermite dans la solitude de la montagne et la vie d'un travailleur en usine habitant la ville sont évidemment, complètement différentes.

Les facteurs de santé environnementaux sont géographiques et climatiques, mais dépendent aussi de l'urbanisme, de l'industrialisation, de l'organisation des lieux de vie en matière d'hygiène et de ressources en tous genres : alimentaires, occupationnelles (travail, distractions...), offre de soins...

1.-Les facteurs liés à la géographie physique

La région habitée, le climat qui y règne, vont conditionner des habitudes de vie, des comportements particuliers adaptatifs vis-à-vis de la santé, compte tenu des possibilités et des contraintes de ce milieu.

Par exemple, une région marécageuse va obliger à un habitat qui va limiter l'humidité : une construction sur pilotis ou sur un terrain en hauteur. Un climat froid va faire porter des vêtements pour lutter contre l'hypothermie qu'il entraînerait et va augmenter le besoin en alimentation riche en graisses. La sécheresse va diminuer les ressources d'origine agricole et peut amener la famine et la dénutrition. La chaleur importante favorise la multiplication des germes et rend difficile la conservation des aliments frais, comme le lait ou la viande. Les moyens de conservation devront être utilisés (les facteurs économiques que sont leur coût et leur accessibilité vont alors conditionner la consommation de ces aliments frais).

Par ailleurs, les facteurs géographiques sont parfois directement la cause de certaines maladies. Le froid et l'humidité fragilisent l'arbre bronchique et facilitent l'installation de pathologies respiratoires. Les régions subtropicales chaudes et humides permettent, par exemple, la reproduction et la vie de certains insectes, vecteurs de maladies. C'est le cas pour le paludisme, endémique là où l'anophèle peut vivre. De même la bilharziose dépend de la présence d'un parasite, hôte d'un mollusque qui ne se développe que dans les eaux chaudes stagnantes.

2.-Les facteurs liés à la géographie humaine

Les densités de population plus ou moins fortes vont influer sur la santé des hommes. Chacun a besoin d'un certain territoire pour être à l'aise et pouvoir considérer l'autre sans se sentir agressé. La surpopulation peut générer une violence qui atteint la sécurité et donc le bien-être des personnes. La faible densité de certaines régions peut amener un isolement et un manque de relations et d'échanges. Celui-ci peut être préjudiciable car mal ressenti psychologiquement ou parce qu'il éloigne la personne des offres de services de toutes natures, notamment de l'offre de soins.

Par ailleurs, les flux migratoires vont obliger une intégration sociale, qui peut être réussie avec un enrichissement mutuel, ou qui peut générer une discrimination avec également un développement de la violence.

L'espace individuel disponible possible, le partage des ressources, les possibilités relationnelles interviennent ici. L'intrication avec la géographie économique est importante.

3.-Les facteurs liés à la géographie économique

L'existence de sources d'activité que sont l'agriculture, les industries, le secteur tertiaire, va attirer la population. Le travail est en premier lieu, un moyen de se sentir utile, d'avoir une place dans le groupe social. C'est aussi un moyen de ressources, afin de pouvoir s'acheter ce qui va être produit par d'autres personnes et qui est nécessaire pour vivre. Il est donc favorable au bien être et à la santé.

Mais certaines activités peuvent être sources de nuisances pour le travailleur lui-même en occasionnant des maladies ou des accidents professionnels. Les travailleurs exposés à l'amiante développent des cancers dans des proportions très importantes. Les machines-outils, bien qu'actuellement très sécurisées, provoquent encore trop de blessures.

Par ailleurs, ces activités peuvent être nuisibles pour l'environnement. Les pesticides utilisés en agriculture se retrouvent dans les nappes phréatiques. Les rejets polluants de certaines usines, comme la dioxine des incinérateurs, retombent sur l'herbe qui contamine les troupeaux qui la mangent et se retrouvent dans le lait consommé par la population.

4.-Les facteurs liés aux infrastructures

L'homme façonne la nature et y installe ce dont il a besoin.

La nécessité d'infrastructures liées à l'urbanisme est directement fonction de la densité de population. Sur les lieux de vie, certaines commodités vont permettre des conditions sanitaires correctes. La disponibilité d'eau potable, au puits ou au robinet, évite les troubles intestinaux et les dysenteries. L'existence d'un réseau d'assainissement des eaux usées et d'une organisation d'évacuation des déchets ménagers limite la prolifération microbienne et les maladies infectieuses causées par celle-ci.

La circulation des personnes et les échanges commerciaux sont facilités par les voies de communication. Mais la voiture occasionne une pollution par l'oxyde de carbone qu'elle dégage. La circulation sur les autoroutes ou dans les couloirs aériens est bruyante, donc nuisible pour les riverains.

La présence d'infrastructures tels que les commerces, les établissements d'enseignement, les établissements culturels ou de loisir... va influer sur la façon de vivre et représente pour l'homme, autant de facteurs de santé. En effet, les commerces vont permettre de se procurer l'alimentation nécessaire pour manger à sa faim, les objets d'hygiène pour être propre. Les possibilités d'instruction sont déterminantes pour la transmission du savoir. L'éducation reçue augmente les connaissances de la personne, lui donne la possibilité de s'informer par elle-même et notamment de contribuer à la promotion de sa propre santé. Le niveau d'éducation et le niveau de santé présentent des corrélations étroites.

III.-LES INFLUENCES DE LA CULTURE SOCIALE

Naturellement, l'homme aspire à une vie communautaire. A la naissance, l'enfant a besoin de la présence d'un adulte pour vivre, car il le nourrit mais lui apporte aussi l'éducation et la protection nécessaire à une croissance harmonieuse. Les exemples « d'enfants sauvages » du XIXème montrent bien cette influence : la manière de se mouvoir, la façon de manger, les habitudes d'hygiène corporelle sont particulières au groupe humain. Cette éducation est similaire chez les autres mammifères, mais elle est beaucoup plus longue chez l'homme.

1.-L'influence de la famille

De ce fait, le groupe familial imprime des modes de vie. Les relations affectives et éducatives instaurées vont influer sur les comportements des enfants, leur faire plus ou moins accepter ou rejeter les valeurs parentales et donc les comportements associés. Par exemple, les valeurs en rapport avec le travail ont subi une sensible modification. Certains enfants n'ont pas vu leurs parents travailler. Ils intègrent plus difficilement les exigences liées au travail : se lever tôt le matin, se plier à un horaire, produire quelque chose pour avoir un salaire. Les parents n'ayant pas d'emploi, l'enfant n'a pu en percevoir les côtés positifs du travail. La valeur « travail » est dépréciée, ce qui peut ouvrir la voie à une recherche de ressources faciles : vol, revente de drogue.

Par ailleurs, un enfant élevé dans le strict respect des règles, avec intransigeance, peut réagir en refusant toute contrainte lorsqu'il entre en période d'adolescence alors qu'un autre enfant acceptera ces mêmes règles.

Les habitudes familiales, imprimées depuis l'enfance, pèsent sur la personne. Les modes alimentaires sont souvent très prégnants, même s'ils sont néfastes à la santé. Par exemple, les gens du Nord, par habitudes familiales mangent beaucoup de graisses et de féculents et délaissent les fruits et les légumes.

Les modèles comportementaux sont différents d'une famille à l'autre et dépendent essentiellement de la culture parentale, mais ils sont modulés par d'autres facteurs extérieurs.

2.-L'influence du groupe

Selon les zones géographiques, les pays, les régions, les habitudes seront différentes. Tout au long de leur histoire, les groupes humains ont organisé leur vie en tenant compte de leur environnement naturel et de leurs priorités existentielles. L'appartenance à un milieu scolaire, professionnel, à un groupe de loisir ou de toute autre nature va générer des habitudes particulières. Les habitants d'un village savoyard n'ont ni les habitudes, ni les coutumes, ni les rythmes de vie de ceux d'un village balnéaire d'une île méditerranéenne. Le jeune adolescent va quelquefois commencer à fumer ou à boire de l'alcool pour intégrer un groupe qui a ces comportements.

3.-L'influence de la politique

Les décisions prises au niveau de l'état découlent des valeurs prônées par le pouvoir politique en place. En matière de droit du citoyen, de partage des ressources, d'accès aux services publics comme l'éducation ou le système de santé, les orientations retentissent sur l'état de santé global de la population. En France, ces valeurs permettent un revenu minimum à chaque citoyen, qui peut ainsi subvenir à ses besoins vitaux. Par ailleurs, la *couverture sociale universelle* donne actuellement un accès aux soins curatifs. Aux Etats-Unis, les personnes cotisent individuellement à une assurance qui couvre alors les frais de santé. Les personnes défavorisées qui n'ont pas les moyens de le faire ne peuvent accéder aux soins et ne sont secourues que par des organisations caritatives non gouvernementales. En Afrique du Sud, l'apartheid a conditionné fortement les modes de vie des deux communautés. Dans le domaine de la santé comme dans d'autres domaines, les choix en faveur de la population blanche se sont faits au détriment de la population noire.

La politique en faveur de la famille, des personnes handicapées, des personnes âgées va retentir sur le niveau de santé de ces groupes. Par exemple, l'instauration de services de protection maternelle et infantile (PMI) a permis une diminution importante de la mortalité infantile. Un autre exemple est la politique d'intégration des handicapés qui favorise l'implantation de trottoirs surbaissés en ville accessibles aux personnes à mobilité réduite ou de feux tricolores sonores pour guider les mal-voyants. Cette politique facilite les déplacements et améliore le bien-être de ces groupes handicapés.

L'appartenance à un milieu détermine donc des comportements et des réactions qui restent cependant propres à chaque personne, car celle-ci s'accommode et s'ajuste différemment au milieu. Les soignants se doivent de connaître ce milieu pour comprendre la situation de soin, respecter la personne dans son intégralité et adapter leurs interventions.

IV.-L'INFLUENCE DES CROYANCES

La perception de l'existence et les croyances religieuses ont généré des valeurs exprimées par des comportements groupaux plus ou moins rituels qui donnent un sens à la vie et à ses événements. Les rites autour de la naissance, de la mort, ou d'événements de la vie (réussite à un examen...) sont observés par les membres du groupe, dans le cadre d'un sentiment d'appartenance. Pour les juifs, la circoncision à la naissance est importante. Pour l'hindouiste, la crémation permet la réincarnation. Les cadeaux de Noël, en Occident, ont dépassé la valeur religieuse des cadeaux des rois mages et sont inclus dans les pratiques collectives, récupérés par les intérêts commerciaux. Ces habitudes religieuses sont transmises de génération en génération. Le sens initial, nous venons de l'illustrer, est quelquefois détourné. Du religieux, les coutumes sont passées au culturel, ces deux domaines étant très intriqués. Le respect de ces croyances entre dans le cadre du respect de la personne.

Pour une meilleure approche soignante, l'infirmière doit s'ouvrir aux autres cultures. Voyons ensemble quelques caractéristiques, non exhaustives, des communautés rencontrées en France, et qui interfèrent avec la pratique soignante.

1.-La communauté catholique occidentale

- En Europe, de manière générale, le corps est valorisé, chaque personne est considérée comme propriétaire de son corps qu'elle montre. Le regard de l'autre sur ce corps a une grande importance pour l'occidental ; l'apparence, l'habillement sont privilégiés. L'image de soi, abîmée par la maladie ou la vieillesse peut être difficile à vivre.

- Le corps est valorisé par la personne, mais différente sera la perception d'être obligé de le montrer. La toilette pose le « souci » de la pudeur liée au corps dévoilé par l'autre, d'autant plus que les habitudes d'hygiène sont relativement récentes (environ un siècle). Toucher l'autre, c'est entrer dans son intimité personnelle, se laisser toucher, c'est accepter cette intrusion.
- L'individualisme est plus fréquent que dans d'autres communautés, la personne existe essentiellement par elle-même et pour elle-même. Ses capacités propres sont importantes. Ainsi, la personne qui n'est pas dans le circuit du travail n'a pas de statut valorisé. Dans nos sociétés capitalistes, la personne handicapée, âgée, n'a pas ou n'a plus de rentabilité, son image sociale est également dévalorisée.
- La religion catholique interdit la viande les jours de jeûne, le vendredi surtout pendant le carême (40 jours avant Pâques). Seuls les pratiquants observent cette prescription.
- La contraception, l'avortement peuvent poser problème en raison des directives papales qui les refusent.
- La douleur fait peur, la religion catholique l'a longtemps reliée au châtiment de Dieu. Donc, elle est encore souvent perçue à la fois comme inévitable et expiatoire mais aussi inacceptable. Quel sens a-t-elle pour le patient ?
- Dans nos professions soignantes et dans la société, la mort est souvent perçue comme une défaite. La mort de nos proches fait peur, son accompagnement aussi, celui-ci est souvent laissé aux soignants des établissements hospitaliers.

2.-La communauté musulmane

- La différence des sexes est très importante. L'homme sort, travaille, rencontre d'autres hommes dans les lieux publics alors que la femme reste à la maison, dans l'intimité du foyer. Seule une femme pauvre travaille, ce qui est dévalorisant pour son mari.

- Le corps appartient à Allah, il n'est pas à soi. Le corps est caché, le regard viole déjà ; donc la pudeur est extrême. L'homme s'occupe d'un homme, la femme d'une autre femme. L'importance du regard renvoie au « mauvais œil », qu'il faut conjurer par un bijou (que les soignants enlèvent quelquefois), ou par des petits objets. Le chiffre 5 est de bon augure (la main de Fatma, les 5 piliers de l'Islam).
- Tout ce qui sort du corps étant impur, les soins d'hygiène sont très importants et ancrés dans les habitudes. Ils sont obligatoires avant la prière. Les conditions géographiques ont fait que l'eau n'était pas toujours disponible. Le sable l'a souvent remplacée symboliquement, les habitudes d'hygiène devenant alors plus aléatoires.
- La virilité, la fécondité, sont des valeurs essentielles. Si la maladie les affecte et conduit à la castration, le retentissement sera grand. Pour la même raison, la contraception est peu acceptée.
- Le côté droit est pur, le côté gauche est impur, les actions « propres » ou valorisées sont à effectuer avec la main droite : manger, serrer la main… Les actions « sales » ou dévalorisées sont réalisées avec la main gauche : nettoyer les impuretés. La toilette sera commencée par le côté droit. Les soins qui immobilisent un bras (perfusion, plâtre…), la maladie qui affecte un bras (hémiplégie,...) vont mettre la personne dans l'embarras. Pour la même raison, il ne faut jamais croiser les mains d'un musulman mort, mais allonger les bras le long du corps.
- Les habitudes alimentaires vont vers le sucré et le salé, les régimes restrictifs sont mal acceptés. Le porc, considéré comme impur car il mange même les déchets, est proscrit du régime. Seule la viande Hallal, abattue de manière conforme, est permise.
- Le musulman pratiquant doit faire des prières à différentes heures du jour, agenouillé sur un tapis de

prière, tourné vers La Mecque, c'est-à-dire sur le sol français vers l'Est. Cette orientation est à respecter aussi au moment de la mort. Le jour de la prière à la mosquée est le vendredi.

- Le Ramadan correspond à un jeûne entre le lever et le coucher du soleil, pendant un mois. Les malades et les enfants sont en principe exclus de cette obligation. Cela concerne tout ce qui est ingéré, donc éventuellement les médicaments.
- La douleur, perçue comme émanant du diable, angoisse et provoque volontiers des manifestations specta-culaires : gémissements, agitation. On ne fait pas forcément appel au soignant car le fatalisme fait accepter ce que Dieu veut.

3.-La communauté animiste africaine

- Pour l'Africain, la communication par la parole et le toucher est très facile et importante. Quel que soit l'interlocuteur, il parle avec la bouche, avec les mains, avec le corps, il refait le monde dans la palabre. La communication est vitale pour ces personnes de tradition orale. Le contact cutané est facile et la pudeur par rapport à la nudité est moins marquée.
- Certaines parties du corps sont privilégiées : la tête, le sexe, le cœur, le foie et le sang. Une atteinte de ces éléments est vécue difficilement. Les prélèvements sanguins sont mal vécus, un sorcier pouvant s'en emparer et jeter un mauvais sort.
- L'homme existe par et pour le groupe. L'entraide entre les personnes d'une famille est courante : le plus fortuné aide le plus pauvre, celui en âge de travailler donne à manger aux plus vieux. Il n'y a pas de barrière entre les sexes, entre les générations. La famille est le noyau du groupe, avoir des enfants permet une vieillesse heureuse et assure l'éternité car l'ancêtre est vénéré par sa descendance.
- Cette vie en communauté s'accompagne de rites à respecter pour rester dans le groupe : l'excision du clitoris en est un exemple.

- La qualité d'ancêtre est conférée par une « bonne » mort, après cinquante ans, s'il y a parfaite intégrité physique et mentale. Ceci explique certaines réactions lorsqu'une amputation est proposée par exemple.
- Les habitudes ancestrales sont ancrées dans les comportements : la vie groupale en brousse est dure, génératrice de souffrances. Aussi, la douleur est normale et fait partie de la vie, elle est supportée sans plaintes, ni pleurs, avec fatalisme, par exemple l'accouchement s'effectue en silence.
- Des gri-gri, des bijoux vont assurer une protection contre la douleur et la maladie qui viennent de l'extérieur. La maladie a trois origines possibles : la méchanceté d'autrui, la vengeance d'un génie possesseur ou une faute, consciente ou non, de la victime.
- L'Africain fait confiance aux soignants qui vont faire sortir la maladie de son corps. Il se confie souvent, d'abord, à la médecine traditionnelle. Si le marabout n'a pas réussi à l'aider, il consulte le médecin.
- En Afrique, plus on parle de sa maladie, plus on est malade. Aussi, l'Africain n'aime pas prendre un traitement régulièrement de peur de réveiller le mauvais génie qui dort en lui. L'adhésion à la prise peut être obtenue par l'idée de considérer ce médicament comme une offrande pour les mauvais esprits.

4.-La communauté asiatique

- L'asiatique valorise la pensée, le corps a peu d'importance, car il n'est que l'enveloppe de l'esprit. Il doit être propre, les habitudes d'hygiène sont ancestrales, *tout le monde ne peut pas être riche, mais tout le monde peut être propre*. La pire injure serait de lui dire qu'il sent mauvais. Les soins au corps sont très développés, les massages permettent à la personne de se détendre et de se ressourcer.
- Les bouddhistes vivent la mort comme une renaissance. La douleur est formatrice pour l'âme et ils

préfèrent rester lucides devant la mort, les antalgiques ne sont acceptés que s'ils sont présentés comme favorisant une reprise de l'énergie en permettant au corps de se reposer.

- Le respect de la vie est essentiel, la sienne, celle des autres, et toute forme de vie en général ; on ne tue pas un animal, un insecte même nuisible : s'il gêne, on le déplace. Au niveau alimentaire, certains sont végétariens.
- La valeur de l'individu est infime par rapport à la collectivité, celui-ci est juste ce que les autres pensent de lui ; seul l'autre est important. La personne asiatique n'appellera pas l'infirmière, ce serait la déranger pour lui-même qui est si peu.
- L'homme est supérieur à la femme. On ne se touche pas et la pudeur est extrême.
- Le visage, reflet de l'âme, doit être pâle et lisse, les sentiments ne doivent pas transparaître. L'asiatique acquiesce, il peut vous dire oui avec le sourire, même s'il n'est pas d'accord. La communication est différente, il est des émotions qui ne transpirent pas, des plaintes qui ne se disent pas.
- Les décisions sont prises après concertation avec les autres membres de la famille ou du groupe, jamais de façon individuelle.

5.-La communauté juive

- Dans l'alimentation, la religion interdit le porc et les fruits de mer. Les viandes proviennent d'animaux tués selon une méthode et des règles sanitaires rigoureuses aboutissant à la viande Casher.
- Les produits laitiers sont servis avant la viande, jamais après, ou alors à distance.
- Des périodes de jeûne sont préconisées pour certaines fêtes.
- Les enfants mâles sont circoncis vers le huitième jour après la naissance. Les progrès sanitaires exigent

actuellement le respect des conditions de bloc opératoire.

- Le samedi, jour de sabbat, les juifs religieux prient à la synagogue. Ce jour est chômé en Israël.
- Le rituel autour de la mort, très codifié, est quasiment impossible à respecter à l'hôpital, aussi les familles souhaitent que leur proche décède au domicile : si cela est possible, il faut accéder à cette demande.

6.-Les témoins de Jéhovah

- Le respect de la vie et de l'intégrité du corps humain interdit les dons d'organes et de sang et donc les greffes ainsi que l'avortement.
- Ils rejettent de nombreux traitements aussi bien préventifs que curatifs. Si actuellement, ils acceptent souvent les médicaments et les perfusions, ils sont formellement opposés aux transfusions sanguines. Lors d'un risque vital, les soignants sont en dilemme entre le respect de ces pratiques et l'assistance à personne en danger. Le procureur de la République est alors sollicité par l'autorité administrative de l'établissement hospitalier pour prendre une décision en faveur de la vie, surtout en ce qui concerne les enfants mineurs.
- Au niveau alimentaire, ils ne mangent pas d'aliments contenant du sang d'animaux donc pas de viande, ni de préparation à base de sang.

7.-Une conclusion

Bien sûr, des différences individuelles se rencontrent à l'intérieur d'une même communauté. Il ne s'agit pas de « coller » ces comportements à toutes les personnes ressortissantes de la communauté, mais de savoir qu'ils peuvent exister afin de comprendre certaines réactions pour en tenir compte lors des soins. Il s'agira alors de les respecter si possible, sinon d'expliquer pourquoi ce n'est pas possible, et trouver un compromis acceptable pour la personne, dans le respect de la vie.

Toutes les croyances d'une personne soignée doivent être respectées.

V.-L'EVOLUTION DANS LE TEMPS

Les voyages dans le temps, évoqués dans les films, seraient bien dépaysants ! Nous touchons ici à l'idée d'évolution culturelle, en perpétuel renouvellement, qui se mesure dans le temps. Elle est présente, bien que souvent peu perceptible dans nos vies.

Il n'est pas besoin de se référer au Moyen Age, notre façon d'être en santé aujourd'hui en France n'est pas celle de nos parents et encore moins celle de nos grands-parents. Le niveau de santé est plus élevé et le niveau d'exigence accru : la consultation médicale est aisée, car la densité des médecins permet leur disponibilité, le coût de la consultation est pris en charge par la Sécurité sociale, les connaissances et les techniques dans le domaine de la santé sont plus performantes d'année en année.

L'environnement matériel et organisationnel façonné par l'homme a changé, la perception de la santé par le groupe social a changé et cette évolution continue.

L'homme évolue dans un environnement lui-même en changement. Rien n'est figé, la situation de soin est en perpétuel mouvement.

Tous ces facteurs de santé publique influent sur la façon de vivre et de « bien vivre » donc de vivre en santé et celle-ci est différente selon les groupes et évolutive dans ce groupe.

S'il est relativement facile de respecter les habitudes d'une personne du même groupe que soi, il est beaucoup plus difficile de le faire lorsque ces habitudes sont différentes. Il faut alors prendre conscience de leur importance, les accepter comme faisant partie de la personne, et en tenir compte dans la pratique soignante. Les ignorer ou les contrarier serait un manque de respect envers la personne, préjudiciable à l'instauration d'une relation de confiance et d'un projet d'aide.

III

LA MALADIE

La maladie se définit comme « une altération dans la santé, de l'équilibre des êtres vivants » (Larousse).

Le terme pathologie est couramment utilisé comme synonyme de maladie. On dit d'une personne qu'elle est atteinte de telle ou telle pathologie. La définition du terme pathologie par le Larousse est : « science des causes, des symptômes et de l'évolution des maladies et ensemble des manifestations, des effets morbides qu'elles entraînent ».

La notion de maladie n'est pas à opposer à la notion de santé, ce que nous avons déjà abordé dans l'étude du concept de la santé.

I.-LES TERMES QUI DEFINISSENT LA MALADIE

1.-Les différents types de pathologies

a) Les pathologies organiques

Elles sont dues à une lésion d'un ou de plusieurs organes : un infarctus du myocarde, une glomérulonéphrite…

b) Les pathologies fonctionnelles

Elles sont dues à une perturbation dans le fonctionnement d'un appareil (digestif, respiratoire, etc.) ou d'une fonction, en l'absence d'atteinte organique (une dyslipidémie par exemple).

c) Les pathologies aiguës

Ce sont des affections qui se déclarent soudainement et qui évoluent rapidement.

d) Les pathologies chroniques

Ces maladies évoluent lentement, parfois par poussées successives, et se prolongent la vie durant.

e) Les pathologies bénignes

Ces affections n'ont pas de conséquences graves sur l'organisme et ont une évolution rapide et favorable.

f) Les pathologies malignes

Elles ont un caractère évolutif, dangereux, voire mortel. Ce terme qualifie les tumeurs cancéreuses.

2.-Les diverses origines des maladies

a) L'origine infectieuse

L'affection est causée par l'introduction dans l'organisme d'un micro-organisme (bactérie, virus, champignon, parasite, prion) exemple : érésipèle, grippe, aspergillose, paludisme.

b) L'origine dégénérative

La maladie résulte de l'altération de certaines cellules d'un tissu modifiant leur physiologie (exemple : arthrose, maladie de Parkinson, tumeurs cancéreuses).

c) L'origine auto-immune

La pathologie est consécutive à la production, par le système immunitaire d'un individu, d'anticorps dirigés contre certains de ses tissus (exemple : lupus).

d) L'origine héréditaire

La maladie se transmet selon les lois de l'hérédité.

e) L'origine génétique

L'affection résulte de l'atteinte d'un ou plusieurs gènes portés par les chromosomes de l'individu (exemple : trisomie 21).

f) L'origine congénitale

La pathologie s'est développée au cours du développement de l'enfant in-utéro, elle est donc présente à la naissance (exemple : division palatine, tétralogie de Fallot).

g) L'origine iatrogène

L'affection est alors causée par un traitement, un médicament.

h) L'origine idiopathique

La maladie a son existence propre, elle n'est pas la conséquence d'une autre. La cause n'est pas retrouvée.

i) L'origine accidentelle

Dans cette catégorie, nous classerons les traumatismes divers, les coups, les écrasements, les contusions, les blessures, les brûlures, les fractures...

3.-Les facteurs de risque ou les facteurs étiologiques

a) Les facteurs de risque ou favorisants

Ce sont les éléments qui peuvent concourir à l'instauration d'un phénomène pathologique. Ils vont préparer un terrain adéquat pour que le micro-organisme se développe, ou que des cellules dysfonctionnent. Ils peuvent être climatiques (soleil, humidité), sociaux (précarité, exclusion), professionnels (travail de nuit ou posté, pénibilité), individuels (personnalité, vécu antérieur).

b) Les facteurs étiologiques

Ces éléments sont considérés et reconnus scientifiquement responsables de la survenue de la maladie.

Un facteur de risque ou favorisant d'une maladie donnée peut être un facteur étiologique, donc la cause d'une autre : le bruit peut être un des facteurs favorisants d'un état dépressif et le facteur étiologique d'une surdité.

4.-Les principaux symptômes des maladies

La maladie provoque des troubles divers, physiques ou psychologiques. Notre organisme va envoyer des messages plus ou moins précis afin de nous alerter. Les troubles vont se manifester par des signes ou symptômes qui constituent la sémiologie ou séméiologie caractéristique d'une pathologie. On distingue plusieurs types de symptômes :

a) Les symptômes fonctionnels

Ils traduisent la difficulté d'un organe à assurer sa fonction : incapacité à plier l'articulation du genou, constipation, diplopie.

b) Les symptômes généraux

Ils traduisent les répercussions de l'atteinte sur l'organisme dans son entier : asthénie physique et/ou psychique, perte de l'appétit et son corollaire l'amaigrissement.

c) Les symptômes objectifs

Ils sont observables par d'autres personnes que le malade lui-même, notamment le soignant : une déformation des articulations, une élévation de la tension artérielle, une pâleur, une respiration bruyante, une sécheresse de la peau.

d) Les symptômes subjectifs

Ils ne sont perçus que par le malade et sont donc susceptibles de varier dans leur intensité en fonction de sa personnalité. Ces signes sont bien réels, même s'ils ne sont pas directement évaluables par le soignant : l'asthénie, la douleur, les nausées, les hallucinations, l'angoisse.

e) La définition d'un syndrome

Un syndrome est constitué d'un ensemble de signes ou symptômes caractéristiques d'une maladie ou d'un état pathologique. En voici deux exemples :

- *Le syndrome infectieux* comporte une hyperthermie, une tachycardie et tachypnée, des sueurs et frissons, une oligurie et des céphalées.

- *Le syndrome dépressif* comprend une asthénie physique et psychique, des troubles du sommeil, des troubles du comportement alimentaire, une mauvaise estime de soi, une anxiété et une perte du plaisir.

f) La définition d'un prodrome

Il s'agit d'un signe avant-coureur, d'un état non caractéristique qui précède une maladie.

5.-Le diagnostic clinique et biologique

a) L'examen clinique

- *L'observation* : elle comporte notamment l'inspection, la palpation et l'auscultation davantage réservées au médecin. L'observation doit être systématique, mais aussi dirigée par nos connaissances.
- *L'entretien* permettant de réaliser l'anamnèse ou histoire de la maladie, et d'apprécier le vécu, les retentissements des troubles sur la vie quotidienne, la satisfaction des besoins.

b) Les examens para-cliniques courants

Ils nécessitent un matériel simple et donnent des résultats immédiats. On peut citer : la pesée, les mensurations, la prise des pulsations et de la température, la mesure de la pression artérielle, la recherche de glycosurie, protéinurie, acétonurie, hématurie, par bandelettes, la glycémie capillaire, etc...

c) Les investigations para-cliniques

Elles nécessitent un matériel plus ou moins sophistiqué, des installations particulières et des personnels possédant des compétences spécifiques.

On peut citer les divers dosages sanguins et urinaires, les prélèvements biopsiques, les endoscopies, les échographies, les examens radiologiques, scanographiques ou par R.M.N.

II.-LES PHASES DE LA MALADIE

La plupart des maladies se constituent et se développent en plusieurs phases.

1.-L'incubation

C'est une période où les troubles s'installent, les micro-organismes se développent lors des pathologies infectieuses, mais sans manifestation clinique le plus souvent. Elle se caractérise aussi par une durée variable.

2.-La phase d'état

Au cours de cette phase, la symptomatologie est évocatrice ou caractéristique de la maladie. La rapidité du diagnostic médical et la possibilité d'un traitement vont permettre de réduire sa durée ou son intensité.

3.-La rémission

C'est une étape d'atténuation des troubles, le mal semble « endormi, silencieux », alors qu'il est toujours présent. Elle peut apparaître spontanément ou bien sous l'effet d'une thérapeutique. Sa durée est très variable.

4.-Les complications

Elles ne représentent pas véritablement une phase du processus pathologique, cependant elles peuvent intervenir plus ou moins rapidement dans l'évolution de celui-ci. Elles se définissent comme l'apparition d'un nouveau phénomène morbide au cours d'une maladie. Elles peuvent être parfois évitées par un traitement et/ou des soins infirmiers préventifs.

5.-La convalescence

Il s'agit d'une période pendant laquelle les troubles spécifiques de la maladie disparaissent ou viennent de disparaître. La personne récupère son énergie physique, psychique, (retrouve son appétit, reprend du poids, recommence à faire ses soins d'hygiène, etc...). Selon les pathologies, les traitements supportés, la survenue de complications, cette période peut être inexistante, de courte ou de très longue durée.

6.-Les séquelles

Ce sont des troubles qui peuvent perdurer alors qu'est survenue la guérison de la maladie ou des blessures. Invalidantes, elles peuvent gêner la satisfaction des besoins, la réinsertion familiale, sociale, professionnelle. Elles peuvent être visibles et donc difficiles à supporter notamment du fait du regard de l'autre. Même invisibles, internes, perçues par la personne seule, elles risquent de générer un profond mal-être. La personnalité de l'individu, l'entourage, mais aussi la prise en charge soignante et associative influent sur ces répercussions.

III.-LES TRAITEMENTS

La maladie se soigne par des traitements médicaux et/ou chirurgicaux qui peuvent être classés en trois groupes :

1.-Les traitements curatifs ou étiologiques

Ils ont pour but de supprimer le mal, la cause de la maladie et par conséquent les troubles engendrés. Ce qui est recherché, c'est la guérison. Citons comme exemples un traitement antibiotique, l'ablation d'une tumeur.

2.-Les traitements symptomatiques

Ils suppriment les troubles et leurs manifestations, mais ne suppriment pas la cause de la maladie. Le but recherché de ces traitements est de favoriser le fonctionnement optimal de tel ou tel organe et le confort de vie de la personne. Le traitement antalgique ou antipyrétique sont deux exemples de ce type de traitement.

Traitements curatifs et symptomatiques sont souvent prescrits de façon concomitante.

3.-Les traitements palliatifs

Ils ont les mêmes buts que les traitements symptomatiques mais ce terme est utilisé lorsque l'évolution de la maladie ne permet plus d'espérer la guérison.

IV.-LA GUERISON

La guérison se définit par le retour à la santé après la disparition des troubles engendrés par la maladie et la convalescence accomplie.

La notion de guérison est facile à concevoir dans le cas des atteintes aiguës communes. Pour celles plus sévères, plus lourdes, si l'on considère la maladie comme une expérience de vie, elle induit un changement plus ou moins profond de l'être. La guérison ne peut donc être un retour pur et simple à un état antérieur.

La maladie peut laisser des traces physiques et/ou psychologiques plus ou moins invalidantes. La chronicité nécessite des traitements et des surveillances particulières. Faut-il donc, dans ce cas, considérer la personne malade sa vie durant au risque de l'installer dans ce statut ?

La guérison peut se voir comme une recherche d'un nouvel état de santé, d'un nouvel équilibre. Cette conception rend le sujet acteur de sa guérison car celle-ci ne découle pas uniquement d'interventions médicales ou chirurgicales, même si elles sont indispensables. La personne doit apprendre à vivre différemment. Elle a une fragilité et une différence, qu'elle doit identifier pour en tenir compte dans sa vie quotidienne. Mais elle a aussi une expérience supplémentaire car tout vécu, aussi éprouvant soit-il, est aussi une occasion de croissance et d'apprentissage. Un travail considérable et difficile est à effectuer. Parfois, dans des structures spécifiques le rôle des soignants est alors d'aider la personne à réussir sa réinsertion familiale, professionnelle et sociale. Du temps et un soutien sont indispensables pour l'accompagner dans son cheminement.

V.-LE HANDICAP, L'INFIRMITE

Handicap et infirmité sont définis dans le Larousse comme étant un désavantage quelconque, une altération particulière atteignant de façon durable une partie du corps et plaçant la personne en état d'infériorité, ne lui permettant pas d'user de toutes ses capacités.

Le handicap peut être constitutif du sujet. Il a grandi avec son handicap et celui-ci associé à d'autres facteurs (taille, place dans la fratrie...) l'ont amené à forger et à modeler sa personnalité. Si le handicap apparaît à un moment de la vie d'une personne, celle-ci réagit d'une manière qui lui est propre en fonction de sa personnalité.

Considérer une personne handicapée en état d'infériorité revient à accorder plus de valeur à telle ou telle capacité qu'à l'être humain lui-même. C'est aussi se référer à des normes déterminées par des individus ou une société, ce qui peut être extrêmement dangereux. Par ces normes, les écarts sont mis en évidence sans laisser d'importance aux individualités, à l'adaptation et aux possibilités de compensation. Un handicap se révèle comme une fragilité, une difficulté supplémentaire pour satisfaire ses besoins ou s'insérer pleinement dans la société, une souffrance pour la personne. Cela n'en fait pas une personne inférieure ni une personne malade. Il ne s'agit pas de nier le handicap ou l'infirmité, mais plutôt d'aider la personne afin qu'elle développe, décuple, révèle d'autres capacités.

Emmanuelle Laborit, sourde et muette, s'adressant à des personnes qui possèdent ces deux sens, a tenu approximativement ces propos : « Qui est handicapé ? C'est vous, car vous ne comprenez pas mon langage des signes, moi je vous comprends, je lis sur vos lèvres ».

VI.-LES REACTIONS FACE A LA MALADIE

Comme les peines, les déceptions, les frustrations, les échecs et autres situations éprouvantes, la maladie, le handicap, la souffrance font partie de l'existence humaine. En être convaincu ne signifie pas s'y résigner et ne rien faire pour les combattre ou les apprivoiser.

1.-Quelques réflexions générales

Bien plus qu'éprouver des symptômes et des troubles, être malade c'est :

- *Etre en situation de faiblesse*. Faiblesse, qui est liée à la diminution ou la perte de l'énergie physique et/ou psychologique. La personne ressent et touche sa fragilité.
- *Etre en situation de dépendance* du fait de la diminution de ses capacités, ce qui nécessite une aide partielle ou totale pour satisfaire un ou plusieurs besoins.
- *Faire l'expérience de la douleur* physique et de la souffrance. La douleur, signe de nombreuses atteintes, s'accompagne souvent d'une souffrance morale notamment par le vécu de la situation de faiblesse et de dépendance. Douleur et souffrance ne peuvent être dissociées.
- *Etre en situation d'arrêt dans son projet de vie*. Le malade peut avoir le sentiment que tout ce qui a été construit, qui compte pour lui, peut s'éloigner et qu'il n'a plus de prise sur cela comme sur son avenir.
- *Ressentir que la mort est peut-être proche*. Chacun sait intellectuellement qu'il va mourir. Mais ce sentiment cohabite avec celui d'invulnérabilité. La mort, la souffrance, l'accident, existent certes, mais c'est pour plus tard, pour les autres ! Vivre dans sa chair que ce moment ultime est peut-être proche ne peut qu'ébranler profondément l'être tout entier.

2.-Les stades du deuil ou de l'affliction

Les réactions à l'annonce d'une maladie et à différents moments de son évolution sont semblables à celles observées au cours du processus de fin de vie. Le docteur Elisabeth Kubler-Ross a étudié de nombreuses situations de patients au stade terminal et a décrit les étapes du deuil. Dans notre propos, c'est le deuil d'une fonction, d'un organe, d'une intégrité qui est à réaliser. Des nuances sont donc à introduire au contenu relatif à la fin de vie.

Pour que la personne puisse évoluer vers un autre équilibre et s'assumer le plus pleinement possible, il est indispensable que ce deuil s'effectue.

Diverses réactions sont observables :

a) Le refus, la négation

L'annonce du diagnostic est trop pénible, inconcevable. Une façon de se protéger est de rejeter cette réalité, « ça ne peut pas être vrai, il y a eu une erreur, le laboratoire a dû se tromper...». Au cours de cette étape, la personne peut s'isoler et être peu réceptive aux informations concernant notamment des traitements éventuels.

b) La colère, la révolte

Un sentiment d'injustice est souvent ressenti *Pourquoi moi* ? Le malade a du mal à concevoir que ses projets à court, moyen ou long terme soient interrompus, momentanément voire définitivement. Imaginer ne pas voir ses enfants grandir, mettre sa vie professionnelle entre parenthèses ou plus simplement annuler des vacances tant désirées, est insupportable.

A ce moment-là, avoir des personnes bien portantes qui se pressent autour de vous, qui vous sollicitent pour des examens ou des traitements longs, douloureux, peut entraîner l'hostilité. Des manifestations d'agressivité dirigées vers les proches et les soignants sont observables. Les infirmières sont en première ligne pour les recevoir. Il faut alors comprendre que ce n'est pas notre personne qui est visée mais ce que nous représentons : la maladie, l'hospitalisation, les soins douloureux...

c) La négociation ou marchandage

La personne va tenter de repousser ce qui lui est trop difficile à vivre en utilisant une sorte de négociation. Elle va accepter certains soins, examens, traitements, hospitalisations, en vue de ne pas subir la chronicité, l'infirmité ou d'obtenir un répit. Cette réaction peut être en lien sur le plan psychologique avec un sentiment de culpabilité. Culpabilité vis-à-vis des parents, des enfants, du conjoint, de pratiques religieuses, qui est à faire émerger avec beaucoup de tact. Un psychologue, voire un représentant de culte, peuvent être utiles à ce stade.

d) La dépression

Il n'est plus possible de nier, la personne ne peut plus occulter de quelque façon que ce soit la réalité. La révolte est remplacée par un sentiment de perte, de dilution. L'atteinte à l'image de soi est très prégnante, la dépression peut s'installer à des degrés variables. Un vécu et une expression de dévalorisation, la perte de tout projet et un état de résignation sont observables. La résignation n'est pas à confondre avec l'acceptation. Il est difficile pour l'entourage et les soignants de supporter une personne triste, aréactive, en pleurs très souvent. La réaction spontanée est de la stimuler, de lui montrer les points positifs, ce qui ne correspond pas à ce dont elle a besoin mais davantage à notre propre désir. Présence, attention, écoute et patience sont toujours indispensables à ce stade.

e) La régression

Au stade de dépression, dans des situations pathologiques sévères, la régression peut être présente. C'est une réaction de repli sur soi pour se protéger d'un vécu trop douloureux. Elle est nécessaire, permettant au malade de conserver toute son énergie pour lutter contre sa maladie.

La personne va adopter des comportements caractéristiques d'un stade de développement antérieur, plus ou moins infantile, tels que :

- Des manifestations d'intolérance à la frustration. Il faut tout et tout de suite.
- Une perte d'intérêt pour les autres et ce qui se vit autour de lui.
- Une recherche de maternage pour les soins corporels mais aussi pour la nutrition, l'élimination...

Cette régression est nécessaire temporairement à la personne soignée. Cependant, il serait dangereux de la conforter dans cette situation de repli. Un excès de maternage de la part des soignants ou de l'entourage risque d'amener le malade à accentuer ses comportements infantiles.

f) L'acceptation ou la sérénité

Le malade qui a pu exprimer ses craintes, sa colère, ses peurs, peut accéder plus facilement à ce stade. Il ne s'agit pas d'un état heureux où tous les problèmes sont résolus. La personne semble s'accommoder de ce qu'elle vit et cheminer vers des « possibles ». Cela peut se traduire par un début de participation aux soins et aux décisions le concernant.

Ces étapes ne s'observent pas obligatoirement dans un ordre chronologique. La personne soignée peut passer de l'une à l'autre sur un laps de temps plus ou moins long et des retours en arrière sont fréquents.

Les proches vivent aussi un deuil, mais avec une expression et un rythme qui peuvent être différents.

VII.-LES BENEFICES DE LA MALADIE

Plus ou moins évidents, plus ou moins conscients, les bénéfices sont les conséquences positives de la maladie. Ils peuvent être pour le malade plus gratifiants que le retour à la santé et donc favoriser l'installation dans l'état de malade.

La maladie, quelle qu'elle soit, est une possibilité de se soustraire à des exigences familiales, sociales, professionnelles qui semblent, à un moment donné, insurmontables. Elle permet :

- De faire une pause, d'échapper à la vie concrète, rationnelle. Vivre dans le rêve, l'imaginaire, est davantage acceptable pour un malade.
- D'être reconnu par un certain nombre de personnes dans un statut, celui de malade.
- De se laisser prendre en charge. Tous les actes de maternage peuvent être considérés comme des bénéfices secondaires.

Quant aux bénéfices primaires, ils sont davantage reconnus comme ayant un rôle dans l'entrée dans la maladie. A un moment donné, pour l'individu, être malade est la seule réponse à ce qu'il vit.

Pour illustrer ces propos, voici deux illustrations différentes :

La première situation est celle d'une femme d'une quarantaine d'années, hospitalisée dans une unité de soins palliatifs lors de la troisième récidive de cancer du sein. Elle exprime : « je ne pouvais plus m'imaginer au travail. C'était insupportable, l'ambiance exécrable, la promiscuité, le bruit, le temps perdu dans les trajets... Je n'avais rien trouvé d'autre et nous avions besoin de nos deux salaires. Mon mari voyageait pour son travail et ne rentrait que le week-end. Les enfants ont leur vie... Quand le médecin m'a annoncé ma tumeur du sein, j'ai tout de suite pensé : je n'irai plus travailler. Depuis, mon mari a trouvé un autre emploi et rentre tous les soirs, il est aux petits soins pour moi ».

La seconde situation ne mettant pas le pronostic vital en jeu est tout aussi explicite. Il s'agit d'une femme de cinquante ans environ, qui s'est fracturée le poignet droit alors qu'elle est droitière. La consolidation se fait mal et la rééducation est longue. Elle tient ces propos : « ne plus avoir à faire le ménage, c'est, malgré tout le reste, une bonne chose. Etant femme au foyer, je n'avais jamais osé accepter la proposition de mon mari d'avoir une femme de ménage. Maintenant, c'est mon mari qui se charge de la corvée des courses. Je lis beaucoup dans la journée, jamais je ne me suis autorisée à le faire auparavant ».

Il est important de réfléchir à cette notion de bénéfices, mais la psychologie humaine est complexe et il ne faut surtout pas en conclure que la personne a souhaité être malade et donc qu'elle est coupable de ce qui lui arrive.

VIII.-LE SENS DE LA MALADIE

Chacun selon sa culture, son vécu, sa personnalité, donne ou cherche un sens à ce qu'il vit. C'est ainsi que la maladie et le handicap peuvent avoir différents sens :

- *Le mal fatalité* : *il m'est tombé dessus, c'est arrivé comme ça*. La maladie vient de l'extérieur et la personne n'y peut rien, elle se place davantage en victime.
- *Le mal sortilège*, envoûtement, il est envoyé par une force extérieure. Il est faux de penser que cela ne s'observe que dans les peuplades lointaines.
- *Le mal châtiment* : *qu'ai-je fait au Bon Dieu pour mériter cela* ? La connotation Judéo-Chrétienne est très marquée. Ce sens peut générer un sentiment de culpabilité très lourd à porter. Le *Dieu l'a voulu* et le *Inch Allah* des Musulmans signifient que l'on s'en remet à ce Dieu qui peut aussi aider, sauver.
- *Le mal échappatoire* : la maladie vaut mieux que ce qui est vécu, la personne ayant perdu toute maîtrise de sa situation.
- *Le mal réponse à l'autre* : la maladie prend le sens de punition de l'autre ou de revanche. Elle permet de garder le conjoint, le parent ou le proche près de soi, d'attirer toute son attention.
- *Le mal à dire* : la maladie comme seule manière d'exprimer un mal-être, des angoisses enfouies, des conflits intérieurs. Ce qui a pu faire dire à bon nombre de personnes éclairées : *mettre en mots pour éviter les maux*.

Toutes ces notions ont été étudiées et relatées dans de nombreux livres et revues, mais il suffit bien souvent d'écouter les malades. Plus ou moins conscientes, ces notions sont parfois exprimées de façon symbolique. Elles ne doivent en aucun cas servir à cataloguer ou juger les malades. La seule conclusion que l'on puisse tirer est peut-être celle-ci : *« traiter le mal avec des médicaments est possible, il est bien plus complexe de soigner une personne ».*

La finalité de cette longue réflexion sur la maladie est de mieux comprendre cette personne que nous soignons pour l'aider à utiliser toutes ses potentialités afin de retrouver un équilibre et la maîtrise de la situation.

IV

LE SOIN INFIRMIER

I.-L'HISTOIRE DU SOIN INFIRMIER

L'histoire du soin infirmier est issue de celle des pratiques soignantes. De tout temps, des personnes du groupe social ont pris le relais des aidants naturels, pour assurer les soins. Dans de nombreux pays dont la France, la réglementation a légalisé ces pratiques.

1.-L'histoire des pratiques soignantes

Marie Françoise Collière, infirmière, enseignante en maîtrise des sciences et techniques sanitaires et sociales, identifie **trois orientations** aux soins pour assurer la continuité de la vie du groupe et de l'espèce :

- *Autour de la fécondité*, ce sont les pratiques du corps et les pratiques alimentaires à l'aide de plantes. Traditionnellement exercées par les femmes, elles ont pour but de promouvoir la vie, elles sont naturelles et ordinaires. De cette branche, proviennent les nourrices, les professions d'infirmière (en anglais, nurse, allaiter), de sage-femme et d'esthéticienne.
- *Les soins de l'âme* sont ceux qui garantissent l'idée du sacré et de la morale. Les shamans, les sorciers remplissent cette mission. Puis ce sont les prêtres, les religieuses qui sont à l'interface entre les soins de l'âme et du corps. Elles s'occupent des malades qui sont *enfermés*, dans des hôpitaux. L'appellation *enfermier* sera en cours jusqu'au 13ème siècle, date à laquelle le mot infirmier le supplantera. Ce personnel est considéré comme subalterne, il prend en charge exclusivement des malades. L'augmentation des

savoirs développe les soins curatifs du corps et donne naissance à la profession médicale qui a pour vocation première de maîtriser la « maladie du corps ».

- *Les soins au corps blessé*, au chasseur et au pêcheur dans un premier temps, sont traditionnellement dévolus aux hommes, car ils nécessitent de la force pour contenir le blessé pendant les soins et faire reculer le mal physique et la mort. Quand ils utilisent l'incision, la cautérisation puis les sutures, l'exérèse, ils ont donné naissance aux chirurgiens, et quand ils utilisent des techniques manuelles, aux masseurs-kinésithérapeutes. Ils ont aussi pour but de faire reculer le mal social par la force, alors ce sont des gardiens d'asile psychiatriques, puis les infirmiers psychiatriques qui effectuent ces tâches.

Les soins infirmiers sont issus de ces trois branches :

- *Les soins relevant du rôle propre strict*, sont issus de la première et de la deuxième branche : ils ont pour but de promouvoir la vie et la santé, ils prennent soin de la personne dans le domaine physique et psychologique.
- *Les soins réalisés sur prescription médicale*, sont issus de la deuxième et de la troisième branche. L'infirmière aide le médecin et le chirurgien lors de l'explosion de la science et des techniques médicales, elle est assistante du médecin. A ce moment-là, elle abandonne plus ou moins les autres soins aux aides-soignants.

De ces ancrages et de l'histoire, les représentations des soins infirmiers dans la population générale gardent des traces.

Les soins au corps sont toujours considérés comme peu valorisants à réaliser, ils ont perdu la connotation positive de promotion de la vie. L'infirmière qui a été un temps, religieuse, doit être parée de toutes les qualités, dont la disponibilité inconditionnelle au patient mais surtout au médecin.

Les actes infirmiers sur prescription médicale, centrés sur ce qui menace la vie, sont facilement identifiés mais le soin infirmier qui prend en compte la personne dans sa totalité et son unicité, qui est source d'éveil et de développement de la vie, met du temps à être pleinement reconnu.

Utilisé lors des grèves infirmières de 1988, le slogan *ni bonne* (du médecin), *ni nonne* (donc pas corvéable à merci), *ni conne* (car pas simple exécutante mais réfléchissant pour individualiser le soin) montre bien le besoin de reconnaissance d'identité de l'infirmière dans la totalité de sa fonction.

2.-L'évolution de la législation professionnelle

Les changements de la législation sur l'exercice infirmier et les actes professionnels retracent l'évolution des soins en France. Quelques dates sont significatives :

- En 1943, la première loi qui réglemente la profession n'évoque que « les soins prescrits ou conseillés par un médecin ».
- La loi de 1946 reprend la même idée et liste une série d'actes qui peuvent être effectués par l'infirmière, auxiliaire médicale qualifiée.
- Il faut attendre 1972, pour qu'un nouveau programme de formation des infirmières soit axé sur la santé et la personne humaine.
- En 1974, la charte du malade hospitalisé met en évidence les droits et devoirs des malades et donc les devoirs des soignants.
- Une nouvelle définition du rôle de l'infirmière et des soins ne paraît qu'en 1978 (loi du 31 mai, encore en vigueur), les soins ne sont plus sous l'exclusive dépendance médicale. Elle permet à l'infirmière la mise en œuvre de soins dont elle seule a la décision et la responsabilité, c'est l'émergence du rôle propre.
- En 1981, un nouveau décret bientôt annulé, avec un vide juridique sur la profession, va cristalliser les revendications infirmières qui seront reconnues dans le décret du 17 juillet 1984. Ce texte donne une première liste de soins infirmiers.

- En 1992, un nouveau programme de formation réunit les deux filières infirmières en soins généraux et psychiatriques.
- Le décret du 16 février 1993 dote la profession de règles professionnelles.
- Le décret du 15 mars 1993 relatif aux actes professionnels et à l'exercice de la profession d'infirmière, précise le processus de décision infirmier, reconnaît le diagnostic infirmier et la tenue d'un dossier de soins dont l'infirmière est responsable.
- Le décret du 11 février 2002 relatif aux actes professionnels et à l'exercice de la profession d'infirmière, insiste sur la personne qu'est le malade et sur la prise en compte de la douleur et des soins palliatifs. La prescription médicale de soins infirmiers est nominative ou par protocole écrit à l'avance. La possibilité d'application de protocoles médicaux écrits reconnaît implicitement la capacité de jugement de l'infirmière dans la décision de mise en œuvre de traitement médical prévu, lors de situations nouvelles et non plus seulement d'urgence pour la personne soignée.

L'évolution souligne donc l'autonomie et la responsabilité de l'infirmière, lui demandant davantage de connaissances et de capacités d'analyse.

II.-LA NATURE DU SOIN INFIRMIER

1.-La définition légale du soin infirmier en France

Ce que recouvre le soin infirmier est différent selon les pays.

La réglementation française, par le décret du 11 février 2002, définit les soins infirmiers selon un rôle propre et un rôle sur prescription médicale. Les objectifs poursuivis sont cités dans l'article 2. Les soins relevant du rôle propre et les soins sur prescription sont ensuite listés précisément dans la suite du décret.

Les soins infirmiers sont ainsi reconnus comme complexes car ils doivent respecter la personne dans ses composantes physiologique, psychologique, économique, sociale et culturelle, que nous avons déjà abordées.

Ils intègrent les deux facettes de l'exercice actuel :

- *Le rôle infirmier autonome*, le rôle propre qui regroupe le processus de décision et les soins initiés par l'infirmière mais aussi, l'observation de la personne pour concourir au diagnostic médical, l'administration personnalisée et la surveillance clinique des malades bénéficiant d'examens et de traitements prescrits par le médecin.
- *Le rôle sur prescription médicale*, c'est-à-dire l'ensemble des actes qui permettent d'assurer la prescription nominative ou un protocole écrit de prescription médicale.

2.-Les divers types de soins

a) Les soins coutumiers habituels

Des soins coutumiers habituels, en anglais « care », Marie Françoise Collière parle ainsi : *Soigner est d'abord et avant tout un acte de vie, dans le sens que soigner représente une variété infinie d'activités qui visent à maintenir, entretenir la vie et à lui permettre de se continuer et de se reproduire.*

En 1860, Florence Nightingale disait déjà : *Le rôle des soins infirmiers est de placer le patient dans les meilleures conditions possibles pour que la nature puisse agir sur lui.* La nature serait constituée des mécanismes d'adaptation, des défenses naturelles, de l'alimentation, de l'hygiène corporelle et de l'environnement, de repos et de bon air...

Ces soins sont réalisés pour soi, chaque jour. Ils peuvent être prodigués par quiconque, pour ses proches, lorsque ceux-ci perdent leur autonomie. L'évaluation de cette perte d'autonomie est effectuée par l'infirmière et les soins sont réalisés par elle, lorsque les aidants naturels font défaut, quelle qu'en soit la raison.

Ces soins vont satisfaire les activités vitales (respirer, boire, manger, dormir, éliminer, bouger) et aussi contribuer au développement de l'être, en construisant l'image corporelle, en stimulant les échanges avec ce qui est source d'énergie : relation avec des personnes connues, chaleur, lumière...

b) Les soins de réparation

Les soins de réparation, en anglais « cure », vont s'ajouter aux soins coutumiers habituels, lorsque la personne présente une maladie, un accident, une circonstance qui la déstabilise...

Les soins de réparation ont pour but de limiter la maladie, de lutter contre elle et d'en rechercher les causes. Ce sont essentiellement des soins sur prescription médicale. Dans notre médecine occidentale, cette recherche centrée à l'origine sur l'homme en relation avec son milieu, est davantage centrée sur les maladies et les causes organiques, écartant les facteurs psychiques, et socio-économiques. Les soins de réparation entrent souvent en concurrence pour prédominer sur les soins d'entretien de la vie, alors qu'ils sont complémentaires et indissociables pour instaurer un équilibre.

c) Le soin infirmier et le processus de soin

Pour Virginia Henderson, *Les soins infirmiers consistent principalement à assister l'individu, malade, ou bien portant, dans l'accomplissement des actes qui contribuent au maintien ou à la restauration de la santé, ou à une mort paisible, et qu'il accomplirait lui-même s'il avait assez de force, de volonté ou de savoir. L'infirmière est alors (...) le désir de vivre de celui qui pense au suicide, le moyen de locomotion du nourrisson, le savoir et la confiance de la jeune mère...*

Si l'infirmière a une fonction d'aide, elle se doit d'identifier ce dont la personne a besoin comme aide.

Le soin infirmier comprendra donc d'abord une phase relationnelle importante qui va permettre une confiance mutuelle, une observation, une écoute des attentes particulières de la personne, dans le contexte singulier qui est le sien aujourd'hui.

La relation instaurée va identifier le sens que la personne donne à ses propres conduites, par exemple sa consommation de tabac, son alimentation, son désir de suicide...La perception et l'analyse des problèmes de santé va permettre l'élaboration avec la personne, d'un projet d'aide individualisé et qui a un sens pour elle.

Ces étapes font partie intégrante du soin infirmier à une personne considérée comme telle et non comme un organe à guérir. Nous détaillerons cette démarche de soins, dans un prochain chapitre.

Dans la détermination des problèmes de santé, l'infirmière s'appuie sur ses connaissances et acquiert peu à peu une compétence conférée par l'expérience. Cette expérience lui permet de déceler rapidement ces problèmes, quelquefois avant même qu'ils n'apparaissent, alors qu'ils sont particuliers à la personne. Cette intuition apparente alors le soin infirmier davantage à un art qu'à une science.

III.-LES DIMENSIONS DU SOIN

Les soins infirmiers sont donc très variés. Ils sont décrits dans différentes dimensions : la prévention, la maintenance, le curatif, le palliatif, la réhabilitation et enfin l'éducation.

1.-La dimension préventive

Il s'agit ici d'agir avant que le problème n'apparaisse ou de réduire sa fréquence et ses séquelles. Elle empêche la maladie d'apparaître :

- *En l'éradiquant* : par exemple la lutte contre la rougeole par la vaccination en masse, sur prescription médicale.
- *En luttant contre des facteurs de risque* tel l'alcoolisme, telles les nuisances sonores...
- *En aménageant un environnement sans risque*. Dans la situation d'un patient qui ne présente pas de signes

d'infection, mais pour qui celle-ci serait dramatique, à cause d'une fragilité particulière, des mesures d'hygiène draconiennes de l'environnement, un isolement protecteur sont instaurés, en prévention de l'infection.

Il s'agit d'éviter les complications, ce qui est une action très importante de l'infirmière :

- Changements de position, massages en prévention des escarres de décubitus chez une personne alitée longuement,
- Stimulation relationnelle et gestuelle de l'enfant prématuré pour prévenir l'hospitalisme et diminuer les difficultés d'instauration de liens d'attachement avec ses parents...

2.-La dimension de maintenance

C'est le fait d'assurer la continuité de la vie, dans le sens d'assurer tout ce qui permet de maintenir en vie. Chez une personne qui n'est pas suffisamment autonome pour le faire seule (jeune enfant, personne devenue hémiplégique, personne âgée dépendante,...) l'aide pour l'alimentation, l'assistance pour la toilette sont des soins relevant de cette dimension. Il est évident que certains âges de la vie nécessitent obligatoirement ce type de soins : le nouveau-né bénéficiera de la présence de la mère pour tous ces soins, (ou de l'infirmière si celle-ci ne peut le faire), jusqu'à ce qu'il atteigne une autonomie dans chacun des domaines vitaux que sont l'alimentation, la mobilité, l'élimination, la propreté, la communication, la protection face aux dangers...

Ce sont les soins qui relèvent du « care », les auto-soins de Dorothée Orem, que nous aborderons ultérieurement.

3.-La dimension curative

L'idée de « cure » renvoie à un traitement : du latin curare, soigner. Le langage courant parle de cure thermale, cure d'antibiotique, cure de vitamines, cure de sommeil...

Le développement des sciences fait que la médecine dispose d'un grand éventail de moyens pour traiter les problèmes de santé. Ces traitements peuvent être médicamenteux, chirurgicaux, ou font appel à la diététique, la kinésithérapie, la psychothérapie, la radiothérapie, la génétique…

Ils ont pour but d'éliminer le problème en traitant la cause du problème, afin d'obtenir la guérison. Parfois, la fonction atteinte sera rétablie ; d'autres fois, elle pourra seulement être compensée pour limiter les complications, les rechutes et permettre une vie personnelle, familiale, professionnelle et sociale la plus satisfaisante possible.

La relation d'aide initiée par l'infirmière entre dans ce contexte curatif ainsi que les activités à visée sociothérapiques, les soins d'escarres ou d'ulcères cutanés chroniques…

De nombreux soins infirmiers relevant de cette dimension vont découler d'une prescription médicale nominative ou sur protocole :

- Administration d'antibiotiques, d'antalgiques…
- Réfection de pansement, ablation de fils...
- Mise sous oxygène, pose d'aérosol médicamenteux...
- Préparation à une intervention chirurgicale, à un examen...

Ces soins prescrits requièrent aussi une part d'initiative de l'infirmière car ils nécessitent une administration personnalisée, et une surveillance des effets attendus ainsi que des éventuels effets secondaires qui pourraient survenir chez cette personne.

4.-La dimension palliative

Lorsque guérir n'est pas possible, les soins n'auront plus pour cible l'étiologie de la maladie mais les symptômes, afin de soulager la douleur, de limiter les conséquences de la maladie et d'amener un certain confort à la personne.

Un traitement maîtrisera l'inflammation cérébrale causée par une tumeur inopérable… Lorsque l'ablation complète d'une tumeur du colon ne peut être réalisée, un acte chirurgical va dériver les selles pour éviter une occlusion... Si la personne ne peut ni boire, ni manger, l'infirmière administre l'alimentation parentérale prescrite pour prévenir la dénutrition. Elle s'intéresse aux répercussions de ce défaut d'alimentation orale : elle pallie la sécheresse buccale par une hygiène rigoureuse ou en humectant les lèvres, elle hydrate la peau desséchée par un massage avec un lait ou une crème, enfin, elle aide la personne à supporter ce changement...

Les exemples montrent que certains de ces soins peuvent découler de la prescription médicale : prescription d'anti-inflammatoires, soins de colostomie, administration de perfusion... mais certains autres relèvent exclusivement du rôle propre infirmier : soins de bouche, massages hydratants...

5.-La dimension de réinsertion ou de réhabilitation

Lorsqu'une personne a été gravement malade, la vie qu'elle avait antérieurement, n'est parfois plus possible de la même façon, elle doit retrouver sa place dans le milieu habituel qui est le sien. Quelquefois, les séquelles de la maladie l'obligent à en trouver une autre, un peu ou très différente, et, selon les cas, à changer les rôles jusque-là exercés. Cet investissement de la nouvelle vie nécessite souvent un soutien.
Divers professionnels peuvent intervenir : l'ergothérapeute va adapter l'environnement et faire travailler les gestes de la vie courante, le kinésithérapeute renforce les possibilités de mouvements, la psychologue aide à l'acceptation des nouvelles capacités, l'infirmière va accompagner le patient au quotidien et l'aider à intégrer ces nouveaux apprentissages, ses limites, à la vie de tous les jours et à retrouver un sens à sa vie.

Les séquelles de la maladie peuvent être d'ordre physique, psychologique ou social. Le domaine des séquelles physiques comprend les suites des traumatismes lourds :

neurologiques, poly-traumatismes avec des répercussions fonctionnelles importantes… Les séquelles psychologiques peuvent être liés aux effets secondaires d'un traitement. Par exemple la chimiothérapie anticancéreuse peut provoquer une alopécie chez une personne, avec atteinte de la représentation de son corps. Devoir affronter le regard des autres, de ses enfants, de son mari… est particulièrement difficile et va retentir sur le comportement général de la personne qui n'est pas bien « dans sa peau »… Les séquelles sont aussi sociales quand la personne hospitalisée depuis plusieurs années en service de psychiatrie ne sait plus aller faire les courses, préparer les repas, entretenir une maison, faire des démarches administratives…

Aider un patient hémiplégique à effectuer les transferts lit-fauteuil, ajuster joliment un foulard sur le crâne chauve de la personne, acheter les produits alimentaires et cuisiner avec une patiente qui a un projet de sortie en appartement thérapeutique sont autant de soins relevant de cette dimension.

Ces soins vont permettre de retrouver du plaisir à faire tout cela, du plaisir à créer, à s'amuser et à trouver un sens à la nouvelle vie.

6.-La dimension éducative

L'éducation vise à une modification du comportement de la personne ou le groupe pour un comportement favorable à la santé, adapté à la situation particulière qui est la sienne. Elle vise à l'atteinte d'une autonomie *individuelle* de la personne.

Dans le domaine de la promotion de la santé, les actions d'éducation s'exercent par exemple dans le milieu scolaire, dans le milieu professionnel. Il s'agit de valoriser un équilibre alimentaire, un repos nocturne, de transmettre des techniques de relaxation, pour l'atteinte d'un meilleur bien-être général.

L'éducation interfère fortement avec les autres dimensions que nous venons de voir : l'éducation à l'hygiène buccodentaire pour la dimension préventive, l'apprentissage de l'auto-sondage pour la dimension palliative, le réapprentissage de la marche pour une personne handicapée, l'éducation concernant le régime pour la dimension curative.

Cette dimension est sans doute la plus complexe car elle vise à modifier les comportements et fait intervenir de nombreux facteurs qui dépendent à la fois de la personne soignée et aussi du soignant. Ces éléments vont déterminer le moment le plus propice, la méthode la plus adaptée pour une bonne intégration de cette éducation.

L'éducation nécessite l'élaboration d'un projet d'action éducative spécifique, qui tient compte de ces éléments, selon la situation de la personne soignée. Ce projet s'apparente à la démarche de soins que nous évoquerons dans un prochain chapitre, c'est une démarche de soins éducatifs.

La mise en place de ces soins nécessite pour l'infirmière, une connaissance précise de la personne soignée afin de personnaliser l'administration des soins prescrits et de déterminer les soins qui relèvent de sa compétence propre.
Pour ces derniers, il s'agit de s'appuyer sur ce qui fonctionne bien pour compenser, soutenir la fonction qui est défaillante ou le besoin qui n'est pas satisfait. Par exemple, une personne immobilisée au lit voit sa capacité à se mouvoir complètement perturbée. Cependant, l'infirmière peut s'appuyer sur sa capacité à apprendre, pour lui expliquer les manœuvres, les astuces à appliquer, afin de soulager les points d'appui et ainsi d'éviter la survenue d'escarres. Elle peut aussi lui montrer les massages du cadre colique et d'autres mesures qui permettent de lutter contre la constipation engendrée par l'immobilisation.

Cette connaissance des ressources et des limitations des capacités de la personne va s'appuyer sur un corpus de théories qui aide à identifier précisément les répercussions de la situation sur la vie de la personne et en déduire les soins infirmiers nécessaires.

V

THEORIES ET MODELES EN SOINS INFIRMIERS

I.-GENERALITES

1.-La définition d'une théorie

Selon le guide du service infirmier n°3, une théorie en soins infirmiers est un ensemble d'idées, de concepts, de principes ou de connaissances aidant à la compréhension des situations de soins et guidant la pratique soignante.

Il s'agit donc d'une construction intellectuelle scientifique acceptable ayant des caractéristiques constantes et pertinentes, visant à expliquer les faits observés et à orienter les actions dans la pratique infirmière.

Une théorie de soins comporte au moins trois éléments : un modèle conceptuel, un processus de soins : la démarche de soins, des outils d'organisation des soins (dossier de soins, planification murale, sectorisation).

Une théorie est un ensemble complexe dont le modèle ne constitue qu'une partie.

2.-L'élaboration d'une théorie

Toutes les théories reposent sur trois composants essentiels :

- *Un courant philosophique*, dont l'auteur de la théorie privilégie un aspect particulier,
- *La clarification pointue des concepts* que nous avons étudié dans un chapitre précédent, et la construction du modèle conceptuel,
- *La mise en place d'une méthodologie*, c'est-à-dire d'une stratégie d'action dirigée vers les personnes

soignées, la démarche de soins (D.D.S.) va permettre d'adapter la théorie à la pratique.

3.-Les principaux courants philosophiques

Trois principaux courants philosophiques sous-tendent l'une ou l'autre des théories en soins infirmiers :

a) Le béhaviorisme ou comportementalisme

De l'américain *behavior* signifiant comportement, le béhaviorisme limite la psychologie à l'étude du comportement ou des réactions humaines. Ainsi envisagée, la psychologie ne porte plus sur l'âme, la conscience ou l'esprit, mais sur l'ensemble des réactions adaptatives objectivement observables.

Ce qui est fondamental à retenir est que tout organisme s'adapte à son milieu au moyen d'ajustements innés ou acquis.

b) L'existentialisme

Cette philosophie insiste sur le fait que chaque individu est unique, conscient de son être et qu'il cherche une signification à son existence. L'homme est en perpétuel devenir et en recherche constante afin de se trouver lui-même, mais il est aussi libre de choisir. La première démarche de l'existentialisme est de mettre tout homme en possession de ce qu'il est, et de faire reposer sur lui la responsabilité de son existence.

Elle considère également qu'*être* c'est développer le potentiel unique qui est en chacun de nous. *Ne pas être*, dans son aspect ultime, c'est la mort. La conscience et la réalité de la mort apportent à notre existence une dimension particulière qui engendre ce qui a été appelé « l'anxiété existentielle » qui nous pousse à rechercher une vie qui ait un sens.

Ces différentes notions primordiales se retrouvent en trame de fond de la réflexion relative aux concepts.

c) Le gestaltisme

La gestalthéorie avance que la spécificité d'un phénomène psychique ou d'un être vivant ne résulte pas de la simple addition de ses éléments, mais de l'ensemble des relations de ceux-ci entre eux. Les gestaltistes pensent qu'une partie d'un tout est autre chose que cette partie isolée, ou que cette partie dans un autre tout, et cela à cause des propriétés, de la place, de la fonction de cette partie dans ce tout. Le tout est plus que la somme des parties.

Un être vivant ne peut donc se résumer à une compilation de tissus, d'organes et de fonctions. C'est un système dynamique dont chaque élément dépend de l'ensemble. Cette pensée gestaltiste nous ramène à l'unicité de l'être humain.

4.-La définition et les intérêts du modèle conceptuel

Un modèle conceptuel n'est pas spécifique à la profession infirmière. En général, il se définit comme une structure permettant de décrire une profession.

Concernant les soins infirmiers, l'émergence des modèles conceptuels a son origine au milieu du XXème siècle dans les pays anglo-saxons. Un recul vis-à-vis de la pratique semble alors nécessaire, l'infirmière ayant un rôle d'auxiliaire médical exclusivement.

Chacun perçoit de façon différente le monde dans lequel il évolue. La conception de la profession infirmière peut donc varier d'une personne ou d'un groupe à l'autre. Pour certains, être infirmière se limite à un rôle d'exécutante, pour d'autres le rôle autonome et sa capacité d'initiative apparaissent évidents. Puisque l'infirmière exerce au sein d'une équipe, il semble nécessaire que les membres de cette équipe aient un consensus sur la façon de concevoir leur profession. L'adhésion à un modèle ou la réflexion en équipe à partir d'un modèle, va orienter, va marquer de façon singulière les pratiques de cette équipe. Nous avons déjà illustré ceci lors de l'étude des concepts.

Un modèle conceptuel en soins infirmiers est un outil intellectuel qui oriente le raisonnement servant à décrire :

- Le rôle de l'infirmière auprès de la personne soignée
- La spécificité de ce rôle et en quoi il est irremplaçable
- Le service rendu à la société par l'infirmière
- Le but poursuivi par ces prestations
- Il permet aussi de guider l'infirmière dans sa pratique quotidienne, pour ne pas oublier l'être humain dont elle prend soin.

Un modèle ne signifie en aucun cas une imitation. Il est à considérer comme une référence stable et reproductible pour l'infirmière, individuellement et en équipe.

5.-Les composants d'un modèle

Il est constitué à partir des trois composants décrits ci-dessous :

a) Les postulats

Ce sont les énoncés des fondements théoriques sur lesquels repose le modèle. Ils comprennent les concepts qui illustrent la vision du bénéficiaire de soins.

b) Les valeurs

Ce sont les croyances de l'auteur, les exigences de la profession qu'il explicite. Ces valeurs, comme nous l'avons déjà dit, guident le comportement infirmier.

c) Les 6 éléments essentiels du modèle

Ils sous-tendent les activités professionnelles quels que soient le lieu et le moment de cet exercice.

Spécifiant le service spécifique de l'infirmière, ces éléments sont :

- *Le but* : c'est-à-dire ce qui est recherché, visé par les interventions des professionnels infirmiers.
- *Le bénéficiaire* : il s'agit de la personne soignée ou du groupe de personnes définis par le concept de l'homme et vers qui sont dirigées les interventions.

- *Le rôle du professionnel* : dans cet élément est décrit la spécificité du rôle, y compris les attentes de la société concernant ce rôle.
- *La source de difficulté* : c'est-à-dire l'origine ou la cause probable des problèmes éprouvés par le bénéficiaire de soins et qui relèvent du rôle infirmier.
- *Les interventions du professionnel* : il s'agit là de décrire le point précis de l'attention porté au bénéficiaire, point sur lequel le professionnel va intervenir. Les moyens dont dispose légalement ce professionnel sont aussi explicités.
- *Les conséquences* : c'est-à-dire les bénéfices attendus, pour la personne soignée ou le groupe, qui résultent de l'activité professionnelle en accord avec le but poursuivi.

II.-LES PRINCIPAUX MODELES

Ainsi conçu, le modèle va orienter la pratique et la recherche infirmière. Plusieurs modèles conceptuels sont décrits. Chacun mériterait une étude approfondie, nous n'envisagerons qu'une approche succincte de sept d'entre-eux. Le modèle de Virginia Henderson sera davantage détaillé puisque privilégié en France pour l'élaboration du programme officiel de formation en soins infirmiers et des guides du service infirmier.

1.-Le modèle de Sœur Callista ROY

Ce modèle date de 1970 et le courant philosophique dominant est le béhaviorisme. Elle s'inspire aussi de la théorie des niveaux d'adaptation.

Les soins infirmiers ont pour objectif de promouvoir l'adaptation de la personne dans un contexte de santé ou de maladie.

Les interventions de l'infirmière consistent donc à :

- Evaluer les compétences de la personne et déterminer les facteurs qui influencent son adaptation.

- Aider cette personne à utiliser les mécanismes innés et acquis afin de faire face aux changements qu'elle est amenée à vivre.
- Conforter les réponses adaptatives efficaces et modifier celle qui ne le sont pas.
- Permettre au patient de conserver son énergie pour sa guérison.

2.-Le modèle de Dorothée OREM

Ce modèle qui date de 1971 est influencé par la sociologie et le comportementalisme. Cette théoricienne avance une nouvelle notion : le self care ou l'auto-soin qui rend la personne sujet des soins.

Le soin infirmier est envisagé sous différents aspects. Tout d'abord les auto-soins, c'est-à-dire les actions apprises par la personne dans son environnement socioculturel. Le fait de les effectuer lui permet de maintenir sa vie, sa santé, son bien être.

D. Orem décrit trois types d'auto-soins :

- *L'auto-soin universel* c'est-à-dire les actes concernant les processus vitaux.
- *L'auto-soin d'évolution*, ce sont les actes qui modifient un mode de vie au cours d'évènements de la vie liés au développement ou des situations imprévues.
- *L'auto-soin d'adaptation* qui concerne les situations de perturbation de la santé physique ou psychique.

3.-Le modèle de Nancy ROPER

Béhavioriste et existentialiste, ce modèle décrit par une Anglaise en 1976 se rapproche de celui de V. Henderson. N. Roper utilise le concept d'activité et non celui de besoin fondamental.

Elle détermine quatre groupes d'activités :

- *Les activités de la vie quotidienne* permettant la satisfaction des besoins de base.
- *Les activités de prévention* en vue d'éviter les accidents, les infections…

- *Les activités de recherche de confort*, de bien être physique, psychologique et social.
- *Les activités de recherche d'informations* et de poursuite des buts, afin de conserver son indépendance.

Les soins infirmiers visent à promouvoir l'obtention, le maintien, la restauration de l'indépendance maximum pour chaque personne en regard des quatre groupes d'activités.

Les interventions en soins infirmiers proposées sont donc :

- D'évaluer à quel point du continuum la personne se trouve, pourquoi elle s'y trouve et quelles sont ses capacités d'indépendance.
- D'apprécier jusqu'où la personne peut et souhaite aller sur le continuum dépendance-indépendance et de fixer des objectifs avec elle.
- D'envisager avec la personne comment l'aider à les atteindre.
- D'évaluer la progression et le gain d'indépendance obtenus.

4.-Le modèle de Martha ROGERS

Elaboré dans les années 1970 par une infirmière américaine, ce modèle reflète divers courants de pensée dont le gestaltisme.

Les soins infirmiers ont pour but de :

- Promouvoir l'harmonie entre l'homme et son environnement.
- Aider l'être humain à atteindre un état physique, psychologique et social optimal.
- Servir l'humain.

5.-Le modèle de Rose-Marie PARSE

Infirmière théoricienne, enseignante et chercheur, cette américaine a développé son modèle de *l'homme en devenir* dans les années 1980. Elle s'est inspirée de l'existentialisme et de la phénoménologie qui accordent de l'importance à l'expérience telle que vécue par la personne elle-même.

L'exercice infirmier a pour objectif la qualité de vie telle qu'elle est perçue par la personne ou sa famille. L'accent est mis sur le respect de la dignité de la personne, c'est elle qui prend les décisions la concernant, et elle procède à son rythme.

L'infirmière va aider la personne à :

- Décrire ses expériences en lien avec la santé et trouver du sens de la situation de soins.
- Envisager les choix possibles et accompagner la personne selon son rythme.
- Mobiliser ses ressources et susciter une démarche vers des choix et des possibilités d'être.

6.-Le modèle de Marjory GORDON

Cette infirmière américaine, enseignante en université, est très connue notamment pour ses travaux sur le raisonnement diagnostic, travaux qui visent à donner à la pratique infirmière la dimension scientifique qu'elle mérite. Son modèle date de 1980.

M. Gordon adhère à la conception holistique de l'être humain (holos en grec signifie « tout »). Elle lui attribue 11 fonctions de santé qui sont : la perception et la gestion de la santé, la nutrition et le métabolisme, l'élimination, l'activité et l'exercice, les processus cognitifs et perceptifs, le sommeil et le repos, la perception et la conception du moi, les rôles et les relations, la sexualité et la reproduction, l'adaptation et la tolérance au stress, les valeurs et les croyances.

Ces fonctions sont à comprendre comme un ensemble de comportements variables d'une personne à l'autre selon sa culture, l'âge etc.... et chez une même personne selon ce qu'elle vit à un moment donné. Elles permettent le développement, l'épanouissement de la personne.

Les soins infirmiers ont toute leur place et leurs buts sont de :

- Prévenir, l'altération de ces fonctions.
- Promouvoir ces fonctions afin qu'elles soient source de production, de création.
- Restaurer ces fonctions lorsqu'elles sont altérées.

7.-Le modèle de Jean WATSON

Elaboré dans les années 1980, ce modèle se situe dans une perspective humaniste et scientifique. Cette infirmière a une approche existentielle et spirituelle et elle met l'accent sur la relation interpersonnelle et thérapeutique.

Le soin infirmier consiste à :

- Développer des valeurs humanistes et découvrir ce qui est significatif pour la personne soignée,
- Prendre conscience de soi et des autres,
- Faire émerger des sentiments d'espoir et les croyances qui apportent de l'énergie et permettent de transcender la tristesse et la souffrance,
- Favoriser l'expression des sentiments négatifs et positifs sans jugement, instaurer un environnement de soutien afin de rassurer la personne,
- Développer des capacités pédagogiques et d'échanges interpersonnels,
- Aider dans la satisfaction de ses besoins,
- Se soucier de la perception du phénomène vécu en relation avec la spiritualité.

8.-Le modèle de Virginia HENDERSON

Comme le dit une condisciple Evelyne Adam, *toute l'expérience acquise à partir de ce modèle (n'est) pas peine perdue*, elle est la base d'une réflexion propre pour intégrer ces valeurs qui sous-tendent le soin. Le modèle ne nous limite pas, mais il nous délimite.

Voyons dans le détail les éléments de ce modèle pour notre rôle propre, défini pour la première fois, en 1966, par Virginia Henderson, infirmière américaine.

a) Les postulats

Les postulats s'appuient d'une part, sur la pensée d'un psychologue américain, Thorndike et d'autre part, sur l'expérience personnelle de l'auteur dans le domaine de la réadaptation physique.

On en dénombre trois :

- Toute personne tend vers l'indépendance et la désire.
- La personne forme un tout complexe, présentant des besoins fondamentaux.
- Quand un besoin demeure insatisfait, il s'ensuit que la personne n'est pas *complète, entière, indépendante.*

La personne est considérée comme une entité complexe, c'est-à-dire avec des interactions entre les différentes parties qui la constituent, appréhendées sous la forme de besoins. Ces parties sont intriquées les unes aux autres et interdépendantes.

La santé est conférée par la satisfaction des besoins, de façon indépendante par la personne elle-même. L'auteur pense que, dans ce contexte de santé, toutes les personnes aspirent à satisfaire elle-même leurs besoins.

b) Les valeurs

Les croyances sous-jacentes sont également au nombre de trois :

- L'infirmière a des fonctions propres, même si elle en partage certaines avec d'autres.
- Lorsque l'infirmière usurpe le rôle du médecin, elle délègue ses fonctions propres et primordiales à un personnel non qualifié.
- La société désire un service (la fonction propre de l'infirmière) et compte sur ce service. Aucun autre travailleur ne peut donner ce service à la place de l'infirmière, n'étant ni aussi bien préparé, ni aussi bien disposé que celle-ci.

L'auteur croit que l'infirmière exerce d'une part, en collaboration avec d'autres soignants, surtout le médecin, et d'autre part, selon une fonction qui lui est propre et que personne d'autre n'est qualifié pour faire aussi bien qu'elle. Le danger est que le premier rôle soit développé au détriment du second.

c) Les éléments

- *Le but de la profession*

  La contribution particulière de l'infirmière est de conserver et de rétablir l'indépendance de la personne soignée que V. Henderson nomme client, de telle sorte qu'elle puisse satisfaire lui-même ses besoins fondamentaux.

- *La personne soignée*

  La personne forme un tout complexe, présentant quatorze besoins fondamentaux : respirer, boire et manger, éliminer, se mouvoir et maintenir une bonne posture, dormir et se reposer, se vêtir et se dévêtir, maintenir la température corporelle dans les limites de la normale, être propre et soigné et protéger ses téguments, éviter les dangers, communiquer avec les autres, agir selon ses croyances et ses valeurs, s'occuper en vue de se réaliser, se récréer, apprendre.

  Ces besoins sont communs à tout être humain, mais chaque personne a une façon individuelle de les satisfaire, c'est ce qui fait l'unicité de chacun.

  La vision globale de la personne intègre l'interaction entre les besoins qui procède de la complexité de la personne.

  Elle intègre aussi l'interaction avec l'environnement, par l'idée que la manière de satisfaire les besoins, est différente selon la situation dans laquelle se trouve la personne, idée qui a été précisée dans les écrits postérieurs. La personne est considérée en tant que personne unique, dans son système interne et externe avec l'entourage et la famille.

  La satisfaction de ces besoins permet *l'intégralité de la personne*. C'est-à-dire qu'elle permet à la personne d'atteindre cet équilibre, ce bien être global qu'est la santé, telle que définie par ailleurs.

- *Le rôle de l'infirmière*

  C'est un rôle de suppléance. Il consiste à suppléer chez la personne, ce qui lui manque pour être *complet, entier, indépendant*. Il permet aux infirmières d'effectuer pour la personne, ce dont cette personne a besoin, dans des circonstances données, mais aussi ce que cette personne suggère et/ou demande (car cette suggestion, cette demande entre aussi dans l'expression du besoin)...

- *La source de difficulté*

  C'est l'origine, la cause des problèmes de la personne relevant du rôle infirmier. Ces étiologies sont de quatre ordres : manque de force, manque de volonté, manque de connaissances et un environnement inadéquat. Nous développerons ces notions lors de l'étude du besoin dans un prochain chapitre.

- *L'intervention*

  Elle comprend l'objet et les modes d'intervention. C'est sur quoi l'infirmière va agir : ce sera la zone de dépendance ou la ressource déficitaire chez la personne.

  Un besoin que la personne ne peut satisfaire seule, appelle une intervention de l'infirmière. L'action infirmière va corriger la cause : le manque de force, de motivation, de connaissances ou de moyens. Elle agira en même temps pour pallier la difficulté de satisfaire le besoin.

  Par exemple, une personne hospitalisée présente une constipation liée à une alimentation pauvre en fibres végétales et une hydratation insuffisante. L'infirmière va d'abord, aider la personne à aller à la selle, elle va procéder à un massage du cadre colique (c'est une action palliative pour satisfaire le besoin). Elle va ensuite lui procurer un plateau-repas comportant des légumes et des fruits et l'aider à boire 1,5 litre par jour (c'est une action sur une cause, l'apport alimentaire inadéquat). Pour cela, il est nécessaire d'expliquer à la personne la nécessité de ce régime, pour obtenir l'envie de le suivre (c'est une action sur une cause, la motivation). Enfin, il sera nécessaire d'expliquer comment composer les menus de tous les jours, afin que la personne reprenne son indépendance concernant ce besoin, lorsqu'elle sera chez elle (c'est une action sur une autre cause, le manque de connaissances).

- *Les conséquences voulues*

  C'est-à-dire le but, l'objectif visé. C'est d'abord, à court terme la satisfaction des besoins de la personne, par l'action palliative au problème, puis, à moyen ou à long terme, le retour à l'indépendance de la personne pour gérer ce problème.

  Dans l'exemple précédent, à court terme : satisfaction du besoin d'éliminer par la stimulation intestinale et la mise à disposition d'un régime adapté ; à moyen terme, la personne sera convaincue de la nécessité de ce régime ; à long terme, elle inclura des fibres végétales dans ses menus.

Virginia Henderson explique : *L'infirmière effectue pour les autres ce qu'ils feraient pour eux même s'ils en avaient la force, la volonté ou s'ils disposaient des connaissances nécessaires. Mais nous devons le faire de manière à les aider à ne plus avoir besoin de notre aide, à atteindre un mode de vie indépendant le plus tôt possible, ou bien à assumer le mieux possible un handicap, s'ils ne pensent plus guérir, voire les aider à mourir comme ils le désirent.*

9.-Conclusion

Tous ces modèles sont profondément humanistes. Ils diffèrent surtout par leurs postulats, les valeurs sont communes et les éléments se rejoignent parfois. Certains sont plus faciles d'utilisation car ils possèdent des aspects plus cartésiens et ils proposent des outils fonctionnels aux soignants tels que des grilles d'observation, des grilles d'évaluation. D'autres donnent une place prépondérante à la personne soignée, mais nécessitent des capacités relationnelles et des connaissances en psychologie d'un très haut niveau. De plus, ils laissent peut-être davantage de place à la subjectivité et l'interprétation. Cependant, tous démontrent qu'être infirmière ne consiste pas seulement à appliquer des prescriptions médicales aussi complexes soient-elles.

L'intérêt de la diversité des modèles conceptuels est souligné par Evelyne Adam, infirmière canadienne, : *Tout le monde n'est pas tenu de choisir le même point de départ conceptuel... le fait qu'il y ait plusieurs modèles stimule la réflexion et la recherche en soins infirmiers.*

Actuellement, en France, les modèles sont étudiés en formation initiale. Les instituts de formation, pour la plupart, se réfèrent à un modèle, le plus souvent celui de V. Henderson, mais aussi celui de C. Roy, de D. Orem ou M. Gordon.

En pratique clinique, les conceptions écrites, quand elles existent, sont teintées des différents modèles sans les épouser complètement. La pratique infirmière française a peut-être besoin de se démarquer de ces théories venues d'outre-Atlantique.

VI

LES BESOINS DE L'HOMME

L'infirmière prodigue les soins infirmiers à une personne, au départ inconnue. Elle doit définir l'aide à apporter en identifiant les problèmes de santé de cette personne, pour cela, elle doit comprendre où se situe la rupture de cet équilibre qu'est la santé, ce qui en est la cause et où la personne souhaite aller.

Cette compréhension passe par une connaissance de ce qui fait la vie de cette personne et des façons dont habituellement, elle règle les problèmes.

Une observation guidée, qui explore chez la personne, toutes les facettes utiles, dans un objectif de soins, et qui objective la perception de la réalité, aide à une vision globale de la personne. L'apprentissage de l'utilisation d'une grille permet à l'étudiante infirmière, d'acquérir des automatismes d'observation, qui lui font *voir* la personne dans cette perspective holistique. Elle se centre sur le problème de santé et envisage toutes les interactions avec ce qui fait la vie habituelle de cette personne.

Chacun des modèles en soins infirmiers propose un moyen d'appréhender la personne dans son intégralité. Ce moyen doit rester un moyen et non devenir un but. Il ne doit pas être un carcan dénué de sens : il doit être une aide pour connaître la personne et permettre ensuite la détermination des soins que son état requiert.

Dans son modèle, Virginia Henderson propose un outil d'observation de la personne qui est celui des 14 besoins fondamentaux de l'homme.

I.-LA NOTION DE BESOIN

1.-Une définition

Le besoin est ici pris dans le sens de nécessité pour la personne, c'est une capacité à, une compétence à, dans l'idée anglaise de « requirement », ce qui est requis, nécessaire. La satisfaction des 14 besoins contribue à la santé globale, c'est pourquoi ils sont fondamentaux.

Par ailleurs, ils sont tous importants car essentiels pour vivre pleinement. Il n'y a pas d'ordre d'importance. Ils sont listés mais non classés, le besoin d'apprendre est aussi important que celui de respirer pour une vie en santé. Si l'un des besoins n'est pas satisfait, il va conduire à la mort, certains plus rapidement que d'autres. Ne pas respirer est mortel, nous le savons. Mais ne plus avoir de sens à sa vie, n'avoir personne de significatif à qui parler, entraînent un désir de mort qui peut aboutir aussi plus ou moins rapidement par une tentative de suicide, ou un syndrome de glissement.

2.-La notion de besoin individuel

La manière de satisfaire le besoin est différente d'une personne à l'autre et chez une même personne d'un moment à l'autre, d'une situation à une autre. Il y a donc un besoin fondamental, tous les hommes mangent pour se maintenir en santé. Mais, il y a aussi, besoin individuel : chaque personne a des habitudes alimentaires particulières, elle apprécie plus ou moins la convivialité lors des repas… La manière de satisfaire le besoin individuel, c'est ce qu'il faut, à cette personne, aujourd'hui, en regard de ce besoin, pour être dans un état de bien-être.

3.-Ce que le besoin n'est pas

Même satisfait un besoin sera toujours un besoin, donc différent de la notion de manque : satisfaire le besoin de communiquer ne fait pas disparaître chez la personne la nécessité d'échanger, celui-ci fait partie intégrante de la personne.

Le besoin individuel doit être compatible avec les notions en matière de santé : dans la description de son besoin de boire, une personne peut dire qu'elle a « besoin » de 10 cafés par jour pour être efficace pendant ses heures de travail. Les connaissances actuelles disent que la caféine est néfaste à la santé, le besoin particulier ne peut être de boire autant de café, cette activité exprime une insatisfaction, un manque qui est autre.

Un autre exemple serait celui d'*avoir besoin* de fumer x cigarettes par jour, de manger du chocolat ou des sucreries.

Le besoin est aussi différent de désir. Le désir est toujours insatisfait. Il appelle volontiers une recherche d'absolu : désir de bonheur, de paix, mais peut être plus concret : désir de gagner beaucoup d'argent. Il est important également, car moteur et créateur.

Par ailleurs, il est incorrect de parler de *besoin perturbé*, ce qui peut être perturbé, ce n'est pas le besoin mais la façon de satisfaire le besoin.

4.-Les domaines d'observation du besoin

La manière de satisfaire le besoin peut s'exprimer verbalement, mais le plus souvent c'est par les signes observés que l'infirmière repère ces éléments. Il est donc important pour elle de détecter précisément les manifestations de chacun des besoins.

Chaque besoin présente trois domaines d'observation : biologique et physiologique, psychologique, intellectuel et affectif, et enfin socioculturel et spirituel. Par exemple, pour le besoin de boire et manger : la demande biologique de l'organisme est une exigence en calories et en terme d'équilibre nutritionnel, selon le sexe, l'age, l'activité. La description physiologique comporte la mastication, la déglutition, la digestion. L'aspect psychoaffectif décrit les goûts alimentaires, l'envie de manger, le plaisir de se nourrir... Les habitudes de convivialité, les modes culinaires concernent le domaine social. Les interdits religieux, comme le jeûne à certaines périodes, portent sur le domaine spirituel. Certains comportements alimentaires sont culturels, la prédominance de l'utilisation de l'huile d'olive dans le midi de la France, la consommation de frites dans le nord, la coutume des repas de fête…

5.-L'interdépendance des besoins

Dans l'exemple précédent, boire et manger est relié à la satisfaction du besoin de se mouvoir : mobilité des jambes et des bras pour aller acheter les produits, les préparer, les porter à la bouche…

Il est aussi lié au besoin d'éliminer, un souci grave à l'élimination intestinale aura des répercussions sur l'appétit, par mécanisme de régulation...

Le besoin de communiquer interfère aussi, si le repas est occasion de rencontre et d'échanges...

De même pour agir selon ses croyances, il est important que la personne respecte les aliments et les modes culinaires permis par sa religion… Apprendre comment composer un menu pour avoir une alimentation équilibrée est de même incontournable…

Pour chacun des besoins nous pourrions faire le même exercice. Considérer quelque besoin que ce soit en faisant abstraction des autres est impossible, ils forment un tout indissociable et le changement dans la satisfaction de l'un va retentir sur la satisfaction des autres... Lorsque nous observons la personne, il est donc indispensable de les considérer tous, et dans leurs relations les uns aux autres. Comme le dit Watts, il s'agit *de voir une feuille dans toute sa clarté sans perdre de vue sa relation avec l'arbre*.

II.-LES 14 BESOINS FONDAMENTAUX

Quatorze besoins sont identifiés et seront donc à explorer pour une prise en compte de la personne *dans son entier*. Définissons les succinctement :

1.-Respirer

C'est celui qui décrit les échanges gazeux corrects et une hématose satisfaisante : la façon de respirer, le rythme, l'amplitude respiratoire et le résultat de l'oxygénation des tissus : la coloration de la peau et des muqueuses.

2.-Boire et manger

C'est l'ingestion et l'assimilation des aliments nécessaires à la vie de l'organisme, selon le sexe, l'âge, l'activité. Les aliments et les boissons doivent être de bonne qualité et en quantité suffisante pour assurer la croissance, l'entretien des tissus et maintenir un apport suffisant d'énergie pour leur bon fonctionnement.

3.-Eliminer

C'est l'élimination de tous les déchets biologiques inutiles et nuisibles qui proviennent du métabolisme et du fonctionnement de l'organisme : selles, urines, sueur, sang menstruel, par chacune des voies naturelles d'élimination.

4.-Se mouvoir et maintenir une bonne position

C'est le fait de mobiliser toutes les parties du corps par des mouvements coordonnés et utiles, de se déplacer ou d'adopter une position confortable qui n'occasionne ni troubles, ni inconfort. La fonction cardio-circulatoire permet l'apport d'oxygène et de nutriments indispensables pour l'activité physique, elle sera donc décrite dans ce besoin.

5.-Dormir et se reposer

L'individu a besoin de repos pour se régénérer physiquement et mentalement, ce qui évite l'épuisement et les tensions. La qualité et la quantité de sommeil nécessaire vont être explorées.

6.-Se vêtir et se dévêtir

C'est choisir des vêtements adaptés à la température et à la situation, s'habiller et se déshabiller quand nécessaire. Le vêtement permet d'habiller la pudeur, il marque aussi l'appartenance à un groupe. C'est aussi un élément de communication par l'attrait qu'il suscite entre les individus.

7.-Maintenir la température corporelle dans les limites de la normale

Pour maintenir ses fonctions, le corps a besoin d'une homéostasie, notamment, d'une température sensiblement constante d'environ 37°. La température du corps dépend de l'âge, de la température extérieure, l'habillement...

8.-Etre propre, soigné et protéger ses téguments

Maintenir l'hygiène corporelle est nécessaire pour garder à la peau, son rôle excréteur, sans en être incommodé. L'apparence provient des soins que l'on se donne. Comme les vêtements, elle marque par l'appartenance à un groupe et constitue un élément de communication. L'intégrité et la propreté de la peau et des muqueuses concourent au rôle de barrière physique contre les infections.

9.-Eviter les dangers

C'est se protéger contre soi-même, contre les autres pour conserver son intégrité physique et psychique. C'est être en sécurité, il relève d'un besoin de protection.

10.-Communiquer avec les autres

C'est échanger avec les autres, personnes, animaux, objets significatifs, pour exprimer ses besoins, ses émotions, ses craintes. Le processus est dynamique, il comporte une partie verbale et non verbale. Les échanges verbaux nécessitent l'intégrité de la parole et de l'ouie. C'est se connaître soi-même et pouvoir être soi-même dans la relation avec l'autre.

11.-Agir selon ses croyances et ses valeurs

Concerne tout ce qui peut donner du sens à sa vie et la nécessité de s'y conformer ; agir selon ce qui est important pour soi, selon ce qu'on pense, selon une idéologie... Cela peut être aussi se conformer à une pratique religieuse.

12.-S'occuper en vue de se réaliser

C'est avoir une activité qui donne le sentiment d'être utile. C'est le fait d'avoir un impact sur la maîtrise des événements, de pouvoir décider soi-même. C'est aussi bien remplir les différents rôles familiaux, professionnels, sociaux. C'est un besoin de puissance, qui procure de l'estime pour soi et un épanouissement.

13.-Se récréer

C'est participer à différentes formes de loisirs, se détendre, se divertir, rire, faire de l'humour, pour se libérer des tensions de la vie par une détente physique et psychologique.

14.-Apprendre

C'est découvrir de nouvelles choses, satisfaire sa curiosité, accroître ses connaissances, ses habiletés pour la modification de ses comportements ou l'acquisition de nouveaux comportements qui apportent un bien être notamment en matière de santé. Ce peut être tirer profit d'un événement, d'une épreuve, d'une maladie et en faire une étape de croissance.

III.-L'EXPRESSION DU BESOIN

La façon de satisfaire son besoin peut être observé par l'infirmière qui repère les manifestations d'indépendance et les éventuelles manifestations de dépendance concernant ce besoin.

1.-La notion d'indépendance

Dans le modèle de V. Henderson, être indépendant signifie ne dépendre de personne pour satisfaire ses besoins fondamentaux, c'est donc tendre vers une maîtrise de sa santé.

L'indépendance ne veut pas dire éviter le contact avec les autres. Pour communiquer, il est au contraire évident qu'une autre personne au moins, sera concernée !

Par ailleurs, le comportement qui va montrer l'indépendance sera différent selon l'age et le stade de développement. Si le bébé de 6 mois pleure et attire l'attention de sa maman pour qu'elle lui donne le biberon, c'est un signe d'indépendance dans le domaine de « boire et manger » : l'enfant exprime sa faim, la maman, qui est l'aidant naturel, va le nourrir. A son stade de développement, il est normal que l'enfant ne puisse prendre le biberon seul. Pour l'enfant, il faut donc se référer aux performances moyennes d'un enfant de sa classe d'âge.

La façon de satisfaire les besoins varie fortement selon les stades de vie. La même personne n'aura pas les mêmes comportements pour satisfaire un même besoin quand elle est adolescente, adulte, plus âgée ou encore à la fin de sa vie.

La notion d'indépendance pour la personne peut varier selon certains problèmes de santé. Une personne paraplégique a appris, dans un fauteuil roulant, à satisfaire ses besoins. Elle a acquis son indépendance, qui est différente de celle des autres personnes, mais qui est la sienne.

Par ailleurs, la personne étant unique, rappelons-nous que la façon de satisfaire le besoin sera différente d'une personne à l'autre et donc la notion d'indépendance éminemment personnelle.

Bien plus, d'un moment à l'autre, d'une situation à l'autre, une même personne a des façons différentes de satisfaire ses besoins. Certaines constantes peuvent se maintenir, mais il faut se souvenir que l'être humain est en changement permanent. Seule la personne elle-même peut se décrire, notre observation devra donc être validée par celle-ci.

La validation est nécessaire, elle évite le biais que serait l'observation du soignant seul qui décide pour la personne et lui confisque son droit de décider pour elle-même. V. Henderson parle d'arrogance des soignants dans ce cas.

2.-Les manifestations d'indépendance, de dépendance

En regard de ce qui constitue l'indépendance pour la personne, l'infirmière va classer les signes qui montrent la satisfaction du besoin : ce sont les manifestations d'indépendance. Ce sont les signes qui montrent la santé de la personne.

Les signes qui montrent que le besoin n'est pas satisfait sont les manifestations de dépendance. Ils montrent une difficulté à satisfaire le besoin, selon ce que la personne souhaite qu'il soit satisfait aujourd'hui, dans la situation qu'elle vit aujourd'hui.

Certaines observations se classent facilement. Par exemple, un sifflement inspiratoire est obligatoirement une manifestation de dépendance du besoin de respirer. La description physiologique, normale, du besoin précise que la respiration, donc l'inspiration est silencieuse.

D'autres observations peuvent être selon les cas, manifestation ou de dépendance ou d'indépendance, tout dépend pour quelle personne, par rapport à quelles habitudes de vie.

Concernant le besoin de dormir et se reposer, une durée de sommeil nocturne de 6 heures sera classée selon ce qui est habituel pour la personne. On sait que la durée de sommeil est en moyenne comprise entre 6 et 9 heures. Si, habituellement, avec 6 heures de sommeil, la nuit, la personne est reposée, c'est son niveau d'indépendance, à elle. Ce signe est alors une manifestation d'indépendance.

Si la personne a besoin de 8 heures de sommeil quotidien pour être en forme, 6 heures seront alors insuffisantes. Ce signe est une manifestation de dépendance pour cette personne-là.

3.-La source de difficultés

La difficulté à satisfaire un besoin étant établie, il s'agit de trouver quelle est la cause à cette non satisfaction. Si l'infirmière peut elle-même décider d'agir sur la cause, alors ce problème est de sa compétence propre.

La source de difficulté peut être de quatre ordres :

- *Un manque d'ordre physique*. L'origine est en rapport avec le corps, c'est un fonctionnement insuffisant, inhabituel pour la personne, un manque de force, on dit que la personne ne *peut* pas satisfaire seule ce besoin.
- *Un déficit d'ordre psychologique*. La personne manque de motivation, d'énergie psychique, on dit que la personne ne *veut* pas satisfaire seule ce besoin. Le vouloir est ici pris comme moteur interne, il ne s'agit pas de *mauvaise* volonté.
- *Un manque de connaissance*. La personne n'a pas les connaissances suffisantes, on dit qu'elle ne *sait* pas satisfaire ce besoin.
- *Un environnement inadéquat*. Cette source de difficulté a été ajoutée par Virginia Henderson, dans ses écrits postérieurs. La théorie initiale ne comportait que les trois premières. *L'environnement ne permet pas* à la personne de satisfaire le besoin. Il s'agit de l'environnement humain : les aidants naturels, l'organisation mise en place et l'environnement matériel tel que locaux, équipements...

Ces manques peuvent être décrits dans le même besoin ou dans un autre besoin.

Reprenons l'exemple d'un sommeil nocturne de 6 heures pour quelqu'un qui a besoin habituellement de huit heures. Les sources de difficultés possibles sont :

- D'ordre physique : une douleur lancinante post-opératoire, une position obligatoire sur le dos (inhabituelle pour elle).
- D'ordre psychologique : une anxiété qui l'amène à réfléchir et à penser pendant de longues heures le soir, ce qui l'empêche de s'endormir comme habituellement.

- Un manque de connaissances sur la façon de se préparer au sommeil et de se relaxer.
- Un environnement inadéquat : la literie inconfortable et les draps mouillés par la transpiration, les passages de l'infirmière pour la surveillance post-opératoire, les bruits des autres personnes hospitalisées.

Ici, l'infirmière peut agir sur l'anxiété, le manque de connaissances, la literie mouillée. Les bruits de l'hôpital peuvent être diminués par la fermeture de la porte de la chambre mais ils existent. La douleur sera signalée au médecin.

Les autres causes ne sont pas de son ressort propre. La douleur sera calmée par l'application d'un antalgique sur éventuelle prescription médicale, suite à la transmission infirmière. La literie inconfortable est peut-être à signaler au gestionnaire. Néanmoins nous voyons que le signalement de la douleur au médecin, la demande d'un nouveau matelas vont permettre la résolution de ces causes. L'infirmière a donc un rôle de transmission très important pour l'ensemble des problèmes que présente la personne soignée, nous en reparlerons plus loin.

La source de difficulté peut être unique ou concerner les 4 catégories de causes, les causes sont quelquefois interdépendantes. Une perte de la motricité d'un bras peut diminuer l'envie de la personne à vouloir apprendre à faire sa toilette seule. Dans ce cas, l'infirmière prendra en compte d'abord le manque de motivation puis la perte de la motricité pour rechercher avec la personne une nouvelle manière de réaliser la toilette. Tout cela pour qu'elle soit indépendante dans la satisfaction du besoin d'être propre.

Ce cheminement que l'infirmière réalise avec la personne, c'est la démarche de soins, c'est le processus qui permet, à partir de l'observation de la personne, de déterminer les soins qui lui sont nécessaires.

VII

LA DEMARCHE DE SOIN OU D.D.S.

Appartenir à une profession, c'est, pour ceux et celles qui l'exercent, être capable d'expliciter la spécificité de ses actions à partir d'un processus de pensée, de réflexion, scientifique. L'outil de travail privilégié des professionnels infirmiers est la démarche de soins (D.D.S.).

I.-LA DEFINITION DE LA D.D.S.

1.-La définition dans le guide du service infirmier

La démarche de soins est une suite ordonnée d'opérations qui a pour finalité la prestation de soins individualisés, continus et adaptés aux besoins d'une personne. (Guide du service infirmier N° 14).

C'est une définition très concise qui informe essentiellement sur ce à quoi sert la D.D.S. et non en quoi elle consiste.

2.-Une définition pratique

La D.D.S. est une démarche de résolution de problèmes, semblable à celle que nous utilisons dans la vie courante, parfois sans nous en rendre compte ou prendre le temps de décortiquer le processus mis en œuvre. Cette démarche comporte plusieurs étapes et s'adapte à de nombreuses professions, notamment aux soins infirmiers.

Dans ce dernier cas, le processus reste identique, seules les capacités à déployer peuvent être différentes, multiples et complexes. L'enjeu est aussi d'une dimension exceptionnelle : la santé, la vie, la qualité de vie d'une personne. La finalité de la démarche de soins est la prise en charge globale de la personne soignée, ou d'un groupe de personnes, d'une collectivité dans le cadre de la santé publique. Cette notion primordiale de prise en charge globale renvoie au chapitre premier relatif aux valeurs et aux concepts ainsi qu'au chapitre suivant concernant les influences des origines et de l'environnement sur la santé de l'Homme.

Un exemple concret

- Un individu a des informations et des connaissances qui lui permettent d'identifier que la situation à laquelle il est confronté (ou quelqu'un d'autre), est problématique.
- Il recherche des données complémentaires afin de cerner avec précision le type de problème en cause.
- Ceci fait, faut-il encore déterminer s'il est possible de résoudre le problème ou bien le contourner et combien de temps on se donne pour cela. Selon que l'on souhaite contourner le problème ou l'anéantir, il faut mettre en œuvre les moyens appropriés qui ne sont pas identiques.
- Ensuite, vient le moment de décider qui fait quoi, quand, comment et combien de fois, afin d'atteindre les résultats escomptés.
- La réalisation du projet est l'étape suivante.
- Finalement, la décision prise ayant été de supprimer le problème, y est-on parvenu et dans le temps voulu ? Ou est-ce l'ensemble de la réflexion qui était défaillante ?

Cet exemple montre la succession d'étapes chronologiques ainsi que l'aspect dynamique de recherche et de questionnement de ce processus. Emergent également des opérations mentales ou intellectuelles et des actions « physiques », objectivables à effectuer. Le tout est représentatif de la démarche infirmière.

3.-Les étapes de la D.D.S.

Des divergences existent encore à ce niveau. Pour certaines théoriciennes, il existe quatre étapes à ce processus, pour d'autres il y en a sept, voire huit. Rien ne change dans le processus en lui-même, il s'agit uniquement d'une manière différente de le décortiquer. Nous avons choisi de décrire, comme un bon nombre de professionnelles, cinq étapes à la D.D.S. :

- Le recueil d'informations ou recueil de données.
- L'analyse de ces données qui aboutit à l'identification des problèmes de la personne soignée.
- La planification qui comprend la formulation des objectifs et la détermination des actions à mettre en œuvre.
- La réalisation effective des interventions.
- L'évaluation du processus et le réajustement.

4.-Le plan ou projet de soins

Les deuxième et troisième étapes ainsi que la prévision de l'évaluation dans la cinquième étape constituent le plan de soins ou le projet de soin. La raison d'être d'un plan ou d'un projet est son application et l'évaluation de ce qu'il a engendré.

II.-LA METHODOLOGIE DE LA D.D.S.

1.-Le recueil de données

Encore appelé recueil d'informations, son caractère indispensable est évident pour appréhender la situation de soin d'une personne, d'un groupe de personnes, voire d'une collectivité. Il conditionne toutes les autres étapes et surtout, il s'effectue de façon quasiment permanente.

a) Le recueil concernant le contexte de la situation

Il va être constitué de données stables pour la majeure partie d'entre elles, valables pour un certain nombre de prises en charge sur un temps donné.

- *Le type de situation*, individuelle ou collective.
- *Le lieu de la situation*, s'agit-il d'une situation en milieu rural, en milieu urbain, à domicile, en établissement… ?

- *Le type de structure* ou d'établissement de soins où travaille l'infirmière et qui accueille le bénéficiaire de soins. Cette structure permettant certaines prises en charge plus ou moins diversifiées ou spécifiques, mais pas toutes.
- *Le cadre légal* de l'exercice professionnel de toute infirmière et les particularités liées au type d'exercice et au lieu. Il est impératif de connaître les lois régissant la dispensation des soins, ce qu'il est possible de réaliser de la propre initiative de l'infirmière et ce qui doit être absolument prescrit par un médecin. Si le lieu de soins est implanté dans une entreprise, il faut également à l'infirmière des connaissances sur la législation du travail et la médecine du travail par exemple.
- *Les ressources financières*, matérielles et humaines de l'institution, qui détermineront les limites de certaines prises en charge et les conditions de recours à d'autres structures.
- *La composition*, l'interdisciplinarité, l'organisation et les relations *de l'équipe* au sein de laquelle l'infirmière évolue à un moment donné.

b) Le recueil d'informations concernant une personne ou un groupe

Ici, les informations peuvent se modifier parfois même sur un laps de temps très court. Un recueil initial est élaboré dès le début de la prise en charge et, selon les nécessités et les spécificités de celle-ci, il est complété.

Il comporte :

- *L'état civil précis*. S'il s'agit d'un groupe ou d'une collectivité, les données porteront sur leurs caractéristiques.
- *Le ou les motifs de la prise en charge*. S'agit-il d'une prise en charge programmée pour une intervention ou le bilan d'une pathologie non diagnostiquée ou encore au long cours pour une maladie chronique, d'une urgence vitale ? L'infirmière ne dispose pas, selon les cas, du même temps pour analyser la situation et il lui

faudra établir des priorités pertinentes dans son recueil d'informations afin d'assurer la sécurité du malade.

- *Les antécédents*, personnels et familiaux, médicaux, chirurgicaux, et obstétricaux pour une femme. Il s'agit de recueillir les éléments significatifs en lien avec la situation de soins actuelle. Savoir qu'une personne de 80 ans a été opérée d'une amygdalectomie à l'âge 7 ans n'a vraiment aucun intérêt. Par contre, retenir qu'à chacune de ses hospitalisations, elle a présenté une phlébite, est important à utiliser dans l'analyse de situation, ce qui permet de mettre en place une surveillance et des soins préventifs adaptés.
- *L'histoire, ou l'anamnèse*, précise et concise *du problème de santé* qui motive la demande de soins. Il est important de connaître et de comprendre l'enchaînement des faits qui aboutit à l'état présenté ce jour par le malade. Qu'une personne ait attendu plusieurs heures avant d'appeler son médecin de famille alors qu'elle souffrait d'une douleur thoracique, est une information indispensable à l'équipe médicale qui va la prendre en charge. C'est aussi indispensable pour l'infirmière, car cette donnée, associée à d'autres dans l'analyse, peut mettre en évidence par exemple un manque de connaissances sur les caractéristiques de la douleur de l'infarctus du myocarde, ou encore un seuil de la douleur très élevé ou une gêne extrême à déranger les soignants. Chacune de ces éventualités suppose des interventions de soins différentes.
- *Les facteurs de risque* présentés par la personne soignée sont spécifiques à la situation. En relation avec l'exemple de l'infarctus du myocarde précédemment utilisé, l'infirmière doit savoir si le malade est tabagique et depuis combien d'années, s'il souffre d'une surcharge pondérale significative, s'il est hypertendu et sédentaire par exemple.
- *L'histoire, l'évolution de la prise en charge* si celle-ci a débuté des jours voire des semaines ou des mois auparavant. Un patient arrive dans un service de chirurgie, il est opéré depuis 48 heures, entre temps il a

séjourné en réanimation. Comment une infirmière peut-elle comprendre la situation précise de cette personne, en prendre soin en toute sécurité et de façon personnalisée si elle ne recherche aucune information sur ce qui s'est passé les jours précédents ?

- *Le contexte* socio-familial, professionnel de la personne, du groupe ou de la collectivité. La manière et le contenu d'une information sur l'équilibre et la diversification alimentaire ont de forte chance d'être différents si le groupe concerné est atteint par le chômage et la précarité ou s'il s'agit d'un groupe de cadres dans une entreprise.
- *Le réseau de soutien*, de solidarité, d'affection, de convivialité dans lequel évolue une personne ou un groupe de personnes.
- *Un aperçu des croyances populaires* concernant la santé et la maladie des représentations que la personne ou le groupe ont de leur état de santé.
- *Des connaissances relatives à la religion* de la personne ou du groupe, à la pratique de cette religion, et à l'importance de certains rites ou habitudes.
- *Un constat de satisfaction des différents besoins* de la personne. Selon le modèle en soins infirmiers choisi, l'intentionnalité, le sens, mais également l'outil de la recherche peuvent se différencier. Néanmoins, une vision globale et précise de l'état de la personne doit être obtenue.

Ce recueil peut être succinct mais très pointu et sélectif afin de répondre à l'urgence. La nécessité de l'approfondir et de le compléter notamment par les ressources physiques, psychologiques, intellectuelles, spirituelles, environnementales devient impérative ultérieurement afin d'aider le patient par exemple à prendre en charge son traitement, à s'adapter à une prothèse ou encore à modifier son mode de vie.

c) Les sources d'information

- *L'observation* : grâce aux organes des sens que sont la vue, l'ouïe, l'odorat et le toucher, l'infirmière recueille constamment des données quelle que soit l'activité de soin réalisée.

- *L'entretien* avec la personne soignée, la famille, l'entourage, qu'il soit spontané ou formalisé, est plus ou moins orienté et permet d'approfondir, d'affiner l'analyse de la situation qui se fait simultanément.
- *Le dossier du malade*, par les différents éléments qu'il comporte, est une mine d'informations : l'anamnèse écrite des médecins, la lettre de transfert, les transmissions.
- *La documentation* spécifique au lieu d'exercice, à la situation, à la personne soignée. Les écrits, livres, revues, mais aussi les cours pour une étudiante sont des bases de données indispensables pour effectuer une analyse sérieuse.
- *L'équipe soignante* dans son ensemble permet d'obtenir une multitude d'informations diverses, d'autant plus riche que les regards sont différents.

d) Les caractéristiques du recueil de données

- *Indispensable* dès le début de la prise en charge, précis, pointu, le recueil de données est orienté vers les problèmes ou risques suspectés, notamment dans une situation d'urgence vitale.
- *Evolutif*, la situation change donc les données se modifient, le recueil est à réajuster. Certaines informations, recueillies la veille ou il y a une heure, peuvent ne plus être d'actualité.
- *Riche* de la vision des autres soignants et riche du sens qu'y met l'infirmière au travers de l'utilisation d'un cadre conceptuel.
- *Permanent*, la nécessité d'informations apparaît à toutes les étapes de la démarche de soins. Cela a déjà été dit plus haut, toute activité de soin est une source d'informations qui vient modifier, compléter le recueil entraînant, selon les cas, une évolution de l'analyse et un réajustement de la prise en charge.

2.-L'analyse

Le but de l'analyse est la mise en évidence des problèmes de santé de la personne soignée ou du groupe à un moment donné. La finalité de la démarche de soins est la prise en charge globale d'une personne ou d'un groupe.
La fonction comporte deux grands axes (Figure 2) :

- Un axe appelé en collaboration avec l'équipe médicale qui découle du diagnostic médical et des prescriptions effectués par le médecin, il s'agit du rôle sur prescription et aussi du rôle propre notamment pour ce qui concerne la surveillance clinique de la personne.
- Un autre axe essentiel qui se révèle être du domaine autonome de l'infirmière, par lequel, légalement, lui est reconnu la compétence de poser un jugement clinique, de « prescrire » des interventions de soins, de les mettre en œuvre avec des auxiliaires de soins et de les évaluer (référence à l'article 3 du décret du 11/02/2002).

La prise en charge globale d'une personne doit tenir compte de son unicité et de la spécificité de la fonction infirmière en France.

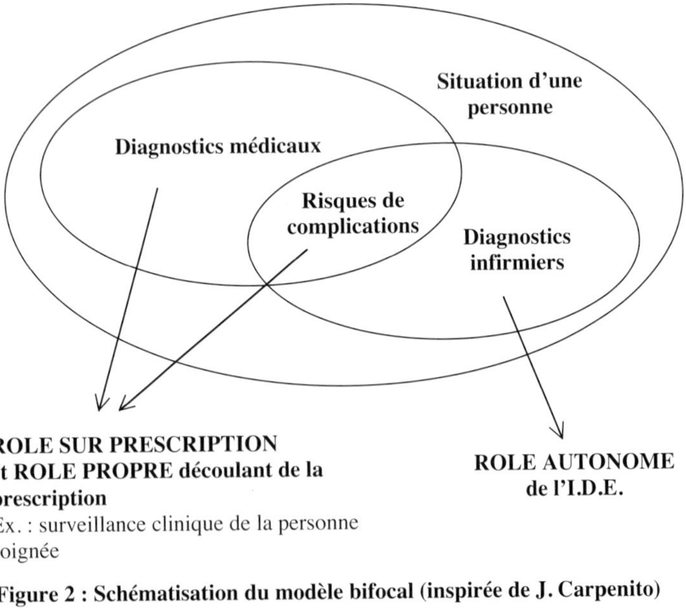

Figure 2 : Schématisation du modèle bifocal (inspirée de J. Carpenito)

a) Les impératifs de l'analyse

- Des informations fiables, utiles, précises.
- La connaissance de la fonction infirmière, et l'étendue de ses responsabilités. Légalement, qu'est-ce que l'infirmière est habilitée à faire ?
- L'appropriation du cadre conceptuel. Si l'infirmière se considère comme auxiliaire du médecin, l'analyse va porter sur la maladie et les prescriptions à assurer essentiellement. D'autres exemples ont été abordés lors de l'étude des divers concepts. Le regard, le sens apporté par l'infirmière à cet exercice est très important, en voici une illustration non professionnelle : l'analyse du chômage en France est différente selon qu'elle est effectuée par un sociologue, un économiste, un politicien de gauche, de droite, ou d'extrême droite.
- La richesse des connaissances dans de multiples domaines et la capacité à les mobiliser. Car la bonne volonté, l'assimilation des outils méthodologiques et un recueil d'informations ne servent à rien si aucune connaissance ne vient expliquer les phénomènes observés, faire des liens entre les données afin de comprendre la situation.

b) Les opérations mentales à réaliser

- *Le tri* : parmi les informations recueillies, l'infirmière va dissocier celles qui sont essentielles au moment de la prise en charge, de celles qui sont secondaires ou accessoires. Ces dernières deviennent parfois nécessaires ultérieurement. D'autres, faisant partie de l'anecdote, sont à éliminer.
- *Le classement* : l'opération aboutit d'une part à déterminer si les informations sont des signes prouvant la satisfaction de tel ou tel besoin, ou alors la non-satisfaction, d'autre part à en identifier avec précision la cause, donc vérifier si cette dernière relève du domaine médical ou si l'infirmière a légalement la compétence pour agir de manière autonome.

- *L'élaboration de liens significatifs* : cela consiste dans un premier temps à discerner les différentes parties de la situation et regrouper les éléments se rapportant à chacune des parties, puis chercher à expliquer les répercussions, les rapports de cause à effet, directs ou indirects, réels ou potentiels, d'une ou plusieurs informations à une autre.

Ces différentes opérations s'effectuent simultanément et au cours du recueil d'informations, orientant celui-ci avec précision, à condition de posséder suffisamment de connaissances. L'analyse permet soit de valider une ou plusieurs hypothèses de problèmes de santé éprouvés par la personne soignée, soit de faire émerger des hypothèses et, dans ce cas, un recueil de données supplémentaires suivi d'une analyse approfondie vont venir les confirmer ou les infirmer.

c) Les types de problèmes de santé

Ils sont de deux ordres :

- *Les problèmes de santé traités en collaboration* avec le médecin où le rôle propre se réalise dans la surveillance clinique du malade, et le rôle qui découle de la prescription médicale d'examens, de traitements que l'infirmière doit assurer.

Ce peut être : la pathologie elle-même diagnostiquée par le médecin, la suspicion d'une pathologie, le ou les risques de complications d'une maladie, le ou les risques liés au traitement médical ou chirurgical, le ou les risques liés à des investigations.

- *Les diagnostics infirmiers*, que nous allons décrire plus précisément par la suite, qui mettent en exergue le rôle autonome de la fonction infirmière.

3.-La planification des soins

Selon les objectifs visés et les résultats escomptés, les moyens mis en œuvre diffèrent bien souvent. La planification est indispensable car elle permet la continuité des soins malgré les changements d'équipe sur vingt-quatre heures. De plus, elle cible qui fait quoi, où et quand. Deux situations sont possibles :

- Il s'agit d'un problème de santé traité en collaboration. C'est le médecin qui fixe les objectifs des actions qu'il prescrit et pour certaines d'entre elles, leur répartition sur la journée. L'infirmière doit connaître les buts précis de ces prescriptions pour le malade. Elle aura à planifier certains soins comme le pansement, les prélèvements sanguins, une séance de kinésithérapie ou bien d'ergothérapie, en relation avec d'autres collaborateurs.
- Il s'agit d'un diagnostic infirmier qu'elle a identifié.

La planification comprend la détermination des objectifs et des actions à prévoir. Les objectifs sont formulés en terme de comportement, c'est-à-dire de résultat attendu : ce que la personne fera concrètement, et dans un temps donné. Les objectifs comportementaux sont négociés avec la personne soignée, centrés sur la personne soignée, précis et concis, observables et mesurables donc évaluables, limités dans le temps, réalistes et spécifiques. Les interventions de soins déterminées ou prescrites par l'infirmière relèvent de son rôle propre.

4.-La réalisation des soins

Les soins sont effectués par l'infirmière elle-même ou par un aide-soignant, un auxiliaire de puériculture ou un aide-médicopsychologique dans les limites de leurs compétences spécifiques envisagées dans un chapitre suivant.

Dans le contexte de la démarche de soins, cette étape n'est pas une simple exécution de tâches. La manière de réaliser le soin est influencée par le cadre conceptuel de référence du soignant. Nous rappelons ici que, pour assurer des prestations de qualité, l'infirmière doit posséder des connaissances, une maîtrise de la technique gestuelle et relationnelle.

Chaque soin est évalué afin d'apprécier son retentissement sur la personne soignée. Ces données peuvent être nécessaires au médecin dans le cas d'un soin prescrit, afin qu'il envisage un réajustement éventuel lors du prochain soin. Elles sont également indispensables à l'infirmière, dans une perspective identique lorsqu'il s'agit d'un diagnostic infirmier.

5.-L'évaluation et le réajustement de la D.D.S.

Le projet de soins est évalué à l'aide de critères et d'indicateurs qui apportent la preuve que les objectifs sont atteints ou non par la personne soignée. Ceci permet d'apprécier l'efficacité du projet mis en œuvre, la pertinence des objectifs et des actions. Nous considérons l'évaluation de chacun des problèmes traités en collaboration et de chacun des diagnostics infirmiers. Deux possibilités sont à considérer (Figure 3) :

a) Les objectifs sont atteints

- La situation de la personne s'améliore. Il faut donc réactualiser l'analyse en tenant compte des données nouvelles. Ceci peut aboutir éventuellement à l'identification de diagnostics infirmiers autres, mais aussi à la nécessité de formuler des objectifs plus ambitieux et mettre en place de nouvelles actions. Dans certains cas, les mêmes actions sont conservées mais avec des modifications dans la fréquence ou l'importance de l'aide apportée.
- Dans le même temps, la situation médicale est à nouveau envisagée par le médecin, notamment à partir des données recueillies par l'infirmière.

b) Les objectifs ne sont pas atteints

La situation de la personne ne s'améliore pas. Toutes les étapes sont à critiquer afin d'identifier la faille. L'analyse est à refaire afin de mettre en évidence, soit un problème nécessitant l'intervention d'un médecin auquel l'infirmière fait appel, ou alors la situation est bien du ressort de l'infirmière qui adapte la stratégie de soins adéquate.

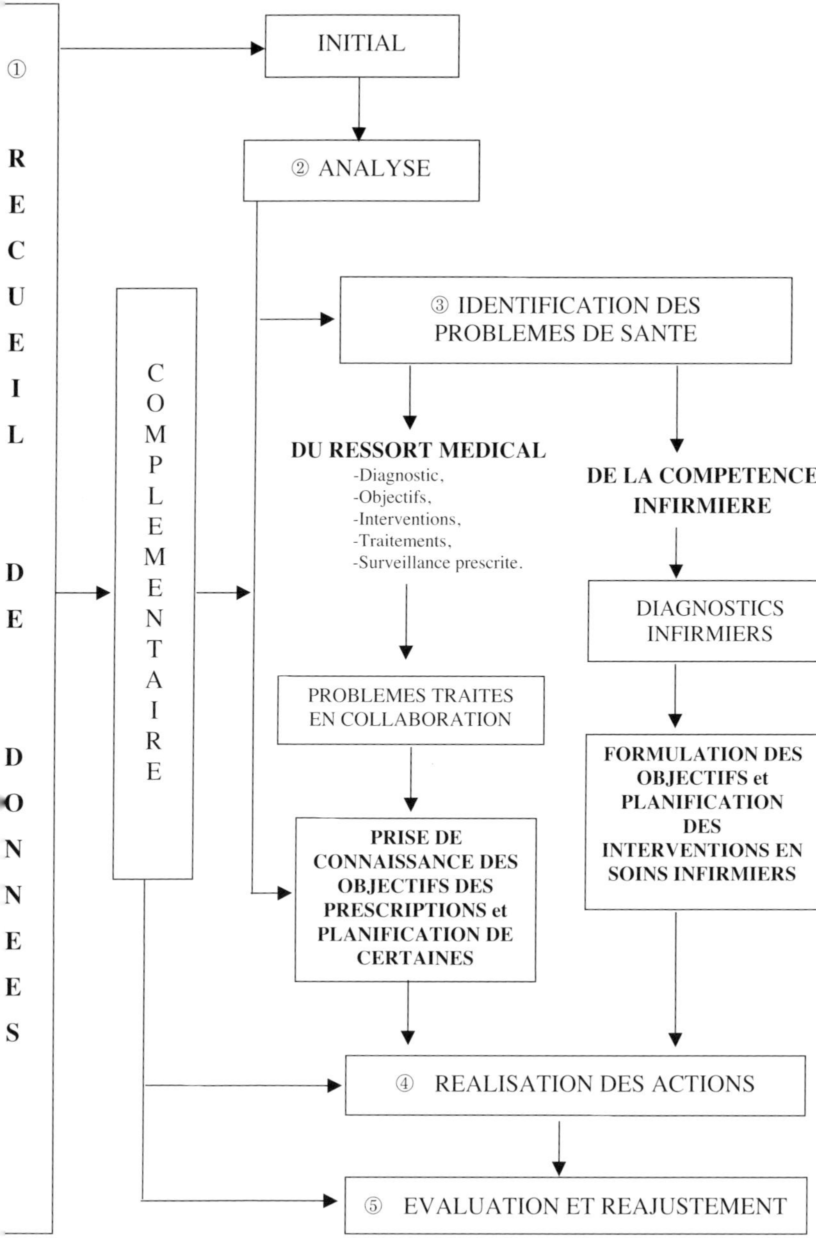

Figure 3 : Schématisation de la démarche de soins

La connaissance de la personne soignée, la finesse de l'analyse, en référence à un cadre conceptuel, assure le choix d'une stratégie d'actions personnalisée et la participation, dans la mesure du possible, de la personne soignée à toutes les étapes de la démarche de soins.

III.-LES INTERETS DE LA D.D.S.

Cette méthode de travail possède de nombreux intérêts parmi lesquels nous trouvons :

1.-La qualité des soins

Dans le dernier guide du service infirmier concernant les normes de qualité des soins infirmiers, l'utilisation de la démarche de soins est un des critères de qualité.

2.-Une dynamique d'équipe

L'élaboration des démarches de soins pour les personnes soignées est une façon motivante d'organiser les soins et de travailler en équipe.

3.-Une dynamique de formation

Lors de la réalisation des démarches, des manques collectifs peuvent émerger, que ce soit dans la surveillance d'une personne bénéficiant d'un nouveau traitement, ou bien dans la compréhension des réactions du malade face à la chronicité, le deuil, la souffrance. engendrant l'élaboration de programmes de formation continue des soignants.

4.-Une aide à la formation des étudiants

Les différentes étapes de la démarche de soins mettent l'étudiante en situation de questionnement, de recherche d'informations et d'explications, de prise de décision. Progressivement, l'étudiante va développer les diverses capacités indispensables à l'exercice professionnel.

5.-Une appréciation de la charge de travail

La prescription infirmière apparaissant dans la démarche de soins permet de mieux prendre en compte les soins relevant du rôle propre et de les quantifier dans les études de charge de travail.

6.-Une aide pour l'informatisation du dossier de soins

La rigueur de la méthodologie et l'utilisation des diagnostics infirmiers peut servir de trame à la transcription de l'ensemble des données infirmières. Les transmissions ciblées doivent être la transcription concrète, au quotidien, de la démarche de soins ; ces notions sont abordées dans un chapitre ultérieur.

7.-La promotion de la profession

La reconnaissance d'un rôle propre infirmier n'a pas modifié les mentalités très rapidement. Parmi les infirmières elles mêmes, certaines ont continué et continuent à privilégier leur rôle sur prescription plus confortable et plus valorisant à leurs yeux. Heureusement, un grand nombre d'entre elles a compris que les deux rôles sont riches et complémentaires, qu'ils ne sont pas à mettre en compétition sur une échelle de valeurs.

IV.-LE DIAGNOSTIC INFIRMIER

Bien qu'un sous-chapitre lui soit consacré, le diagnostic infirmier est l'un des résultats des deux premières étapes de la démarche de soins.

1.-Un bref historique

Le concept de diagnostic infirmier se développe aux Etats-Unis et au Canada à partir de 1973. C'est à cette date que naît l'Association pour les diagnostics infirmiers en Amérique du Nord, plus connue sous son acronyme anglais

NANDA (North Américan Nursing Diagnosis Association), ANADI en français (Association Nord Américaine des Diagnostics Infirmiers). Cette association, avec à sa tête des infirmières théoriciennes connues telles que Carpenito, Gordon, Roy, a élaboré une taxonomie des diagnostics infirmiers validés en Amérique du Nord et qui est régulièrement actualisée.
Le diagnostic infirmier arrive en France dans les années 1980 et ne fait absolument pas l'unanimité parmi les soignants en général et les infirmières en particulier. Ce n'est qu'à la fin de cette décennie qu'il entre couramment dans le vocabulaire des infirmières françaises. Cependant, si l'expression est devenue aujourd'hui populaire, l'ensemble du corps infirmier ne lui donne pas la même signification.
L'AFEDI (Association Francophone Européenne des Diagnostics, interventions et résultats Infirmiers) a contribué et œuvre encore à l'appropriation et à l'assimilation de ce concept.
L'utilisation des diagnostics infirmiers dans la formation infirmière est inscrite dans le programme des études de 1992 (annexe de l'arrêté du 23/03/92). Quant au décret relatif aux actes professionnels et à l'exercice de la profession d'infirmier, la compétence de l'infirmière pour identifier les besoins du patient et poser un diagnostic infirmier est spécifiée déjà dans l'article 2 du décret du 15/03/1993 et reprise dans celui du 11/02/2002 (article 3).

2.-La définition

La NANDA définit le diagnostic infirmier comme suit : *c'est l'énoncé d'un jugement clinique sur les réactions aux problèmes de santé présents et potentiels, aux processus de vie d'une personne, d'une famille, ou d'une collectivité. Les diagnostics infirmiers servent de base pour choisir les interventions de soins visant à l'atteinte des résultats dont l'infirmière est responsable.*

Il est absolument indispensable que cette définition soit bien comprise. C'est pourquoi nous allons expliciter chacun des termes qui la composent.

- *Jugement clinique* : il s'agit d'une conclusion sans jugement de valeur, résultant d'une observation concrète et d'une analyse d'une situation.
- *Sur les réactions* : le jugement clinique s'effectue sur les façons spécifiques, particulières d'une personne de réagir à un problème qui affecte sa santé, et non sur les signes ou symptômes de la maladie.
- *Aux problèmes de santé* : ce peut être une maladie, un accident, un handicap, une séquelle.
- *Réels :* ces problèmes sont bien présents, ils se manifestent.
- *Potentiels* : les problèmes peuvent apparaître à plus ou moins long terme étant donné le contexte de la situation vécue, les conditions de vie.
- *Aux processus de vie* : il s'agit de la manière spécifique de traverser les différentes étapes de la vie dans le continuum qui va de la conception à la mort. Quelques-uns de ces évènements sont : la naissance, l'entrée en collectivité (crèche, école...), l'adolescence, la création d'une famille, la grossesse, l'accouchement, un licenciement, la retraite, les échecs personnels ou professionnels, la ménopause, un divorce, un deuil...Autant de situations qui peuvent être éprouvantes, sollicitant des capacités d'adaptation et une énergie qu'une personne peut ne pas trouver, ce qui entraîne un déséquilibre plus ou moins grave.
- *D'une personne :* le plus souvent un diagnostic infirmier est posé à partir d'une situation individuelle.
- *D'une famille* : un problème de santé vécu par un des membres d'une famille génère des répercussions plus ou moins semblables sur l'ensemble de cette famille. Une famille entière peut être touchée par un même problème.
- *D'une collectivité* : nous sommes là dans le domaine de la santé publique. L'infirmière s'adresse par exemple aux résidents d'une maison de retraite, aux ouvriers d'un atelier dans une entreprise, à un groupe de femmes maghrébines, asiatiques ou africaines dans une maison de quartier. Le plus souvent les diagnostics

identifiés sont des diagnostics d'amélioration de l'état de santé.

- *Servant de base* : si la démarche diagnostique est bien conduite, elle aboutit au choix d'un diagnostic pertinent à la situation, diagnostic validé avec la personne soignée. Cela permet donc de déterminer des objectifs et des soins infirmiers adéquats, personnalisés, afin de traiter le problème.
- *Interventions de soins* : il s'agit bien de soins infirmiers prescrits par l'infirmière, donc qui relèvent de son rôle propre, qu'elle réalise elle-même ou en collaboration avec des aides-soignantes, des auxiliaires de puériculture notamment. Elle peut se faire aider par d'autres intervenants tels qu'une diététicienne, un kinésithérapeute, une équipe de soins palliatifs. «Interventions de soins » fait penser également à projet commun, équipe, façons de procéder et non une liste d'actes à réaliser.
- *Atteinte des résultats* : les interventions de soins doivent permettre d'atteindre les objectifs fixés avec la personne soignée et pour elle. Il faut se référer à la définition d'un objectif et aux qualités d'un objectif comportemental. (Se référer à la méthodologie de la D.D.S.).
- *Dont l'infirmière est responsable* : la responsabilité de l'infirmière est soulignée par rapport au rôle autonome de sa fonction. Elle a un pouvoir décisionnel reconnu légalement sur l'identification des diagnostics infirmiers et le choix des interventions de soins.

3.-Les composantes du diagnostic infirmier

Elles sont au nombre de trois : le problème, l'étiologie et les signes ou caractéristiques.

a) Le problème

Il se retrouve de façon concise dans le titre du diagnostic qui cerne précisément le changement dans l'état de santé de la personne ou sa difficulté vis-à-vis de son état de santé. Pour illustrer ceci, nous avons choisi un diagnostic dans la taxonomie NANDA : « Prise en charge inefficace du programme thérapeutique ». Après le titre, l'explication précise du problème est donnée. Cette description permet de faire la différence avec un diagnostic proche. Pour le titre choisi ci-dessus, nous avons la définition suivante : « façon insatisfaisante de réguler et d'intégrer le schéma de traitement de sorte que la personne ne pourra pas atteindre les résultats de santé escomptés ». Dans la pratique, cette définition peut-être davantage personnalisée en spécifiant les comportements néfastes et le type de traitement notamment.

b) L'étiologie

Il s'agit de nommer les facteurs étiologiques c'est-à-dire responsables du problème décrit, ou encore les facteurs favorisants la survenue d'un tel problème. Un diagnostic infirmier peut ne pas être présent mais être potentiel, il y a un risque de le voir apparaître car des facteurs favorisants sont présents. Si une infirmière identifie qu'un patient a un risque d'atteinte à l'intégrité de la peau, ou plus précisément un risque d'escarre, c'est parce qu'elle a pu déceler un certain nombre d'éléments qui vont contribuer à la constitution d'une escarre. Il n'est pas nécessaire qu'ils soient tous présents, bien sûr, pour poser ce diagnostic.

Il est très important de cerner les facteurs étiologiques ou favorisants un problème chez une personne dans une situation donnée. Les interventions de soins vont viser ces facteurs, soit pour les éliminer, soit pour diminuer leurs effets dangereux, ou bien encore pour faire adopter des stratégies d'adaptation.

c) Les caractéristiques

Ce sont les signes ou manifestations présentés par la personne soignée, qui peuvent être exprimés par elle, verbalement ou non c'est-à-dire par des mimiques, des comportements caractéristiques d'un état de mal être. Les qualités relationnelles de l'infirmière, la finesse de l'entretien, la conception de sa fonction, l'intérêt pour la personne soignée et le modèle conceptuel de référence, se reflètent dans la perspicacité de la perception de ces caractéristiques.

Les signes sont décrits précisément : ce que la personne dit, fait, ressent. L'analyse de ces données se doit d'être la plus objective possible sans interprétations intempestives, au travers de nos propres filtres, de notre personnalité, ou en référence à des situations antérieures.

Ces caractéristiques sont dissociées en deux groupes :

- *Les caractéristiques majeures*. Majeures non pas dans le sens de plus importantes mais dans le sens de fréquentes, et surtout, elles doivent être présentes pour valider le diagnostic. De manière générale, une seule caractéristique ne suffit pas pour poser un diagnostic. Si une forte présomption existe, il y a nécessité d'affiner le recueil d'informations. Ce sont des indicateurs fiables, précis, observables qui traduisent pour l'infirmière un état de santé. Parmi ces caractéristiques, nous trouvons des paramètres physiologiques, physio-pathologiques et comportementaux.
- *Les caractéristiques mineures*. Mineures dans le sens de complémentaires car leur absence ne permet pas d'invalider le diagnostic. Cependant, les identifier en plus des caractéristiques majeures nous assure du choix pertinent du diagnostic et oriente parfois sur des interventions supplémentaires ou plus précises.

L'exemple suivant va éclairer ces propos. Mme X est soignée pour un état dépressif sévère. L'infirmière observe que :

- Ses vêtements sont tachés,
- Elle n'a pas changé de robe et de gilet depuis 4 à 5 jours,
- Ses cheveux sont gras et non peignés,
- Elle dégage une forte odeur de transpiration,
- Elle dit être bien comme ça.

Les quatre premières observations ou indices permettent d'orienter vers une difficulté à assurer ses soins d'hygiène, ce sont *des caractéristiques majeures*. Néanmoins, pour formuler précisément le diagnostic infirmier, puis les objectifs comportementaux et déterminer la stratégie de soins à mettre en place, il est indispensable de rechercher le type de difficulté éprouvée par cette personne. S'agit-il d'un manque de force physique, d'un manque d'énergie psychique, d'un manque de connaissance, l'environnement permet-il ces soins selon ses habitudes ? Plusieurs de ces facteurs sont associés ?

La dernière observation (ou le dernier indice) est une *caractéristique mineure* car c'est une donnée subjective. Les informations précédentes suffisent largement à elles seules à identifier un problème. Cependant, cet indice a son importance car il suscite un questionnement : cette personne ne ressent pas de difficulté, elle ne veut pas d'aide, n'ose pas demander de l'aide, ou est ce que cela reflète son hygiène habituelle ?

4.-Le processus diagnostique

Si le diagnostic infirmier peut et doit contribuer à la promotion de la fonction infirmière, il a pu lui nuire également par une utilisation que nous appellerons mécanique. L'infirmière qui retire de la liste NANDA un diagnostic infirmier qu'elle plaque à une situation de malade, réalise un acte vide de sens. Poser un diagnostic infirmier reflète la conception qu'a l'infirmière de sa discipline. Comme le dit Thérèse Psiuk, infirmière française, spécialisée en formation continue, le diagnostic est la conclusion d'un raisonnement clinique inducto-hypothético-déductif. C'est-à-dire que l'infirmière retient des indices, émet des hypothèses et déduit des interventions de soin.

L'infirmière doit posséder des connaissances dans le domaine des pathologies les plus fréquemment rencontrées afin d'assurer la surveillance des malades, ceci caractérisant la collaboration avec le médecin. Cependant, même une solide expérience ne lui donne pas la compétence pour poser un diagnostic médical. Elle ne peut porter un jugement clinique que sur les problèmes relevant de son rôle autonome.

Le processus intellectuel qui aboutit à poser un diagnostic infirmier consiste à :

a) Repérer des indices ou signes évoquant un problème de santé

Ce problème altère la satisfaction d'un ou plusieurs besoins fondamentaux qui se traduit par certaines manifestations de dépendance, ou empêche les auto-soins, ou encore nuit à la réalisation des fonctions de santé (ceci variant selon le modèle conceptuel utilisé).

b) Analyser ces données afin d'élaborer des hypothèses diagnostiques

Des signes prouvant la non-satisfaction de plusieurs besoins peuvent avoir la même cause ou source de difficulté. En voici une illustration : un patient présente des yeux cernés, une difficulté d'endormissement, des réveils fréquents, un état de repli sur soi ou des manifestations d'agressivité, un refus des soins, un refus de s'alimenter. Toutes ces manifestations peuvent avoir pour unique origine un manque d'informations (sur sa pathologie, un traitement, ou une investigation envisagés) qui génère une peur, une anxiété, des insomnies.

Pour arriver à cette conclusion apparemment simple, il faut avoir exploré l'ensemble des besoins et ne pas s'être arrêté aux trois premiers indices. Sinon, l'infirmière sollicite auprès du médecin une prescription de somnifère, qui risque d'être inefficace et surtout ne règle pas le problème.

c) Retenir le ou les diagnostics infirmiers pertinents

Cette étape nécessite bien souvent la consultation d'ouvrages spécifiques afin de vérifier les définitions et les caractéristiques retenues officiellement. Certains diagnostics infirmiers tels que : « incapacité à assurer ses soins d'hygiène » ou « risque d'atteinte à l'intégrité de la peau, ou d'escarre » sont faciles à identifier, d'utilisation courante, ils ne prêtent pas à contestation. D'autres, plus complexes dans leur contenu et leur conception, exigent une analyse très fine, des connaissances pointues et une capacité de perception très aiguë du vécu de la personne soignée. Il est alors indispensable d'effectuer un travail de recherche, de concertation avec les collègues de l'équipe.

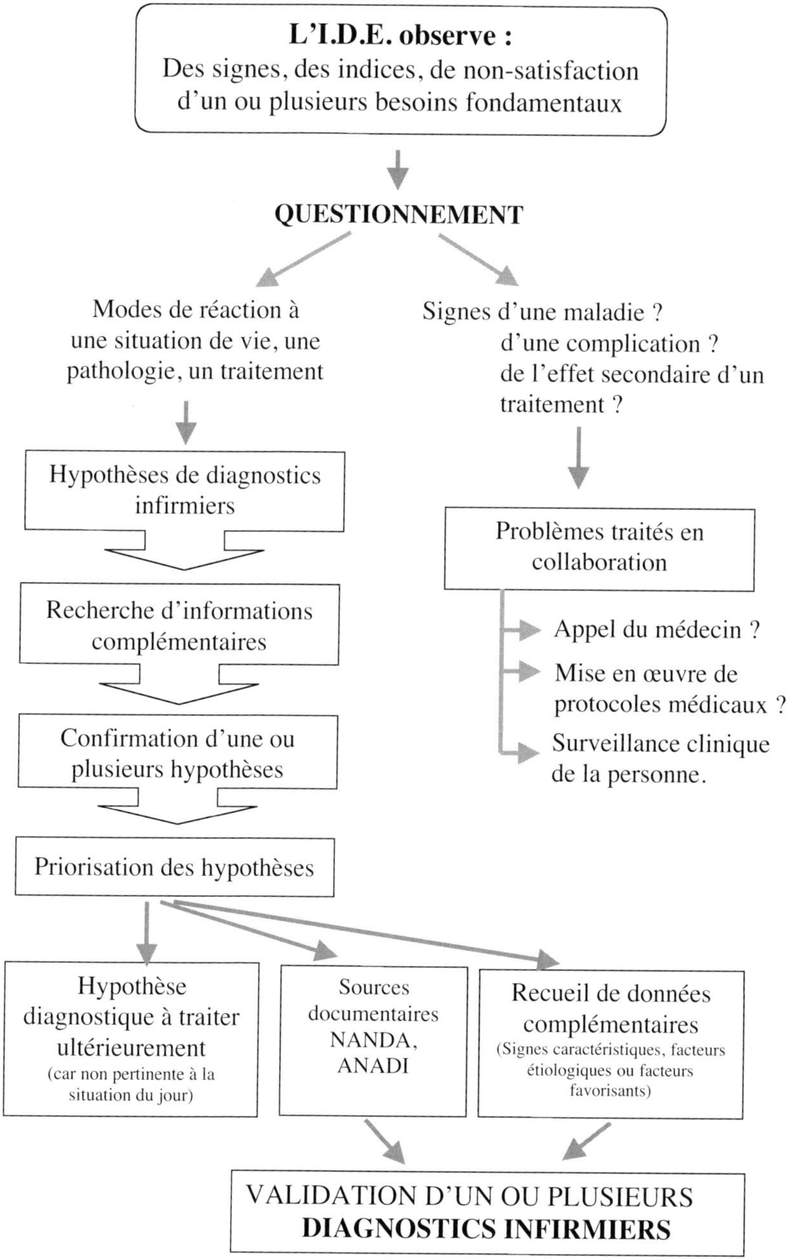

Figure 4 : Schématisation de la démarche diagnostique

Selon les spécificités du service dans lequel l'infirmière exerce, un travail préliminaire peut être effectué en vue de déterminer des *diagnostics infirmiers prévalents*. C'est-à-dire qu'en fonction des pathologies en cause, des traitements utilisés, des populations accueillies, certains diagnostics infirmiers peuvent apparaître. Le risque de perturbation de l'image corporelle est un diagnostic prévalent dans un service de chirurgie pour cancer de la face ou du larynx. Néanmoins, il peut ne pas être présent chez une personne en particulier.

A partir d'ouvrages mais aussi des expériences vécues dans ce service, ces diagnostics infirmiers prévalents sont retenus, une synthèse de leur contenu est effectuée et un plan de soins type est élaboré envisageant diverses éventualités. L'utilisation de ces plans de soins type permet un gain de temps. Néanmoins, une adaptation de ces plans est nécessaire, en fonction de l'analyse singulière qui est effectuée, afin de personnaliser les soins.

d) Etablir des priorités parmi les diagnostics retenus

L'analyse de situation d'une personne hospitalisée pour un infarctus du myocarde peut aboutir à identifier les diagnostics infirmiers suivants :

- Incapacité à assurer les soins d'hygiène
- Risque d'atteinte à l'intégrité de la peau
- Anxiété
- Déséquilibre nutritionnel.

Etant donné que l'analyse se situe au tout début de l'hospitalisation, les trois premiers diagnostics infirmiers sont retenus et traités d'emblée. Quant au quatrième, il n'est pas pertinent de le retenir dans la phase aiguë de la maladie, le traiter à ce moment est maladroit et représente une perte de temps préjudiciable à d'autres soins. Ultérieurement, il aura toute sa place et son importance.

e) Valider le projet ou plan de soins avec la personne soignée

En premier lieu, il s'agit de faire confirmer par la personne que le diagnostic infirmier retenu correspond bien à son problème de santé. Ensuite il faut, avec elle et/ou son entourage, fixer les objectifs à atteindre et planifier les interventions de chacun, personne soignée elle-même, entourage éventuellement, et soignants bien entendu. Ceci s'effectue lors d'un soin, en s'entretenant avec le malade et/ou son entourage et ne nécessite pas de temps formalisé. Cette validation est indispensable car elle permet d'éliminer les erreurs, d'assurer l'adhésion de la personne soignée et de ceux qui participent aux soins.

Un consensus d'équipe est nécessaire sur le choix du projet de soins afin d'attester de sa pertinence (Figure 4).

5.-Conclusion

L'ensemble des diagnostics infirmiers reconnus jusqu'à présent, permet de spécifier et de structurer l'ampleur du champ de compétences de la profession infirmière.

L'utilisation des diagnostics infirmiers n'est pas une fin en soi, elle doit reposer sur une conception explicite de notre fonction. Elle suppose également un travail d'appropriation et un esprit critique aiguisé. Certaines formulations parfois hermétiques ou bien trop emphatiques risquent de rebuter, alors que les contenus sont riches et accessibles.

Le diagnostic infirmier est complémentaire du diagnostic médical.

Le diagnostic infirmier est centré sur la personne soignée. Il cible les répercussions sur la satisfaction des besoins.

Le diagnostic infirmier est au service de la personne soignée.

VIII

LES SOINS GENERAUX

Les soins généraux ou soins de base sont nommés ainsi car ils sont utilisés quels que soient le lieu d'exercice infirmier et la spécialité médicale, psychiatrique ou chirurgicale considérées.

Par ailleurs, dans chacun des modules appelés spécifiques, sont envisagées les techniques de soins *spécifiques* à la discipline étudiée.

Les différents thèmes abordés ci-après constituent des éléments incontournables, des impératifs en quelque sorte, pour l'ensemble des soins infirmiers.

I.-LES ASPECTS INTELLECTUELS PREALABLES AUX SOINS

1.-Un acte ou un soin ?

Réaliser un acte infirmier consiste à maîtriser la préparation du matériel, la gestualité propre à cet acte, l'hygiène et l'asepsie qui s'y rapportent, et enfin, l'entretien et la gestion du matériel utilisé. Le mot acte exprime essentiellement l'aspect technique du soin. *Effectuer un soin* fait référence aux notions de prise en charge globale, de prendre soin et de relation, ce que nous avons déjà largement explicité lors de l'étude du concept de soin.

Maîtriser un soin infirmier signifie être capable de :

- Définir l'acte
- Connaître les objectifs pour la personne soignée
- Préparer le matériel
- Informer la personne et instaurer un climat relationnel avec elle

- Installer la personne
- Organiser le soin
- Respecter les critères de qualité d'un soin
- Comprendre et respecter des procédures
- Etre capable de gestes efficaces, sûrs
- Observer, adapter, réajuster
- Réinstaller la personne
- Réorganiser l'environnement
- Entretenir et ranger le matériel
- Assurer des transmissions.

2.-Un recueil d'informations

Tout soin s'inscrit dans une D.D.S., mais implique encore une démarche mentale au moment du soin. Des informations sont nécessaires. Il faut les analyser pour en dégager éventuellement le *problème* du moment, déterminer si les objectifs et la planification prévus sont toujours d'actualité. Et finalement, adapter précisément la technique et le relationnel à la personne soignée telle qu'elle est à ce moment-là.

Ce recueil au contenu variable selon le soin envisagé et la connaissance qu'a l'infirmière ou l'étudiante de la personne soignée, comporte quatre axes :

- *La fiche de renseignements généraux du dossier de soins :* afin d'avoir une connaissance générale de la personne, le motif d'entrée, les antécédents. Certains de ces éléments peuvent amener des modifications d'installation par exemple. Un antécédent de cervicalgies contre-indique la position de la tête en arrière lors du shampoing. L'existence d'une insuffisance veineuse contre-indique l'utilisation d'eau trop chaude pour un bain.
- *Les transmissions écrites et orales* : tous les événements concernant la personne soignée et qui se sont produits lors des postes de travail précédents sont utiles. De même, la connaissance des réactions de la personne à un soin effectué il y a quelques heures, la veille ou plusieurs jours, peut amener des

réajustements significatifs dans le déroulement du soin et le comportement du soignant. Les transmissions orales ne sont pas différentes dans leur contenu de celles écrites mais par la possibilité d'échanges entre les soignants et la tonalité des propos, elles sont un complément non négligeable. Une hyperthermie, une hémorragie, des douleurs thoraciques, etc... vont amener à faire la toilette au lit avec une aide totale ou partielle selon les cas, alors que les jours précédents la personne la réalisait seule au cabinet de toilette. Des vertiges lors du lever la veille obligent à des précautions et une surveillance particulières pour le lever du matin et la réalisation de la toilette au lavabo.

- *Les ressources matérielles et humaines du service :*

  Y a-t-il suffisamment de linge ? Les sets à pansements sont-ils rentrés du service de stérilisation ?

  Si une aide est indispensable à un moment donné du soin, il faut s'assurer que la collègue puisse se rendre disponible au moment voulu.

  Le chirurgien souhaite voir la plaie de la personne qu'il a opérée, il faut alors convenir avec lui d'un horaire et non aller le chercher lorsque le pansement est ouvert !

- *Le recueil au lit du malade* : en utilisant nos sens et la grille d'observation des besoins fondamentaux, un bilan complet, rapide, instantané, est réalisé permettant d'apprécier l'état de la personne.

  A J1 post-opératoire, une aide à la toilette doit être faite mais la personne est essoufflée à ce moment précis, elle a une crise d'asthme liée à un antécédent. La toilette doit être différée, d'autres soins s'imposent auparavant.

  Il faut aider une personne à se mettre au fauteuil. Si son pansement est décollé ou imbibé de sang, là encore d'autres gestes sont à faire avant le soin prévu qui peut dans certains cas être annulé.

  La toilette d'une personne est à réaliser au lavabo. En entrant dans la chambre, une odeur fait suspecter qu'elle est souillée de selles. Il y a nécessité de vérifier avec délicatesse cette éventualité qui va modifier le déroulement du soin et la quantité de linge à prévoir.

On procèdera à la vérification du matériel disponible dans la chambre.

3.-La connaissance des objectifs du soin

Un objectif ou un but global est déterminé pour chaque soin, il est aussi qualifié de général car il convient toujours au même soin, mais également à toute personne qui en bénéficie. Pour le shampoing, l'objectif général est d'assurer la propreté de la chevelure.

Il peut exister, dans certains cas, des objectifs plus spécifiques à la situation d'une personne soignée. Ces objectifs sont issus de la démarche de soins, ils découlent de l'analyse de situation et de la mise en évidence des problèmes.

Une personne dépressive et asthénique néglige son hygiène et ses cheveux sont sales. En les lui lavant, l'infirmière, l'aide-soignante ou l'étudiante vise bien la propreté de la chevelure.

Cependant des objectifs spécifiques doivent être identifiés, ils sont de l'ordre du réinvestissement du corps, de la ré-appropriation des soins d'hygiène, de l'apprentissage du bien être, du plaisir à soigner son apparence etc....

Les objectifs doivent être adaptés à la situation du moment et à la personnalité de la patiente. Ceci est très important car en découle le comportement du soignant lors du soin. Stimuler, mettre cette personne en difficulté alors qu'elle n'y est pas préparée par le traitement et son cheminement personnel peut générer de l'angoisse, de l'agressivité, une rupture dans la relation soignant-soigné.

Les objectifs doivent être formulés simplement par écrit, sachant qu'ils peuvent convenir à plusieurs types de soins pour la même personne. L'ensemble de l'équipe soignante peut alors avoir une attitude convergente vis-à-vis de cette personne.

De plus, c'est sur l'atteinte ou non de ces objectifs que l'évaluation est faite et que des réajustements peuvent être envisagés.

II.-LES ASPECTS PSYCHOGESTUELS DES SOINS

1.-L'information de la personne soignée

Cela va tellement de soi que c'est parfois, et même souvent oublié. La personne soignée doit être prévenue non seulement du soin qui va lui être dispensé mais aussi des gestes qui vont lui être faits tout au long du déroulement du soin.

Pour une infirmière chevronnée, la majorité des soins ne posent plus aucun problème technique car effectués des centaines de fois. Les réactions émotionnelles liées à la nudité, le sang, les sécrétions en général, les plaies, les odeurs, sont facilement maîtrisées. De plus elle a vécu un certain nombre de situations dramatiques qui lui font relativiser facilement tout événement indésirable. Tout ceci fait d'elle une infirmière compétente à condition de ne banaliser aucun soin et de toujours avoir à l'esprit que pour la personne soignée le vécu, le ressenti, les conséquences du soin, sont différents de ceux du soignant.

L'étudiante qui effectue un soin non maîtrisé est tellement accaparée par les gestes à effectuer, la crainte de faire une erreur ou de ne pas réagir correctement, que la personne soignée n'existe plus ! Il s'agit d'une réaction compréhensible au cours d'un processus d'apprentissage, mais elle doit être identifiée afin d'y remédier progressivement, et permettre à l'infirmière qui encadre l'étudiante de compenser.

L'instauration d'un climat de confiance entre le soignant et le soigné, le respect de la pudeur et de la dignité de la personne exigent ce comportement et ces attentions.

2.-L'organisation

Le petit Larousse illustré dit que l'organisation consiste à structurer, agencer, disposer, en vue d'un bon fonctionnement. Ceci résume assez bien ce qui est à mettre en œuvre pour réaliser un soin.

a) Structurer

Dans une unité, un soin fait partie d'un ensemble de soins et d'activités qui monopolisent de nombreuses personnes aux compétences diverses et dont l'efficience doit être recherchée. Par ailleurs, pour un malade donné, un soin est rarement isolé et le plus souvent il est inclus dans un ensemble de soins, bien à sa place comme une pièce de puzzle. Une étudiante accaparée mentalement par le soin à effectuer a du mal à considérer tout cela d'autant plus que cette structuration peut changer d'un jour ou d'un moment à l'autre. Un soin planifié peut se voir différé, voire annulé pour des motifs d'urgence vitale, de manque de moyens matériels ou humains. Ces mêmes raisons peuvent amener la réalisation de soins non prévus, non planifiés. Penser le déroulement d'un soin, c'est l'organiser.

b) Agencer

Les soins sont réalisés dans des environnements variables, la chambre d'hôpital, le cabinet de toilette, la salle de soins, la cuisine à domicile... Il est indispensable d'agencer cet environnement : des chaussures qui traînent c'est un risque de chute, un fauteuil trop éloigné du lit également. Un encombrement à proximité du lieu de soin fait que le matériel nécessaire est trop éloigné, cela oblige le soignant à des contorsions néfastes pour sa colonne vertébrale, à des gestes intempestifs et donc un risque de faute d'hygiène ou d'asepsie. De plus la réalisation du soin est moins rapide et donc génère davantage de fatigue pour la personne soignée.

c) Disposer

Un matériel très divers et spécifique à chaque soin est nécessaire : ce peut être par exemple un set à pansement, des flacons d'antiseptiques, des sachets de compresses stériles, un sachet d'évacuation du pansement et compresses souillés etc... Il convient de disposer tout ce matériel en fonction de la chronologie du soin, des règles de l'asepsie et selon que l'infirmière est droitière ou gauchère. Cela évite les fautes d'asepsie responsables d'infection et de retard de cicatrisation, ainsi qu'une perte de temps.

3.-La gestualité

Acquérir une habileté dans la réalisation des soins est indispensable car elle est le gage de rapidité et d'efficacité. Elle permet aussi de limiter au maximum pour la personne soignée l'inconfort ou la douleur engendrés par le geste.

Chaque soin exige des gestes précis, à réaliser avec méthode et dans un ordre chronologique le plus souvent. Cependant, il n'existe pas une seule et unique façon de faire un soin. Il convient d'éviter les gestes intempestifs, superflus qui favorisent les fautes d'hygiène ou d'asepsie dommageables pour la personne soignée.

Réaliser la toilette au lit d'un adulte obèse, d'un enfant, d'une personne souillée de selles, d'une personne en état de coma, d'une personne lourdement appareillée en réanimation nécessite des gestes communs à chacune de ces situations certes, mais aussi une méthode, une chronologie voire des gestes différents afin de s'adapter à la situation particulière.

La gestualité se développe lors de travaux pratiques à l'I.F.S.I. où chaque étudiant peut décortiquer à loisir l'acte, analyser sa manière de faire en fonction de lui-même (rapport au corps, souplesse) et des critères de qualité à atteindre. Ce n'est pas une étape à négliger, cette initiation admet l'erreur, la maladresse qui sont alors constructives. Mais c'est surtout en réalisant le plus souvent possible ces actes avec les soignants sur le terrain, dans des situations diverses, que la gestualité s'acquiert, à condition d'analyser sa pratique constamment et de réajuster la fois suivante.

4.-L'adaptation et l'ajustement

Ce sont deux termes qui font partie intégrante des soins infirmiers et sont antinomiques de celui d'exécution d'un soin. L'infirmière doit s'adapter à la personne soignée et non l'inverse, elle doit aussi s'adapter aux circonstances. Cela signifie concrètement qu'au cours du soin, elle observe la personne soignée, analyse les données, en tire des conclusions qui la conduisent à modifier une stratégie de soin mise en place parfois depuis plusieurs jours. L'ajustement dans la procédure de soin peut aller dans les deux sens. Soit la personne peut faire plus, il est possible d'aller plus loin, plus vite, de brûler des étapes, soit il faut revenir en arrière l'aider davantage que prévu, ralentir le rythme de progression à ce moment là.

L'adaptation concerne également la relation. En voici un exemple. Depuis plusieurs jours, une personne soignée joyeuse, manipulant l'humour avec facilité, permet au soignant d'utiliser le même mode de communication. Ce jour elle reçoit de mauvaises nouvelles, elle est anxieuse, l'humour pour le soignant n'est peut-être plus de mise dans la relation.

Du bon sens et de l'intérêt pour la personne soignée facilitent grandement cette adaptation car toutes les situations possibles ne peuvent être envisagées dans la description des différents soins.

5.-La réorganisation de l'environnement de la personne

L'environnement proche a souvent été modifié afin de disposer le matériel nécessaire au soin, de favoriser une installation adéquate. L'acte terminé, lorsque la personne soignée est réinstallée comme l'exige son état et son confort, avant de quitter les lieux, il reste encore à réorganiser son environnement.

Souhaite-t-elle que le store soit relevé, la fenêtre entrouverte ? La table de chevet doit-elle être à droite ou à gauche ? La table de lit, où doit-elle être placée, à quelle hauteur ? La bouteille d'eau, le verre rempli si besoin sont à portée de mains, il en est de même pour le téléphone, les mouchoirs, le livre, la revue, la télé commande, les lunettes, les médicaments éventuellement... Le peignoir, la robe de chambre ou le gilet, sont rangés ou mis à disposition. Le matériel inutile est évacué de la chambre. Le lit, le fauteuil, les chaises...tout est rangé.

Et le dernier élément, à ne jamais oublier : *le dispositif d'appel, la sonnette*, est placé de telle manière que la personne quelles que soient ses possibilités de mobilisation puisse l'utiliser.

6.-L'entretien et le rangement du matériel

Même si l'infirmière n'assure pas la totalité des tâches d'entretien et de rangement, elle reste responsable du matériel qu'elle utilise. L'exigence dans ce domaine est d'autant plus grande que l'infirmière travaille en équipe et que la continuité des soins doit être assurée 24h/24.

Voici quelques illustrations :

- Le plan de travail après la préparation d'un soin est nettoyé, rangé pour la préparation suivante.
- Le chariot de soins après son utilisation est débarrassé, nettoyé, désinfecté et rangé à sa place.
- Le matériel à pansement, souillé est placé dans le bac de décontamination, la solution décontaminante est changée chaque jour, le bac est évacué en temps voulu.
- Les réfections de lit du matin terminées, il ne reste plus assez de linge pour le soir. Il faut le signaler au cadre du service.
- Immédiatement après son utilisation, le défibrillateur est nettoyé, rangé à sa place et branché sur le réseau électrique pour le recharger.
- Les sets à pansements stériles sont rangés à leur place et en fonction des dates de stérilisation.

Ces exemples ont pour but de souligner que tout matériel doit être disponible, prêt à l'emploi à tout moment.

III.-LES ASPECTS INTELLECTUELS EVALUATIFS DES SOINS

1.-Les critères de qualité d'un soin

Ces critères sont essentiels car ils aident à concevoir les exigences de la réalisation du soin, et ce qui est à faire pour qu'ils soient respectés. Les critères représentent les thèmes précis sur lesquels sera porté un jugement, une estimation. Pour chaque type de soin, face à chacun des critères, un certain nombre d'indicateurs sont déterminés. Un indicateur comme son nom l'indique, prouve que le critère est satisfait.

Les critères de Dubois sont très connus. Souvent utilisés, ils sont au nombre de quatre :

a) L'efficacité

Elle peut se définir par : « le soin réalisé produit l'effet attendu ». Prenons l'exemple de la réfection d'un pansement, pour qu'elle soit qualifiée d'efficace la plaie doit être propre et le pansement doit être occlusif et tenir jusqu'à la prochaine réfection. Les indicateurs sont : pas de sang séché, de sérosité, de pus, au niveau de la plaie et alentour, le pansement adhère à la peau sur toutes ses faces, il ne se décolle pas lors de la mobilisation de la personne soignée.

b) La sécurité de la personne soignée

Respecter la sécurité signifie ne pas mettre en danger, ne pas nuire, prévenir les risques d'agressions physique et psychologique. La sécurité dans les soins se situe dans de nombreux domaines et il est difficile d'en faire le tour de façon exhaustive.

Elle concerne :

- ***L'hygiène***, le soignant doit se laver les mains avant et après avoir fait un soin, le matériel utilisé doit être nettoyé, la personne soignée, son lit, sa chambre, doivent être propres avant de faire son pansement…
- ***L'asepsie***, le soignant doit dans certains cas utiliser du matériel stérile, parfois il doit être ganté, vêtu stérilement…

- ***La pharmacologie***, l'utilisation d'antiseptiques et de médicaments nécessite des connaissances et des précautions strictes pour éviter tout danger.
- ***La gestualité***, des gestes précis, doux, compris et raisonnés sont toujours indispensables. Une sonde peut léser une muqueuse, un cathéter peut transpercer une veine…
- ***L'installation***, découle du geste pratiqué ou de l'état de la personne soignée selon les cas. Elle vise à éviter les lésions, les chutes…
- ***Le matériel***, qui se doit d'être nettoyé, stérile parfois, toujours entretenu et adapté aux situations afin de ne pas blesser, prêt à fonctionner à tout moment. L'utilisation de conteneurs d'évacuation des déchets à risques, de sacs pour le linge contaminé et de circuits différenciés pour le propre et le sale…
- ***Le comportement***, un manque d'empathie, de congruence, des propos inadaptés peuvent mettre en insécurité psychologique et générer de l'angoisse, de l'anxiété…

c) La sécurité du soignant

Des mesures de sécurité visent également à préserver le soignant. C'est le cas pour le risque infectieux, par le port de sarrau, de masque, de gants, de lunettes, l'utilisation de conteneurs d'évacuation pour le matériel coupant ou piquant souillé…

Les lombalgies doivent être évitées par l'acquisition de techniques de manutention indispensables pour la mobilisation des malades.

d) Le confort de la personne soignée

Il concerne tout ce qui peut être mis en œuvre au cours d'un soin afin d'apporter un maximum de bien être physique et psychologique, de rendre le soin plus facile, acceptable, le moins pénible possible pour la personne soignée.

Cela passe par :

- ***L'installation*** de la personne et non seulement de la partie du corps sur laquelle a lieu l'acte ! Une douleur cervicale qui se réveille parce que la tête ne peut reposer sur l'oreiller, alors que l'infirmière effectue un pansement d'ulcère de jambe, risque d'en majorer la perception douloureuse. L'efficacité, la précision, la rapidité, ne sont pas incompatibles avec la douceur et la souplesse du geste afin de limiter la sensation douloureuse liée à l'acte. La position gynécologique est indispensable parfois, cependant la personne ne doit être découverte qu'au dernier moment et non pendant la préparation du matériel ou pendant les discussions des soignants. L'installation de l'environnement proche de la personne est également à organiser.

- ***La signalisation*** par un voyant lumineux à l'extérieur de la chambre de la réalisation d'un soin. Ce signal est souvent appelé « présence ». Il évite les entrées inutiles de soignants pendant le soin, entrées gênantes pour la pudeur et la sécurité de la personne. Lors de son entrée, l'infirmière enclenche l'interrupteur : elle met la présence, elle la supprime lorsqu'elle quitte la chambre.
- ***Le comportement*** : les gestes, les mots, le ton de la voix, les mimiques. Ils peuvent traduire le respect de la pudeur même si le soin réclame la nudité complète. Ils peuvent aussi manifester de la part du soignant, le respect ou non de la dignité de la personne soignée, de ce qu'elle vit, de ses choix.

  Une jeune fille souhaite une interruption volontaire de grossesse. Lors de la préparation, si le soignant s'adresse à elle par « alors c'est ce que vous voulez ? » « vraiment ? », que de courage et d'énergie il faut à cette jeune fille pour ne pas se sentir coupable.

  Pour une maman qui vient d'accoucher d'un bébé prématuré, entendre qu'il est appelé « la crevette » n'est peut-être pas le meilleur moyen pour instaurer une relation de confiance avec elle.

e) Le confort du soignant

Le confort du soignant est aussi à respecter. Lorsqu'il se trouve en situation pénible physiquement lors d'un soin, il risque d'être dangereux pour le malade et pour lui-même. Sur le plan psychologique, il doit travailler sur de nombreux thèmes pouvant l'impliquer affectivement, afin d'être plus libre, disponible émotionnellement lorsque la situation se présente (I.V.G., alcoolisme, maltraitances, la nudité et le rapport au corps, etc…)

f) L'économie

Ce n'est pas ce qui intéresse le plus les soignants, encore moins les étudiants, et pourtant c'est une réalité, tout ce qui est utilisé, réalisé au cours d'un soin représente un coût, le soignant représente un coût. La plupart des dispositifs médicaux et des médicaments sont très onéreux, si ce n'est pas le cas, leur importante consommation rend la note considérable. Il est donc essentiel pour une étudiante infirmière d'intégrer cette notion d'économie de matériel dans un premier temps. Ultérieurement, par le développement de la gestualité et une organisation optimale, elle va progressivement acquérir de la rapidité dans la réalisation des soins, pour un maximum d'efficience, car le temps-soignant représente aussi un coût.

2.-L'évaluation du soin

Elle est indispensable car elle permet un réajustement ultérieur. Si les résultats attendus sont atteints, le soin peut ne plus être nécessaire le lendemain ou voir sa fréquence diminuer. Résultats atteints ou non, la procédure du soin, les prescriptions médicamenteuses, peuvent être modifiées dans un sens ou un autre.

L'évaluation se fait en fonction des objectifs globaux et spécifiques fixés à un moment donné, à partir d'indicateurs précis, fiables, sur lesquels toute l'équipe a fait un consensus. Voici une illustration de ces propos :

Les objectifs peuvent être :

- Que la chevelure soit propre et soignée
- Que la personne participe au soin
- Qu'elle manifeste du bien être.

Les indicateurs sont :

- Les cheveux ne sont plus gras, la séborrhée est éliminée, la chevelure est peignée...
- La personne a choisi le lieu du soin, a déterminé la température de l'eau, s'est peignée seule...
- La personne dit qu'elle est contente, satisfaite, elle exprime le type de coiffure qu'elle souhaite, elle est détendue...

Un autre exemple concerne l'évaluation de la réalisation d'un pansement de mammectomie totale à J4 :

Un objectif de soin est la cicatrisation de la plaie

Les objectifs comportementaux peuvent être :

- Que la personne s'intéresse à sa plaie
- Qu'elle ne manifeste pas de douleur

Les indicateurs sont :

- La plaie est lisse, non inflammatoire, pas de suintement, pas de désunion, ni de collection.
- La personne demande des informations, ne détourne plus la tête, mais ne veut pas voir la cicatrice...
- La personne ne grimace pas, dit qu'elle n'a pas mal si ce n'est un léger picotement, ou situe à 2 sa douleur sur une échelle d'évaluation...

3.-Les transmissions

Elles permettent d'apprécier l'évolution de l'état d'une personne sur un temps donné, d'envisager les réajustements nécessaires, qu'ils relèvent du rôle du médecin ou de celui de l'infirmière. Elles contribuent à la continuité des soins et sont aussi une obligation légale.

Schématiquement, leur contenu comporte trois axes :

- Ce qui a été fait, pourquoi (s'il s'agit d'un soin nouveau), les réajustements éventuels au cours du soin, lesquels et pourquoi.
- Les résultats obtenus en relation avec les objectifs globaux et spécifiques fixant les résultats escomptés. S'il s'agit de la réfection d'un pansement par exemple, les indicateurs observés sont donnés.

- Des éléments d'appréciation de l'état général de la personne, des signes de fatigue, des modifications de son humeur, l'expression de son vécu. . Ceci complète, le recueil d'informations initial et permet de réajuster ultérieurement, l'ensemble de la démarche de soins.

Les transmissions sont à la fois orales et écrites dans le dossier de soins. Elles sont fiables, précises, concises, exhaustives, signées lisiblement, et elles respectent la dignité, l'intimité de la personne soignée.

IV.-L'HYGIENE DES MAINS

L'hygiène des mains s'impose avant et après toute réalisation de soin, parfois même au cours du soin, avant de mettre ou après avoir enlevé des gants. Elle s'effectue au plus près du lieu de soin.

Deux techniques sont à la disposition des soignants : le lavage au savon doux et la friction avec une solution hydro-alcoolique.

1.-Le lavage des mains au savon doux

a) L'objectif du lavage de mains

Il est de protéger les personnes soignées et le soignant de la contamination par des micro-organismes en éliminant ou en diminuant la flore transitoire portée par les mains. La majorité des infections nosocomiales étant manu-portées, le lavage des mains est un geste capital.

b) La définition de la flore transitoire

Une flore est un ensemble de micro-organismes vivants. Elle est transitoire parce que constituée de micro-organismes que le soignant récupère lors d'un contact avec du matériel souillé, lors d'un soin, mais aussi lors de contacts humains, par exemple une poignée de main. Les mains qui ont recueilli cette flore peuvent la re-déposer sur un matériel propre, sur une poignée de porte, sur les mains, la peau, le pansement d'un autre malade fragilisé qui se défend moins bien et risque donc de contracter une infection que l'on appelle nosocomiale.

c) Les conditions préalables au lavage des mains

- Des ongles courts et sans vernis
- Des manches courtes, donc des avants bras dégagés
- Pas de bijoux (bagues, montres, bracelets en tout genre, et surtout ne pas les enlever pour le lavage des mains puis les remettre, seule l'alliance simple est permise)
- Un point d'eau équipé et entretenu quotidiennement
- Du savon liquide, doux, dans un distributeur
- Un distributeur d'essuie-mains à usage unique
- Une poubelle à pédale.

Cet équipement se retrouve en milieu hospitalier. A domicile ou dans des structures extra-hospitalières, le matériel présent est à utiliser de façon la plus judicieuse.

d) La procédure du lavage des mains au savon doux

Elle est à respecter chronologiquement. L'argumentation est mise en italique.

- Ouvrir le robinet d'eau froide ou tiède, ou déclencher l'arrivée d'eau, *l'eau chaude abîme davantage la peau*, et laisser couler quelques secondes *afin d'évacuer les micro-organismes situés à l'orifice du robinet.*
- Se mouiller les mains, les poignets, voire les avants-bras, abondamment, *ce qui diminue l'agressivité du savon.*
- Prendre une dose de savon liquide, *une dose suffit, sinon le risque d'irritation ou d'allergie est accru*, en actionnant le levier du distributeur avec le coude, *pour ne pas mettre les doigts souillés sur le levier et ainsi le contaminer.*
- Se savonner énergiquement paumes et dos de mains, les doigts et les espaces inter digitaux, les poignets et dans certains cas les avants-bras pendant 30 secondes, *action mécanique et temps de contact.*
- Effectuer un rinçage abondant de l'extrémité des doigts vers les poignets et les avants-bras si nécessaire, *éliminer par l'action mécanique de l'eau les micro-organismes, éliminer le savon pour éviter toute réaction agressive sur la peau.*

- Prendre 2 feuilles de papier essuie-mains, se sécher en tamponnant, des doigts vers les poignets et les avant-bras sans allers et retours, *pour ne pas ramener de germes des avants-bras vers les mains.*
- Fermer le robinet avec les papiers utilisés pour ne pas se re contaminer les doigts.
- Les jeter à la poubelle en utilisant la pédale pour soulever le couvercle et en lâchant les papiers de haut, *afin de ne pas à nouveau se souiller les mains.*
- Terminer le séchage avec un 3ème ou 4ème papier, *la peau humide capte les particules, les poussières, chargées de micro organismes, en suspension dans l'air. Par ailleurs, l'humidité favorise les gerçures, d'autant plus qu'une infirmière doit se laver fréquemment les mains.*

2.-La friction avec une solution hydro-alcoolique

a) La définition

Une solution hydro-alcoolique associe des principes actifs possédant une action antiseptique bactéricide, fongique et virucide et une base alcoolique permettant un séchage rapide des mains. Elle vise à réduire temporairement le nombre de micro-organismes portés par les mains. Cette solution se présente sous plusieurs formes : en flacon doseur, en tube, en flacon de poche.

b) Le principe

Sur la durée d'un poste de travail, le nombre d'opportunités du lavage des mains au savon doux est considérable. Il est donc parfois négligé du fait de l'urgence, de l'éloignement d'un point d'eau, d'une mauvaise tolérance cutanée, de manque de temps et de charge de travail importante. Il apparaît essentiel d'améliorer l'hygiène des mains en recourrant à de nouvelles techniques.

La friction des mains avec une solution hydro-alcoolique présente des avantages de rapidité d'action, d'efficacité immédiate, d'adaptation aux diverses situations de soins et de conditions de travail. Elle assure une antisepsie efficace et scientifiquement validée.

c) Les domaines d'application

Les solutions hydro-alcooliques sont utilisables pour tout geste et soin nécessitant un lavage des mains au savon doux.

Tous les secteurs de soins sont concernés : hospitalisation conventionnelle, de courte durée, programmée, exercice libéral, consultations, urgences et SAMU, endoscopie, radiologie, kinésithérapie, explorations fonctionnelles.

d) Les indications générales

- En l'absence de matériel nécessaire au lavage des mains
- Au cours des soins dispensés à une même personne, entre deux soins différents ou entre deux phases de soins.
- Entre des soins impliquant un contact limité et peu important (T°, T. A, Pulsations,) mais dispensés à des personnes soignées différentes.
- Comme lavage antiseptique des mains : lavage au savon doux suivi d'une friction avec une solution hydro-alcoolique.

L'utilisation d'une solution hydro-alcoolique ne remplace pas le lavage des mains, mais peut se substituer à certains lavages de mains. Le choix de l'utilisation de l'un plutôt que de l'autre nécessite réflexion et discernement. Avant de réaliser un soin à une personne particulièrement fragile un lavage des mains s'impose, il en est de même après avoir dispensé un soin à une personne infectée. Par ailleurs, lorsque les mains sont souillées de particules apparentes, un lavage des mains est obligatoire.

e) La procédure

La solution hydro-alcoolique s'emploie sur des mains saines, propres et parfaitement sèches.

- Verser un volume de solution au creux d'une main
- Frotter vigoureusement les paumes, le dos des mains
- Frotter les espaces inter digitaux et chacun des doigts dans un mouvement de rotation, sans oublier les pouces
- Frictionner jusqu'au séchage complet de la solution.

IX

LES SOINS GENERAUX RELEVANT DU ROLE PROPRE

Dans un souci pédagogique, chaque soin est défini, des objectifs possibles sont formulés, puis l'organisation, la réalisation technique et relationnelle, les transmissions sont abordées. Le descriptif technique comporte des indicateurs relatifs aux critères à respecter, ces indicateurs sont éventuellement explicités par des annotations en italique.
Dans ce chapitre, sont étudiés les soins suivants : l'accueil, les installations et la mobilisation, les soins d'hygiène corporelle, les soins de prévention d'escarres, les réfections de lits et l'entretien de l'environnement.
Les protocoles de soins existants dans les différents établissements de santé sont des repères pour les professionnels, alors que ces descriptifs détaillés sont des outils d'apprentissage.

I.-L'ENTREE ET L'ACCUEIL D'UNE PERSONNE SOIGNEE

L'entrée dans un établissement de soins, une structure d'hébergement, quelles qu'en soient les raisons, est un moment émotionnellement fort, chargé d'inquiétude, d'angoisse parfois, voire de souffrance.
L'infirmière n'est pas la seule professionnelle à accueillir les personnes soignées, cependant c'est son rôle spécifique que nous allons cerner.
Quel que soit le lieu d'exercice de l'infirmière, hôpital ou clinique, maison de retraite, centre de ré-éducation, service de médecine du travail, crèche... de multiples raisons, notamment le stress, rendent impératives la réalisation d'un bon accueil.

Ce soin peut être une des réponses aux diagnostics infirmiers présents ou potentiels : peur, anxiété ou stratégie d'adaptation inefficace.

1.-Les causes du stress

- *L'inconnu* : concernant le lieu, le personnel, la durée, les examens, les résultats, le diagnostic éventuel, ce que l'on va y faire, ce qui va vous être fait, le rythme de vie.
- *Les conditions d'entrée* : lorsque celle-ci est programmée, la personne se pense attendue. En urgence, elle ne sait pas toujours où elle va ou ce qui lui arrive, et son entourage n'est pas forcément prévenu. Elle est parfois plus ou moins contrainte à quitter son lieu de vie.
- *La représentation de la maladie*, du handicap, de la vieillesse, pour la personne soignée.
- *Les répercussions de ce vécu* sur la vie sociale, familiale, professionnelle, scolaire…
- *Le deuil d'une part de vie*, de sa maison pour une personne âgée qui entre en foyer d'hébergement. La séparation d'avec sa maman pour le nourrisson qui entre en crèche ou en halte-garderie.

Chacune de ces raisons génère chez la personne un stress plus ou moins important et auquel elle va réagir de différentes façons.

2.-Les répercussions du stress

Un certain nombre d'hormones (adrénaline, ACTH) sont libérées lors d'un stress. Les manifestations observables peuvent être :

- Une augmentation de la fréquence cardiaque et de la tension artérielle
- Une sensation de gêne respiratoire, le besoin de respirer plus amplement
- Une augmentation des sécrétions, sueur, salive, accélération du transit intestinal, besoin d'uriner
- Une sensation de froid ou au contraire de chaleur

- Des tremblements
- Une sensation de « boule » dans la gorge, de « nœud » à l'estomac
- Un logorrhée ou un mutisme
- Des réactions émotionnelles diverses telles que les pleurs, le détachement.

Une autre hormone, le cortisol, est également libérée, qui en augmentant la glycémie permet d'accroître la vigilance et de lutter contre le stress. Toutes ces réactions mobilisent beaucoup d'énergie, dont la personne ne dispose pas toujours, selon son état. Autant de bonnes raisons pour apporter une attention toute particulière à l'accueil.

3.-Une définition de l'accueil

Selon le dictionnaire le Petit Robert, il s'agit de la manière de recevoir quelqu'un, de se comporter avec lui quand on le reçoit, ou quand il arrive.

Accueillir réside donc dans une façon d'être, une attitude générale, des comportements, un savoir être, lors de l'entrée d'une personne soignée dans une structure de soins. L'accueil est un soin infirmier qui peut s'intituler *l'accueil de Madame X. lors de son entrée*.

L'accueil est cité dans le décret du 11 février 2002 : en l'Article 2 : *les soins ont pour but de concourir à la mise en place de méthodes et au recueil d'informations utiles aux autres professionnels, et notamment aux médecins pour poser leur diagnostic et en l'*Article 5 : *entretien d'accueil, privilégiant l'écoute de la personne…*

4.-Les objectifs de l'accueil

Ils découlent de ce qui a été dit précédemment et peuvent à loisir être ajustés au mode et au motif d'entrée dans la structure de soins.

- Limiter les effets néfastes du stress.
- Créer une ambiance sécurisante afin de faciliter le processus d'adaptation.

- Recueillir les éléments d'observation nécessaires à une prise en charge immédiate de la personne.
- Recueillir des éléments d'observation nécessaires au médecin pour orienter le diagnostic.
- Conditionner favorablement l'instauration d'une relation de confiance entre le soignant et la personne soignée.

5.-L'organisation

Dans un souci pédagogique la prise en charge de la personne à l'entrée a été dissociée en plusieurs parties ou axes. Cependant il n'existe pas d'ordre chronologique formel, certaines d'actions se réalisent simultanément comme l'information, l'observation, l'installation.

Le déroulement et le contenu s'adaptent :

- A l'urgence réelle ou potentielle prévisible.
- A l'état physique (fatigue, douleur...) et psychologique (désorientation, confusion...).
- Au fait que la personne soit seule ou accompagnée.
- Au temps dont le soignant dispose en fonction de la composition de l'équipe et de la charge de travail.

6.-La réalisation

a) L'aspect administratif

Bien que n'étant pas prioritaire, il est cependant indispensable. Cette entrée administrative est effectuée lorsque cela est possible, par la personne elle-même ou un accompagnant et cela dès l'arrivée, sinon dans les heures qui suivent, par une hôtesse ou une aide-soignante de l'unité.

Il comporte :

- L'identification de la personne, son état civil, adresse, numéro de téléphone, personne à prévenir.
- L'établissement d'un numéro d'hospitalisation, numéro de dossier, et élaboration des étiquettes informatiques nécessaires pour tous les examens.

- La prise en charge financière grâce aux données de la carte d'immatriculation à la sécurité sociale, et celles concernant l'adhésion à une mutuelle complémentaire.
- L'autorisation parentale écrite d'intervention s'il s'agit d'un mineur.
- Le dépôt éventuel, selon une procédure particulière, des objets précieux et d'une somme d'argent.

b) L'information

Elle s'adresse à la personne soignée et à son entourage présent lors de l'entrée.

Elle porte sur :

- La présentation du soignant, son nom, sa fonction.
- La vérification orale de l'identité de la personne soignée et de la relation avec le ou les accompagnants, afin de faire connaissance.
- La présentation du lieu, l'établissement, le service, l'unité, sa spécificité.
- La présentation des responsables du service (médecin, cadre infirmier, directeur ou directrice du foyer…).
- L'organisation et la composition des équipes soignantes, notamment celle de nuit.
- La configuration du service, la situation de la chambre, du studio, par rapport à la salle de soins, le hall d'entrée, les ascenseurs…
- La présentation effective de la chambre ou du studio, des sanitaires, des possibilités de rangement, de l'utilisation de l'éclairage, du dispositif d'appel en vérifiant le fonctionnement.
- Le rythme de vie du service : les horaires des repas, des soins, du tour des médecins, des visites extérieures…
- La présentation des prestations spécifiques : salle de kinésithérapie, de balnéothérapie, d'ergothérapie, salle à manger…
- L'existence et les conditions pour bénéficier du service social, d'une association de visiteurs bénévoles, de services religieux, lieux et représentants de culte…

- La présentation de prestations annexes et les conditions d'accès, télévision, téléphone, courrier, bibliothèque, salle de jeux, salon de coiffure, cafétéria...

Ce contenu n'est sans doute pas exhaustif et pourtant déjà bien lourd. Il exige d'être modulé, gradué en plusieurs épisodes, et complété par un carnet d'accueil devenu courant quelle que soit la structure. Ce carnet comprend d'une part les informations listées ci-dessus et d'autre part la charte du patient hospitalisé, la charte des droits de l'enfant ou de la personne âgée. Néanmoins les documents ne doivent pas remplacer la communication orale.

c) L'observation et l'installation

Ces deux axes sont traités ensemble car en situation concrète ils se réalisent de façon simultanée. Le résultat de l'observation conditionne l'installation ainsi que la durée et la manière de procéder à l'information.

Plusieurs outils sont disponibles pour effectuer cette observation :

- La connaissance de la lettre du médecin traitant, ou de la fiche de transfert inter établissement...
- La grille des 14 besoins fondamentaux, il s'agit d'une première « ponction » des manifestations d'indépendance, de dépendance et des sources de difficultés ;
- La séméiologie générale et spécifique au lieu de soins, la cardiologie, la pneumologie, la neurologie, la gériatrie, la psychiatrie...

L'analyse de ce recueil d'informations initial permet de déduire si l'on peut :

- Effectuer une visite de l'établissement, du service ou se limiter à la chambre
- Réaliser totalement, partiellement ou différer l'information
- Faire asseoir ou installer la personne dans son lit, à plat ou demi-assise
- Laisser en habit de ville ou non, vêtements personnels ou du service

- La laisser se déshabiller, l'aider ou la déshabiller
- Proposer un repas, un goûter, une boisson, une bouteille et un verre d'eau ou laisser à jeun
- Réaliser un entretien plus approfondi : traitements, examens effectués, résultats, habitudes de vie significatives…
- Compléter le matériel de la chambre, bassin de lit, urinal, barrières de lit, arceau, déambulateur, matelas de prévention d'escarres
- Réaliser immédiatement ou non la prise des constantes biologiques telles que : pulsations, pression artérielle, température, rythme respiratoire, pesée, évaluation de la conscience
- Appeler le médecin en urgence ou attendre sa visite à l'horaire habituel
- Mettre en œuvre des protocoles médicaux de soins d'urgence
- Préparer le matériel d'urgence
- Etablir le dossier de soins, la feuille de surveillance, d'emblée ou ultérieurement
- Renouveler l'observation des signes vitaux en attendant l'arrivée du médecin
- Laisser du temps à la personne, seule ou avec son entourage pour installer des objets personnels et apprivoiser son environnement.

7.-La relation

Schématiquement l'accent est porté sur :

- Une attitude empathique et d'écoute qui favorise l'expression de la personne.
- Des manifestations de disponibilité en répondant aux questions, en la laissant agir à son rythme...
- L'expression de la compréhension de ses réactions, de ses émotions.
- L'expression de respect de son entourage, de ses objets personnels.
- L'utilisation d'un ton de voix calme, d'un mode de communication adapté à la situation.

- Lui expliquer les raisons d'un éventuel manque de disponibilité, et convenir avec elle d'un temps où l'accueil sera complété.

8.-Les transmissions

Elles sont souvent orales dans un premier temps avec les collègues présentes, et avec le médecin lors de son arrivée.

Elles doivent être impérativement écrites dans le dossier de soins et consistent en :

- Globalement ce qui a été fait de l'accueil et ce qu'il reste à faire éventuellement.
- Le comportement, les réactions aux diverses informations.
- L'état général, les observations et les interventions mises en œuvre, la prévision de leur renouvellement.

II.-LES SOINS DE MOBILISATION ET D'INSTALLATION

Le décret du 11 février 2002 stipule à l'article 5 : *dans le cadre de son rôle propre, l'infirmière accomplit les actes ou dispense les soins visant à identifier les risques et à assurer le confort et la sécurité de la personne et de son environnement et comprenant son information et celle de son entourage.*

Un certain nombre de soins visent à assurer à une personne un confort physique et psychique qui facilite la satisfaction des besoins fondamentaux. Comment une personne mal installée au lit ou au fauteuil peut-elle manger suffisamment et avec plaisir, s'endormir facilement, avoir envie de se distraire, de communiquer ?

Nous allons envisager plusieurs types d'installations et d'aides qui sont à adapter aux situations rencontrées.

1.-La mobilisation et l'installation au lit

Du fait de sa pathologie ou de traitements, la personne soignée, lorsqu'elle est autonome, adopte des positions qui sont physiologiques de façon spontanée, ce qui n'est plus le cas si elle devient dépendante.

Des positions peuvent être adoptées afin de diminuer ou de limiter la survenue de douleurs, ces positions sont dites antalgiques. Néanmoins elles peuvent être néfastes et entraîner des attitudes vicieuses, des déformations, des ankyloses, des rétractions.

Par ailleurs, des positions précises peuvent être prescrites par le médecin, elles sont nombreuses et varient selon la pathologie, la symptomatologie ou l'investigation réalisée. Elles seront donc abordées dans chacun des modules spécifiques.

a) La définition et les objectifs

Ce soin d'entretien de la vie et de confort peut être une réponse à des diagnostics infirmiers présents ou potentiels tels que :

- Altération de la mobilité physique
- Fatigue
- Intolérance ou risque d'intolérance à l'activité
- Douleur

Il consiste à mobiliser et installer une personne en vue de favoriser la satisfaction d'un certain nombre de besoins fondamentaux, d'éviter l'apparition d'attitudes vicieuses et d'assurer un confort maximal.

b) Les indications

Elles concernent toutes les personnes qui ne peuvent se mobiliser seules du fait de leur pathologie, d'un traitement, d'une asthénie, de la mise en place d'un matériel, de douleur, d'une prescription d'alitement.

Le décubitus dorsal favorise le repos et la circulation sanguine cérébrale. Il est indiqué en période post-opératoire immédiate, en état de choc cardio-circulatoire et chez toute personne inconsciente. Il peut gêner la respiration, notamment chez les personnes obèses, car alors les organes intra-abdominaux viennent comprimer le diaphragme.

Le décubitus ventral permet la mise au repos des tissus cutanés et musculaires du dos et des fesses. Il favorise aussi la mobilisation des sécrétions bronchiques et l'ouverture de certaines alvéoles pulmonaires chez des patients sous respiration artificielle de longue durée. Il est rarement utilisé et particulièrement inconfortable.

Le décubitus latéral droit ou gauche permet également la mise au repos des tissus cutanés et musculaires de la partie postérieure du corps, le drainage des sécrétions bronchiques du poumon opposé au côté de l'appui. Il évite l'inhalation des sécrétions nasales, de salive voire de liquide gastrique lors de vomissement chez une personne inconsciente. Cette position est alors appelée : position latérale de sécurité ou P.L.S.

La position assise ou demi-assise va favoriser la respiration puisque, dans cette position, les organes intra-abdominaux ne gênent pas les mouvements du diaphragme. Elle est donc indiquée et spontanément employée par les personnes insuffisantes respiratoires et cardiaques. Elle facilite l'expectoration des crachats chez une personne tonique. Cependant elle favorise la stagnation de ces mêmes sécrétions bronchiques au niveau des bases pulmonaires.

c) L'organisation

- ***La prise en compte de la situation générale :***
  - respecter les contre-indications formelles ou relatives et ponctuelles, les prescriptions.
  - certains changements de positions et installations sont à réaliser après la dispensation d'autres soins tels qu'un pansement de plaie abdominale, une aspiration endo-trachéale, à distance d'un gavage gastrique.
  - prendre connaissance des transmissions réalisées lors des mobilisations précédentes.

- ***La prise en compte de la situation actuelle :***
  - apprécier les capacités d'aide de la personne qui sont à stimuler ou à freiner selon les contre-indications et les prescriptions.
  - vérifier l'état de propreté de la personne et du linge.
  - observer les positions antalgiques et vicieuses.
  - réaliser ou solliciter une prescription d'antalgique selon la situation et l'évaluation de la douleur.
- ***La prise en compte des ressources humaines du service :***
  - évaluer le nombre de personnes nécessaires pour la mobilisation (de une à quatre).
  - apprécier la force physique et le degré de compétence de chacun pour appliquer les techniques de manutention en fonction de la corpulence et de l'état de la personne soignée.
- ***La préparation du matériel :***
  - le matériel nécessaire au change et à une toilette éventuelle.
  - le matériel de prévention d'escarres.
  - le lève-malade en parfait état de fonctionnement.
  - des oreillers et/ou des coussins protégés, des gouttières ou attelles...
  - une potence munie d'une poignée adaptable au cadre du lit permettant au malade d'aider à se soulever.
  - des barrières de lit si besoin.

d) La réalisation

- Mettre la présence. ***Confort et sécurité.***
- Réaliser le lavage des mains ou la friction avec une solution hydro-alcoolique. ***Hygiène.***
- Dégager l'environnement autour du lit. ***Confort du soignant.***
- Commencer comme pour une réfection de lit (se référer à ce soin). ***Efficacité.***
- Vérifier l'état de souillure et procéder au change avant la mobilisation et l'installation. (se référer à ce soin) ***Efficacité, confort.***
- Procéder à la prévention des escarres et la friction de confort ou massage de relaxation au moment le plus

adéquat selon la position prévue. ***Efficacité, sécurité, confort.***

- Effectuer la mobilisation :
  - les soignants doivent se concerter, se répartir les postes, un seul dirige les opérations. ***Efficacité.***
  - demander la participation de la personne si cela est possible. ***Confort, efficacité.***
  - donner des ordres clairs, précis et concis. ***Efficacité, sécurité.***
  - appliquer des techniques de manutention. ***Efficacité, sécurité.***
  - utiliser l'alèse, le drap, pour soulever et remonter la personne. Se servir de l'alèse pour placer la personne sur le bord droit du lit avant de la placer en décubitus latéral gauche et inversement ou bien utiliser le lève-malade ***Efficacité, sécurité, confort.***
  - agir sans brusquerie ni précipitation. ***Confort.***
  - s'assurer que tous les accessoires suivent (perfusions, câbles des monitorages, sondes et sachets collecteurs munis de valve antireflux, tuyaux de drainage). ***Sécurité, confort.***
  - tenir compte de la fatigue, laisser du temps pour récupérer entre deux mobilisations. ***Confort, sécurité.***
  - apprécier le degré de douleur et agir en conséquence. ***Confort, cécurité.***
- Installer la personne :
  - en décubitus dorsal, un oreiller est placé sous la nuque et la tête, sauf contre-indication. ***Confort.***
  - en décubitus latéral droit ou gauche, un oreiller est placé sous la tête, un ou deux autres servent à caler et soutenir le dos et le région lombaire. Un coussin ou un oreiller est placé au niveau des genoux entre les deux jambes pour limiter les points d'appui. La jambe qui repose sur le lit est allongée alors que la jambe supérieure est repliée en flexion afin de maintenir la position. Un oreiller peut aussi être positionné sous l'avant-bras et la main situés au-dessus. ***Efficacité. Sécurité. Confort.***

- en décubitus ventral, exceptionnellement utilisé, la tête repose à plat et sur le côté, (un coussin mettrait le cou en hyperextension). Un oreiller léger peut être placé sous l'abdomen afin de soulager la lordose lombaire. ***Sécurité. Confort.***
- vérifier qu'aucun matériel ne soit coincé sous le corps ou ne blesse. ***Sécurité, confort.***
- donner autant que possible une positon qui respecte les courbures physiologiques et l'alignement naturel du corps. ***Sécurité, confort.***
- ne pas coucher la personne du côté de sa plaie ou des drains. ***Confort, sécurité.***
- installer un arceau de lit pour éviter le poids des couvertures sur les pieds et les jambes. ***Sécurité, confort.***
- procéder à la réfection du lit. ***Confort.***

• Aménager l'environnement :

- des éléments spécifiques liés à l'état de la personne ou aux raisons de l'installation (sommeil, repas) sont vus ci-après. Seuls quelques points généraux sont abordés ce qui nécessite une adaptation à chaque situation.
- veiller à la température de la pièce. ***Confort.***
- veiller au degré de luminosité, baisser le store si la personne a le soleil sur le visage. ***Confort.***
- placer les objets qu'elle peut utiliser et dont elle peut avoir besoin à sa portée : sonnette, urinal, crachoir, mouchoirs, lunettes nettoyées, verre plus ou moins rempli d'eau, téléphone, télécommande, réveil, livre, poupée ou peluche pour l'enfant, objet transitionnel pour le nourrisson… ! ***Sécurité.***
- vérifier le bon fonctionnement des appareils mis en place, perfusions, seringues auto-pulsées, sondes urinaire et/ou gastrique, aérosol, oxygène, systèmes de drainage, respirateur, moniteur cardiaque… et des alarmes ! ***Sécurité.***

• Se laver les mains. ***Hygiène.***

• Supprimer la présence.

- Laisser la porte ouverte si la personne le désire et si cela est possible. ***Confort psychologique***.
- Entretenir et ranger le matériel. ***Hygiène.***

e) La relation

L'installation prévue et la mobilisation qu'elle nécessite peuvent engendrer une peur avec des manifestations diverses selon les individus, agressivité, refus de coopérer…Il est donc indispensable de prendre le temps d'informer la personne soignée, de déceler ses craintes surtout si un vécu négatif existe. Une attitude et des mesures qui manifestent la compétence des soignants peuvent rassurer une personne consciente beaucoup mieux que des phrases banales du genre « ne vous inquiétez pas ! ». S'inquiéter est très pertinent pour une personne soignée qui pèse 100 kilos, mesure 1 m 90, et qui observe deux jeunes soignantes menues, de petite taille, peu organisées avec des projets contradictoires concernant sa mobilisation.

- Expliquer au malade la position qui va lui être donnée, les raisons, la durée et les bénéfices attendus. ***Confort psychologique, efficacité, sécurité.***
- Expliquer ce qu'il doit faire, plier les jambes, appuyer sur les talons, soulever et placer le menton sur le sternum et la manière de procéder. ***Efficacité.***
- Utiliser un ton de voix calme.
- Solliciter l'appréciation de la personne si possible. ***Confort psychologique.***
- L'informer du moment où on va revenir la voir. ***Confort psychologique.***
- Lui demander d'appeler au moindre problème si elle le peut, sinon la surveillance doit être plus rapprochée. ***Sécurité***.

f) Les transmissions

Orales juste après le soin et écrites dans le dossier de soins, elles comportent :

- Les données utiles sur le déroulement du soin, les difficultés particulières, le degré de participation de la

personne, son ressenti, sa tolérance à l'effort et l'évolution par rapport au soin précédent.
- La surveillance ou les réajustements à envisager.
- Les informations relatives à son état général.
- Cocher la fiche de change de position si elle est mise en place.

2.-L'aide au lever et l'installation au fauteuil

Quitter le lit et faire quelques pas est un moment attendu par un malade car c'est souvent le signe de l'amélioration de son état. Ce peut être un moment redouté lorsque l'alitement a été long et la situation pathologique lourde et pénible ou après une première tentative malheureuse.

a) Définition

C'est un soin de maintenance ou de continuité de la vie, l'être humain est un bipède et bon nombre des fonctions de l'organisme sont facilitées par la mobilisation et la position debout. C'est un soin à l'initiative de l'infirmière ; il fait partie des soins du rôle propre pouvant être proposés dans les diagnostics infirmiers tels que :

- Fatigue.
- Intolérance à l'activité.
- Incapacité totale ou partielle à se mobiliser.
- Altération de la mobilité.
- Risque d'altération de l'intégrité de la peau.

Le premier lever et l'installation au fauteuil ne sont répertoriés dans aucun article du décret relatif aux actes professionnels et à l'exercice de la profession d'infirmier du 11/02/02. Cependant, dans la réalité quotidienne, la décision de lever un malade au décours d'une situation pathologique sévère est prise par le médecin (il s'agit d'une prescription médicale), parfois en concertation avec l'équipe soignante.

Les situations pathologiques sévères ou ayant nécessité un long alitement peuvent être : les réanimations, les interventions chirurgicales, les comas, les poly-traumatismes.

Pendant la période de décubitus, la pompe cardiaque s'est habituée à pulser le sang sur un plan horizontal dans un organisme qui n'effectue plus d'efforts physiques. En position verticale, le sang dans les vaisseaux est soumis à la pression hydrostatique et la pompe cardiaque, pour assurer l'irrigation de tous les organes notamment celle du cerveau, doit mettre en œuvre des mécanismes de régulation, ce qui nécessite quelques précautions.

b) Les objectifs

L'exhaustivité n'est pas recherchée, les objectifs sont très nombreux et varient selon les situations.

- Stimuler l'envie d'une reprise d'autonomie, d'un retour à la vie « normale ».
- Stimuler la personne d'une manière générale par la reprise des activités de la vie quotidienne.
- Changer les points d'appui et éviter l'ankylose.
- Stimuler la respiration et l'expectoration.
- Stimuler la circulation sanguine et la régulation de la tension artérielle.
- Favoriser le transit intestinal.

c) Les indications

Elles s'adressent aux personnes soignées :

- Présentant une asthénie quelle qu'en soit la cause.
- Présentant un handicap moteur ou visuel auquel elles n'ont pu encore s'adapter.
- Se situant dans une période post-opératoire ou au décours d'une investigation lourde comme une coronarographie par exemple.
- Présentant une mobilité réduite liée à l'âge ou non.
- Sortant de situations pathologiques sévères énumérées dans la partie précédente.

d) L'organisation

- ***La prise en compte de la situation générale :***

  Plus la situation pathologique a été lourde et l'alitement long, plus les mesures à prendre pour réaliser le premier lever et la surveillance seront draconiennes.

- prendre connaissance de la pathologie et des répercussions sur l'appareil cardio-vasculaire, respiratoire et locomoteur.
- s'informer des traitements et des précautions qu'ils imposent : la présence de prothèses articulaires, de médicaments entraînant une hypotension orthostatique, la présence de plaies, systèmes de drainage.

• ***La prise en compte de la situation actuelle :***

La fonction respiratoire, l'état hémodynamique, les capacités motrices, l'énergie physique et psychique, la température sont à évaluer :

Lors d'un premier lever sur « prescription médicale » :

- l'évaluation s'effectue impérativement par le contrôle de certains paramètres vitaux tels que les pulsations et la tension artérielle. Un résultat insatisfaisant pouvant entraîner le report de ce soin.
- la toilette, les pansements, une séance de kinésithérapie se réalisent avant le lever et en ayant laissé à la personne le temps de récupérer de sa fatigue.
- le lever est réalisé lors de la présence d'un médecin dans l'unité de soins, afin qu'il puisse intervenir éventuellement.

Lors d'un lever habituel :

- l'appréciation de l'état général s'effectue visuellement et grâce aux commentaires de la personne soignée. Le contrôle effectif des paramètres vitaux ne s'effectuant que lorsque l'infirmière décèle une modification dans l'état de la personne.
- le lever peut s'effectuer pour la toilette, pour la prise d'un repas, pour recevoir une visite.

• ***La prise en compte des ressources du service :***

Ce sont les mêmes que pour la mobilisation et l'installation au lit. En fonction de l'état de la personne, de sa stature et du matériel qui l'entoure, deux soignants au moins seront nécessaires.

• ***La préparation du matériel :*** *doit s'adapter à la situation précise.*

- fauteuil confortable, avec un repose tête, recouvert d'une alèse en tissu,
- oreillers ou coussins protégés *pour caler le dos ou un membre,*
- pied à perfusions à roulettes,
- tabouret confortable ou un repose pieds,
- chaussures ou pantoufles, et les vêtements adéquats, linge et couverture pour couvrir la personne si besoin,
- bandage abdominal, bandes de contention pour les membres inférieurs peuvent être nécessaires,
- moyens de contention pour une personne confuse,
- matériel pour une friction et une prévention d'escarres éventuellement,
- matériel pour la réfection du lit,

Cette liste de propositions n'est en rien exhaustive.

e) La réalisation

- L'enclenchement de la présence. ***Confort, sécurité.***
- Le lavage des mains. **Hygiène.**
- La préparation de l'environnement. ***Sécurité et confort***
  - ranger, écarter le mobilier ou les objets qui peuvent gêner le déplacement. Veiller à ce que rien ne traîne sur le sol *pour éviter les chutes.*
  - installer le fauteuil plus ou moins loin du lit selon les possibilités du malade. Bloquer les roues si le fauteuil en comporte.
  - le placer à droite ou à gauche du lit en fonction des perfusions, des systèmes de drainage, de la longueur des tuyauteries, mais aussi des souhaits de la personne soignée, près de la fenêtre. *Le va et vient de la rue ou les fleurs d'un jardin peuvent être stimulants pour le malade qui n'a observé que le plafond pendant un certain temps.*
  - disposer une alèse en tissu sur le dossier et le siège du fauteuil *pour éviter le contact direct avec le revêtement plastifié qui peut entraîner une sensation de froid, une transpiration excessive.*
  - vérifier la température de la pièce et éviter les courants d'air.

- La préparation de la personne soignée. ***Sécurité, efficacité et confort***.
  - expliquer ce qui va être fait, ce que la personne aura éventuellement à faire ou ne pas faire et pourquoi.
  - proposer l'urinal ou le bassin de lit, ou bien, si la personne le désire, profiter du moment du lever pour aller aux toilettes. Dans ce cas, préparer le fauteuil de façon adéquate.
  - vérifier les tuyauteries, les câbles des appareillages et placer le tout correctement, bien visible.
  - vérifier que les pansements soient bien occlusifs.
  - poser un bandage abdominal, parfois prescrit par le chirurgien lors d'une intervention sur l'abdomen *pour maintenir et contenir les viscères abdominaux*. Il a surtout une action psychologique chez bon nombre d'opérés qui craignent que les sutures lâchent lors d'un premier lever.
  - adapter l'habillement selon les situations : un pyjama ou seulement le pantalon de pyjama, une chemise de nuit ou simplement la chemise d'opéré, des chaussettes.
  - préparer les chaussons
  - prendre les pulsations et la tension artérielle selon le cas.
  - installer la personne du décubitus dorsal en position demi-assise pendant la préparation, puis en position assise dans le lit.
  - la durée de ces étapes varie selon les antécédents et les réactions de la personne.

Pour un premier lever, ces étapes peuvent s'étaler sur plusieurs jours. La prise du pouls et la mesure de la tension artérielle sont effectuées alors avant et après chaque changement de position et dès qu'apparaît une modification dans l'état de la personne : sueurs, pâleur, sensation de malaise, bradycardie ou tachycardie, polypnée. Dans ce cas, la position allongée est reprise.

- Le lever proprement dit.
  - baisser le lit électrique à hauteur voulue. Vérifier que les roues du lit sont bloquées. ***Sécurité, confort physique.***
  - demander à la personne, pendant toute la durée du soin, de regarder devant elle *afin de limiter la sensation de vertige.*
  - installer la personne assise au bord du lit jambes pendantes ou mieux encore les pieds reposant sur le sol. Un soignant se place devant elle, la maintient, observe ses réactions et lui parle. Cette position peut être gardée quelques minutes selon l'état de la personne, pour la rassurer. Parfois même, cette position est une étape avant le lever, effectué quelques heures plus tard ou le lendemain. ***Sécurité.***
  - enfiler les pantoufles et la robe de chambre. **Confort.**
  - aider la personne à se mettre debout en utilisant les techniques de manutention. Un soignant se place devant et la maintient par les mains ou sous les aisselles et le malade peut alors mettre ses mains sur les épaules du soignant. Ou bien les deux soignants se placent de chaque côté de la personne pour la soutenir. ***Sécurité.***
  - veiller aux perfusions, sondes, drains... afin d'éviter les étirements qui sont douloureux et l'arrachement ou la désadaptation d'un système qui peut être dramatique. ***Efficacité, sécurité et confort.***
  - aider la personne à effectuer quelques pas ou à s'asseoir directement au fauteuil en la guidant par les mots et les mouvements adéquats. Ne la faire asseoir que lorsque ses creux poplités touchent le bord du siège. Elle est ainsi bien installée au fond du fauteuil et *risque moins de glisser*. ***Sécurité.***
  - installer confortablement la personne, placer un coussin sous la nuque, faire en sorte que la tête soit soutenue, que les bras ne soient pas pendants, que les membres inférieurs aient une position physiologique si le malade ne peut y prendre soin lui-même. Si les jambes doivent reposer sur un tabouret, veiller à ce

qu'il soit confortable ou rendu confortable par un coussin et surtout à ce que les creux poplités soient soutenus et non en hyper-extension. Les talons sont dans le vide *afin d'éviter l'appui*. ***Efficacité, sécurité, confort.***

- disposer le matériel de contention, si nécessaire *afin d'éviter les chutes*. ***Sécurité.***
- mettre en place les tuyauteries et le matériel, en vérifier le bon fonctionnement. ***Efficacité, sécurité, confort physique.***
- vérifier le réglage et le fonctionnement des alarmes des divers appareils notamment du moniteur cardiaque. ***Sécurité.***
- couvrir la personne selon ses souhaits et la température de la pièce, si besoin mettre un gilet sur les épaules, une alèse sur les jambes voire une couverture, *afin de préserver sa pudeur*. ***Sécurité, confort physique et psychologique.***

• L'installation de l'environnement. ***Sécurité, confort physique et psychologique.***

• Effectuer la réfection du lit afin de recoucher rapidement la personne si cela s'avère nécessaire. ***Sécurité.***

• Mettre à disposition sur une table réglable en hauteur ce dont elle peut avoir besoin. Pour cela se référer aux installations vues précédemment.

• Se méfier du froid ou de l'ensoleillement, selon les conditions climatiques extérieures, si la personne est installée près d'une baie vitrée. ***Sécurité, confort.***

• Disposer la sonnette d'appel de telle manière qu'elle soit et reste accessible. ***Sécurité.***

• Proposer de laisser la porte ouverte. ***Confort psychologique.***

• Informer la personne du moment où l'on reviendra la voir. ***Confort psychologique.***

• Négocier la durée souhaitable du lever, à ajuster selon l'état de la personne et l'évolution de cet état. ***Confort psychologique.***

- Avant de quitter la pièce, s'assurer que tout va bien, supprimer la présence. ***Sécurité.***
- Se laver les mains avant de quitter la chambre. ***Hygiène.***
- Entretenir et ranger le matériel. ***Hygiène.***

f) La relation

- Tout ce qui a été dit lors des installations précédentes sur l'aspect relationnel du soin est d'actualité.
- Il faut savoir stimuler la personne à rester dans un fauteuil en lui expliquant les intérêts. Attention aux abus de pouvoir de la part du soignant, la personne soignée est dans ce cas totalement dépendante. Savoir écouter les plaintes afin de la recoucher à temps ; à défaut, elle risque de se mettre en danger pour se recoucher seule. Un vécu négatif concernant la durée du lever ou lié à l'inconfort n'incite pas la personne soignée à recommencer les jours suivants.
- Passer la voir de façon rapprochée pour apprécier son état et faire exprimer son ressenti. Le rythme de la surveillance est à adapter à chaque situation.

g) Les transmissions

Lors d'un premier lever dans une situation de soins intensifs ou de réanimation, les éléments de surveillance sont notés sur la feuille journalière.

Dans le dossier du patient, les transmissions écrites comportent :

- Des informations relatives au déroulement du lever, les réactions de la personne, son ressenti, la progression et le niveau de participation éventuellement.
- La durée de la mise au fauteuil, la ou les raisons du retour au lit ou bien l'heure prévue du retour au lit.
- Des éléments concernant l'état général.
- Des réajustements à envisager pour le prochain lever.

3.-L'installation et l'aide au repas

L'alimentation est un facteur de guérison et le repas est aussi un moment de plaisir, de convivialité. La reprise de l'appétit est souvent le signe clinique d'amélioration de l'état de santé d'une personne.

a) La définition et l'objectif

Il s'agit d'un soin de continuité de la vie et de confort qui vise à faire en sorte que le repas soit un moment agréable pour stimuler l'appétit et permettre à la personne soignée de s'alimenter sans risque et de façon satisfaisante sur le plan qualitatif et quantitatif.

Ce soin fait référence aux diagnostics infirmiers tels que :

- Risque de fausse route ou risque de passage des aliments dans les voies respiratoires.
- Incapacité totale ou partielle de s'alimenter.

b) Les indications

Elles s'adressent :

- A toutes les personnes qui éprouvent des difficultés physiques à s'alimenter, que ce soit pour s'installer, porter les aliments à la bouche ou déglutir.
- Aux personnes qui sont en reprise alimentaire après une période plus ou moins longue d'abstention.
- Aux personnes qui ont perdu l'envie, le plaisir de s'alimenter.

c) L'organisation

- ***La prise en compte de la situation générale :***
  - connaître la pathologie, les traitements qui peuvent induire des nausées, un dégoût de certains aliments,
  - vérifier la prescription de jeûne, d'un régime, d'une restriction hydrique, de médications à prendre avant, pendant ou après le repas.
  - connaître le comportement de la personne lors des repas précédents, ainsi que la réalisation d'un examen ou de certains soins qui font différer le repas.
- ***La prise en compte de la situation actuelle :***
  - apprécier son niveau de fatigue, l'existence de douleurs, le besoin d'éliminer ou encore d'expectorer, son envie de manger et de boire.

- ***La prise en compte des ressources du service :***
  - selon la situation, l'aide d'une collègue ou du kinésithérapeute peut être nécessaire pour l'installation de la personne.
  - concernant l'alimentation proprement dite l'aide-soignante, une étudiante, parfois même un membre de la famille ou de l'entourage proche, peuvent réaliser ce soin. Dans ce dernier cas, il faut que cela soit souhaité par le malade et l'aidant qui doit être accompagné au début par un soignant.
- ***La préparation du matériel :***
  - il n'y a pas de matériel spécifique, il va découler du recueil d'informations effectué.

d) La réalisation

- L'enclenchement de la présence. ***Confort, sécurité.***
- Le lavage des mains et une tenue propre pour le soignant. ***Hygiène.***
- L'installation de l'environnement. ***Confort, efficacité.***
  - aérer la pièce, éliminer les mauvaises odeurs.
  - limiter un ensoleillement important en baissant les stores.
  - évacuer de la vue, le bocal à urines, l'urinal, le crachoir...
  - ranger et nettoyer si besoin la table de lit et la régler à la bonne hauteur.
  - préparer un verre d'eau s'il n'existe pas de contre-indications, rincer le verre lorsqu'il a contenu un médicament.
- L'installation de la personne. ***Confort, efficacité, sécurité, hygiène.***
  - proposer le bassin ou l'urinal, réaliser une toilette partielle et une réfection du lit si elle est souillée.
  - proposer un lavage des mains notamment après avoir utilisé le bassin, lui présenter au moins un gant de toilette humide et chaud.
  - présenter l'appareil dentaire et l'aider à mettre ses lunettes si besoin.

- l'aider à s'installer dans une position la plus confortable possible, requise par son état évitant les fausses-routes (tête légèrement fléchie sur la poitrine). Ce peut être assis, demi-assis, en décubitus dorsal la tête tournée sur le côté, en décubitus latéral. Il faut recourir à l'utilisation d'oreillers et de coussins permettant de caler confortablement le dos ou la tête du patient.
- mettre le lit à la bonne hauteur lorsqu'il s'agit d'un lit électrique à hauteur variable.

• La préparation des repas. ***Hygiène, confort et sécurité.***
- séparer les plats, crudités et plats à réchauffer.
- respecter le temps de chauffage des aliments afin de conserver leur goût.
- vérifier que les plateaux correspondent aux régimes des personnes soignées.
- respecter la chaîne du froid lorsqu'un repas est différé, placer le plateau au réfrigérateur.
- disposer le plateau agréablement avec des couverts propres et une serviette.
- laisser la personne manger seule en lui donnant la sonnette d'appel.

• L'aide à l'alimentation. ***Confort et sécurité.***
- aider ou installer la serviette. Une grande serviette ou un bavoir peuvent parfois être nécessaires, mais leur emploi ne doit pas être systématique.
- disposer le repas agréablement.
- aider si besoin à couper la viande, à peler un fruit, à décapsuler un pot de yaourt ou autre dessert, à rompre le pain.
- aider à la prise alimentaire par petites bouchées, en stimulant si besoin la personne mais en respectant son rythme.
- selon son souhait commencer par l'entrée ou le plat principal.
- utiliser si nécessaire une petite cuillère mais non de façon systématique pour le confort du soignant.
- ne pas mélanger tous les aliments dans l'assiette même s'ils sont moulinés.

- observer les réactions de la personne, sa façon de mastiquer rapidement ou très longuement, sa façon de déglutir avec facilité ou difficulté ?
- observer les mimiques manifestant du plaisir ou du dégoût et lui permettre d'exprimer son ressenti.
- proposer un peu de boisson au cours du repas.
- proposer de conserver le dessert pour une collation si elle n'a plus faim et le mettre au réfrigérateur.

• La réinstallation en fin de repas. ***Confort et sécurité.***

- débarrasser le plateau et nettoyer la table si besoin.
- ôter la serviette qui a servi de protection, et essuyer les lèvres si nécessaire.
- proposer une hygiène dentaire et un lavage des mains.
- installer confortablement : il peut être nécessaire de conserver une position demi-assise pour éviter le reflux d'aliments de l'estomac vers l'œsophage.
- si la chemise ou le drap sont tachés, les changer rapidement.

• Lavage des mains. ***Hygiène.***
• Suppression de la présence. ***Sécurité.***
• Entretien et rangement du matériel. ***Hygiène.***

e) La relation

• Adopter une attitude chaleureuse et empreinte de disponibilité.
• Evaluer la satisfaction de la personne et les raisons de non satisfaction.
• Parler de ses centres d'intérêt pour faciliter la détente et le plaisir en lui permettant de répondre.
• Savoir stimuler, encourager sans forcer outre mesure.
• Ne jamais utiliser de manœuvres qui obligent la personne à ouvrir la bouche ou à avaler mais essayer de comprendre les raisons de ce refus alimentaire.
• Valoriser toute prise et souligner une évolution favorable.
• Ne jamais faire de remarques sur la lenteur du repas ou les « salissures » effectuées.

f) Les transmissions

- Transmettre oralement et sur le dossier de soins les données concernant la prise alimentaire, le déroulement du repas et le comportement de la personne. Indiquer toute anomalie telle que nausées, sueurs, pâleur…
- Signaler les informations relatives à son état général.
- Noter la qualité et la quantité des aliments absorbés sur la fiche de surveillance alimentaire si elle est mise en place.
- Modifier la composition du prochain repas en fonction des souhaits et des goûts de la personne et en tenant compte du régime prescrit.

4.-L'installation pour le repos ou le sommeil

La préparation et la surveillance du repos et du sommeil est citée dans l'article 5 du décret du 11 février 2002.

Le besoin en sommeil est variable selon l'âge et les individus. Un malade qui lutte contre une pathologie a besoin de repos et notamment de sommeil réparateur de la fatigue physique et psychique. Que ce soit en établissement de soins ou à domicile, de nombreux facteurs peuvent gêner l'endormissement ou occasionner des réveils nocturnes.

Ces perturbations du sommeil qualifiées généralement d'insomnie peuvent avoir des origines individuelles et/ou environnementales :

- *Les origines individuelles,*
  - le changement des habitudes liées au sommeil,
  - l'anxiété, les émotions qui gravitent autour d'un diagnostic, un traitement, une intervention, un examen,
  - la sensation de soif ou de bouche pâteuse par exemple…
  - la douleur,
  - des difficultés habituelles de sommeil.
- *Les origines environnementales :*
  - la présence d'un voisin de chambre,
  - la température de la pièce, l'absence ou non de pénombre, le bruit, les odeurs…

- l'inconfort de la literie, d'une installation,
- les soins en eux-mêmes.

a) La définition et l'objectif

Ce soin est une intervention relative au diagnostic infirmier : perturbation des modes de sommeil. Il consiste à placer la personne soignée dans les conditions les plus favorables au repos et au sommeil.

b) Les indications

Elles concernent :

- Toutes les personnes soignées souffrant d'un manque de mobilité d'origine organique (une fracture du fémur) ou générale (asthénie, hyperthermie, intervention chirurgicale récente, perturbations de la vigilance), que l'alitement soit prescrit ou non.
- Les personnes particulièrement anxieuses même si elles n'ont pas de mobilité réduite.

c) L'organisation

Ce soin est réalisé par l'équipe infirmière et aide-soignante qui termine son poste en fin de journée mais également par l'équipe de nuit.

- ***La prise en compte de la situation générale :***
  - connaître la pathologie, les soins à effectuer en début de soirée, les examens ou les interventions prévus le lendemain, les résultats d'examens effectués ce jour,
  - consulter les transmissions concernant son sommeil la ou les nuits précédentes, ses possibilités de mobilisation…
- ***La prise en compte de la situation actuelle :***

  Un recueil d'informations au lit du malade s'impose afin d'apprécier son état physique et psychologique :
  - la personne est-elle souillée, douloureuse, anxieuse ?
  - quels sont ses souhaits pour son installation et sont-ils compatibles avec les exigences du traitement ? Un compromis est-il réalisable ?

- ***La prise en compte des ressources du service :***

  Si une aide est nécessaire, s'organiser avec un autre soignant.

- ***La préparation du matériel :***

  Le matériel pour la réfection de lit, pour une friction de confort ou une prévention d'escarres.

  Mais c'est aussi le matériel pour tout soin qui va découler de l'analyse de situation, ce peut être un soin de bouche, une toilette du dos ou du siège...

d) La réalisation

- Enclenchement de la présence. ***Confort, sécurité.***
- Lavage des mains. ***Hygiène.***
- La préparation physique. ***Confort physique et psychologique. Hygiène. Sécurité.***
  - proposer le bassin ou accompagner aux toilettes.
  - proposer un lavage des mains, le brossage des dents, d'ôter un appareil dentaire, de défaire un chignon, des barrettes dans les cheveux, d'enlever les lunettes...
  - réaliser une toilette rafraîchissante en cas de sueurs abondantes, une friction du dos.
  - effectuer une toilette génitale et du siège si la personne est souillée et réaliser le change des protections pour les personnes incontinentes.
  - faire les soins de prévention d'escarres.
  - procéder à la réfection complète ou partielle du lit, proposer une couverture supplémentaire selon la température de la pièce et la frilosité de la personne. Mettre à disposition un châle, un gilet, une veste d'intérieur ou une robe de chambre.
  - installer la personne en veillant aux mauvaises positions qui peuvent générer des douleurs. Placer les oreillers, éventuellement les coussins afin de concilier le confort, les souhaits de la personne et les impératifs médicaux.
  - vérifier qu'aucune tubulure, qu'aucun câble ou matériel ne gêne.
  - aider si nécessaire à la prise des médicaments.

- mettre si cela est nécessaire des barrières de lit.

- La préparation de l'environnement. ***Confort physique et psychologique.***
  - proposer de fermer la fenêtre ou d'aérer auparavant, de fermer les stores.
  - veiller à la température de la pièce, régler le thermostat du radiateur, *une chaleur excessive ou trop basse peut gêner le sommeil.*
  - éviter la lumière vive, laisser une veilleuse si besoin ou allumer le cabinet de toilette ou utiliser une lampe de poche au cours de la nuit.
  - disposer à portée de main les objets dont elle peut avoir besoin et ceux qu'elle souhaite (se référer au soin vu ci-dessus).
  - lutter contre le bruit en veillant à l'intensité sonore des téléviseurs des chambres voisines, en fermant la porte si tel est le souhait de la personne. Les soignants eux-mêmes doivent régler de façon adéquate les dispositifs d'alarme sonore du service, éviter de claquer les portes, courir dans les couloirs sauf urgence, parler fort entre collègues. Ils doivent répondre rapidement aux sonnettes et au téléphone, porter des chaussures à semelles silencieuses, faire réparer une porte ou un chariot qui grincent, éviter de faire tomber du matériel.
  - s'assurer du bon fonctionnement des appareils mis en place, (se reporter au soin vu précédemment). ***Sécurité.***
- L'observation de la personne et l'analyse des données afin de discerner une angoisse qui peut être le signe d'une complication de l'état pathologique. ***Sécurité.***
- Le lavage des mains. ***Hygiène.***
- La suppression de la présence.
- L'entretien et le rangement du matériel. ***Hygiène.***

e) La relation

L'approche de la nuit est un moment particulier. L'activité généralement diminuée, le calme ambiant, la pénombre et la perspective de l'endormissement inconsciemment synonyme de mort, sont propices à la montée de l'angoisse. Elle peut être exprimée verbalement ou physiquement par de l'agitation, une tachycardie, une élévation de la tension artérielle... L'expression peut être indirecte par des demandes répétées de soins et d'attentions, jamais satisfaites ou une demande rituelle de mise en place de son environnement.

Le soignant doit :

- Entendre, décoder les craintes, les peurs par une écoute attentive, une attitude d'empathie.
- Favoriser l'expression de l'anxiété et selon la cause tenter d'y remédier par la parole ou des petits moyens tels qu'une boisson chaude si possible, une musique douce, une relaxation, la porte ouverte, un câlin pour un enfant...
- Utiliser des paroles positives et adéquates à la situation, un ton de voix apaisant.
- Avoir des gestes efficaces et doux qui rassurent.
- Déceler les demandes d'informations relatives à un examen, une intervention chirurgicale, l'attente d'un résultat et y répondre de façon adaptée et en fonction de nos compétences.
- Expliquer qu'une équipe de nuit va arriver, que tout lui est transmis, qu'elle est là toute la nuit, qu'elle réalise des « tours » plusieurs fois, qu'elle répond aux appels le plus vite possible, qu'elle veille et entend tout ce qui se passe...L'équipe de nuit doit se présenter si elle n'est pas connue, dès son premier tour en tout début de nuit.
- Dire d'appeler en cas de besoin, de problème, de douleur, de crainte. Insister sur ce point auprès des personnes qui n'osent pas déranger et le signaler à l'équipe de nuit.

f) Les transmissions

- Informer l'équipe de nuit sur tout ce qui a été fait, les résultats éventuels, et ce qui reste à faire en ce qui concerne le sommeil et l'état général.
- Noter les données dans le dossier de soins.

III.-LES SOINS D'HYGIENE CORPORELLE

Ces soins relevant du rôle propre sont cités dans l'article 5 du décret du 11 février 2002 : *Soins... visant à assurer l'hygiène de la personne. Ils peuvent être réalisés par l'aide-soignante.*

Ils sont des réponses au diagnostic infirmier incapacité partielle ou totale à assurer les soins d'hygiène.

Nous aborderons successivement la toilette quotidienne, les soins de la bouche, le soin des cheveux, le soin des pieds.

1.-La toilette quotidienne

a) La définition

La toilette est un soin quotidien d'hygiène corporelle de la peau, des ongles et des cheveux.

La douche et le bain permettent plus facilement la propreté du corps en entier. La toilette au lavabo ou encore au lit est utilisée quand la douche ou le bain ne sont pas possibles.

b) L'indication

La toilette au lit est pertinente lorsque la personne ne peut se lever :

- Lorsqu'elle est inconsciente
- Lorsqu'elle est très fatiguée
- Lorsque des appareillages la confinent au lit
- Lorsque l'alitement est une prescription médicale
- Le niveau d'aide dépend :
  - de la capacité motrice du membre supérieur dominant
  - de la capacité de mobilisation de tout le corps dans le lit.

Dans tous les cas, le minimum est de préparer le matériel à portée de main de la personne.

La toilette au cabinet de toilette est indiquée lorsque la personne peut se mobiliser jusqu'au lavabo, lorsqu'elle est porteuse de dispositifs qui empêchent la douche ou le bain : pansements, plâtre, drains.

Le niveau et le type d'aide dépendent de la nature des sources de difficultés.

- En cas de troubles moteurs des membres supérieurs, l'aide consistera à réaliser ce que la personne n'est pas capable physiquement de réaliser.
- En cas de troubles psychiques, l'aide peut consister en une guidance chronologique de la toilette que la personne ne peut réaliser par perte cognitive. Une aide dans la réalisation est souvent nécessaire aussi.

La douche est possible si la personne est valide et même si elle est porteuse de résine ou d'un pansement hermétique. L'aide peut être compensatoire à des troubles cognitifs. Par ailleurs, l'utilisation de chariots-douches permet de réaliser une toilette similaire à la toilette au lit avec le confort du rinçage sous la douche.

Le bain est possible si la personne est valide. L'aide est alors compensatoire à des troubles psychiques cognitifs. La détente procurée par le bain est utile dans les cas de spasticité chronique. Des baignoires spécialisées permettent l'entrée dans la baignoire par une porte latérale et permettent le bain en sécurité à des personnes qui ne peuvent plus lever suffisamment les jambes pour entrer dans une baignoire standard, l'aide est alors surtout dans l'installation de la personne et la sortie de la baignoire. Les porte-malade, les baignoires calèches dans lesquelles la personne est assise permettent l'utilisation du bain aux personnes non valides.

c) Les objectifs de la toilette

- La toilette permet de conserver la peau et les phanères en parfait état de propreté en les débarrassant des sécrétions et des souillures, ce qui évite l'apparition de lésions cutanées. Le rôle de protection contre les agents extérieurs est ainsi maintenu.
- Elle apporte également à la personne, un bien-être physique et psychologique par l'élimination de l'inconfort et des odeurs inhérentes aux sécrétions corporelles, par la relation instaurée avec le soignant et par le soin porté à son apparence. L'eau apporte une détente dans le cas de bain ou de douche.

- Une dimension éducative peut être incluse dans les objectifs par la promotion des habitudes d'hygiène.
- Une dimension de réadaptation peut viser l'apprentissage de nouveaux gestes ou le ré apprentissage cognitif pour réaliser ce soin d'hygiène.

d) L'organisation

- ***La prise en compte de la situation générale***

  Dans le dossier de soins, sur l'outil de planification (planification murale ou fiche de soins), prendre connaissance de la situation de la personne et des soins prévus :

  - *prescriptions médicales spécifiques* : si présence de sonde urinaire, un soin de sonde sera nécessaire ;
  - *pathologie ou situation du jour nécessitant des précautions particulières* : par exemple, si pose de prothèse de hanche, pas de rotation interne de la jambe opérée ;
  - *les autres soins* : examens, kinésithérapie, visite du médecin prévus ? à quelle heure ? effleurages préventifs des escarres, mise au fauteuil, pansement, à réaliser ce jour ? La toilette doit être réalisée avant les autres soins (de façon obligatoire pour les soins aseptiques, afin de respecter l'hygiène avant l'asepsie ; dans un but de confort de la personne pour les autres soins).
  - *la toilette* : type de toilette réalisée, niveau de dépendance de la veille, observations de la veille...

- ***La prise en compte de la situation actuelle de la personne***

  Prévenir la personne du soin et faire un recueil de données :

  - état général à comparer avec la situation de la veille : La toilette au lit est-elle toujours nécessaire ? Ou, la personne peut-elle se laver au lavabo ? Une douche est-elle possible ? Les capacités physiques, l'état psychique sont-ils identiques, en amélioration ou en régression, donc le niveau d'aide prévu est-il toujours adapté ? Est-ce le bon moment pour réaliser la toilette ? Au besoin, proposer le bassin pour aller à la selle ou uriner.

- état de propreté : peau, ongles, yeux, bouche, cheveux ; souillures ? selles, urines ? pansements avec écoulements ?
- état de la literie : selon souillures, nature des draps à changer.
- matériel dont la personne dispose : objets de toilette et linge personnel.
- habitudes d'hygiène, de maquillage...

• ***La prise en compte des ressources du service***

- équipement du service : douche individuelle dans le cabinet de toilette ? douche ou baignoire dans le service, occupation du local ?
- si aide nécessaire, s'organiser avec l'aide-soignante.
- matériel disponible selon ce qu'il manque à la personne.

• ***La préparation du matériel pour la toilette au lit***

- ***pour l'hygiène corporelle***, cuvette remplie d'eau, savon, serviettes, gants (un gant et une serviette sont suffisants s'ils sont mis au lavage après la toilette).
- ***pour l'habillage***, habit de bloc si nécessité pour les soins ; sinon chemise ou pyjama personnel, voir si slip souhaité. Habits de ville, la toilette au lit peut concerner une personne handicapée qui souhaite s'habiller.
- ***pour la réfection du lit***, draps, alèse, taie selon l'évaluation.
- ***pour les soins du visage,*** trousse de maquillage éventuellement.
- ***pour la coiffure***, peigne ou brosse.
- ***pour les soins dentaires***, brosse, dentifrice ou solution nettoyante pour la prothèse.
- ***pour les soins de rasage***, rasoir électrique de la personne ou rasoir à main à usage unique, mousse à raser.
- ***pour les soins d'ongles***, coupe ongles (de préférence aux ciseaux potentiellement dangereux).

- ***pour l'entretien du matelas et de l'environnement***, selon les protocoles en vigueur, chiffonnette et nettoyant-désinfectant.
- ***pour l'évacuation des déchets***, sachet plastique.
- ***pour l'évacuation du linge sale***, sac à linge sale (possibilité d'utiliser la taie d'oreiller comme sac).
- ***pour l'hygiène du soignant***, savon doux et essuie-mains en papier (si pas de poste de lavage des mains dans le cabinet de toilette), une paire de gants non stériles en vinyle à usage unique.
- ***pour les autres soins prévus lors de la toilette***, matériel pour massage anti-escarres, pour le lever,...

- ***Préparation du matériel pour la toilette au lavabo***
  - même matériel, sauf la cuvette d'eau,
  - ***pour l'habillage***, même matériel, habits de ville si possible,
  - prévoir une chaise et une protection pour l'assise.
- ***Préparation du matériel pour le bain ou la douche***
  - ***pour l'hygiène corporelle***, savon, serviettes, gants. (un gant et une serviette suffisent s'ils sont mis au lavage après la toilette) ; peignoir ou drap de bain.
  - ***pour l'habillage***, même matériel
  - dans la douche ou à côté de la baignoire, prévoir une chaise qui supporte d'être mouillée.
  - le matériel pour le rasage, la coiffure l'entretien des ongles reste dans la chambre. Ces soins sont réalisés avant ou après le bain.

e) La réalisation technique

La description chronologique identifie des indicateurs concernant les critères d'efficacité, de confort physique et psychologique, d'hygiène et de sécurité. Chaque type de toilette est décrit séparément pour une facilité d'apprentissage. Les indicateurs communs ne sont pas repris.

La toilette au lit

- Se laver les mains avant de commencer la toilette. ***Hygiène***
- Agir à l'abri des regards, fermer la porte, les rideaux, mettre un paravent si besoin. Mettre la « présence »,

afin que les autres soignants sachent qu'il y a un soin en cours dans la chambre. ***Confort psycho.***

- Fermer fenêtres, veiller à une température correcte de la pièce, éviter les courants d'air. Ne découvrir que la zone à laver, mettre les habits au fur et à mesure de l'avancement de la toilette, *pour éviter les refroidissements.*
- Si utilisation de 2 gants et 2 serviettes à réutiliser le lendemain, convenir avec la personne de ceux qui sont utilisés pour le haut (visage, bras, thorax et dos) et de ceux qui sont utilisés pour le bas (jambes, pieds, toilette génitale et siège) : gant et serviette les plus foncés pour le bas par exemple. A la fin du soin, les étaler *ce qui facilitera le séchage et la non prolifération de germes.* ***Hygiène***
- Installer la personne en décubitus dorsal ou demi assis, selon sa tolérance. ***Confort physique***
- Pendant toute la toilette, laisser faire ce que la personne peut faire seule et l'y inciter, *pour préserver l'autonomie.* ***Confort psycho.*** *Ne pas respecter l'autonomie de la personne peut la faire régresser* ***Sécurité***
- Si la personne peut réaliser la toilette du haut, installer la cuvette d'eau et le matériel sur l'adaptable, aider à se dévêtir si besoin et la laisser seule dans la chambre, en lui demandant de sonner quand elle aura besoin d'aide. ***Confort psycho.***
- Si la personne est souillée de selles, commencer par le soin du siège. Débarrasser les selles d'abord au papier absorbant, puis utiliser un gant à usage unique ou un 3ème gant et serviette, changer l'alèse. ***Confort physique, hygiène***
- Baisser les barrières, déborder le lit, plier couvertures et couvre-lit et les poser sur une chaise, replier les côtés du drap de dessus sur le corps de la personne. Enlever la chemise ou le haut des habits. ***Efficacité***
- Vérifier la température de l'eau et faire apprécier par la personne. ***Sécurité***
- Nettoyer les yeux à l'eau claire, laver le visage selon le désir de la personne : lait de toilette et lotion, eau

claire, savon… Laver le cou, les bras et le thorax, commencer par le côté le plus éloigné, rincer et sécher. ***Efficacité***

- Faire mousser le savon sur la peau *pour une sensation de bien-être*. ***Confort physique***
- Soulever les membres avec la paume de la main, jamais entre le pouce et l'index, *car c'est douloureux*. ***Confort physique***
- Procéder logiquement du plus propre au plus sale, en terminant par la toilette génitale et celle du siège. ***Hygiène***
- Disposer la serviette sous les membres lors de la toilette de ceux-ci, *afin d'éviter de mouiller les draps*. Replier les côtés propres du drap de dessous *afin d'y faire reposer les membres propres*. ***Confort physique***
- Découvrir la personne au fur et à mesure de la toilette, la recouvrir avec la serviette, *afin de respecter sa pudeur*. ***Confort psychologique.***
- Laver et rincer soigneusement sous les aisselles, les seins, au niveau de l'ombilic, des plis de l'aine, du pli inter-fessier, des genoux et des espaces interdigitaux. Sécher par tamponnement. Faire valider le séchage par la personne. ***Efficacité***
- Changer d'eau lorsque nécessaire, obligatoirement après la toilette génitale et du siège. ***Hygiène***
- Lorsque le soignant s'éloigne du lit, penser à remettre les barrières si cela est nécessaire. ***Sécurité***
- Si cela est possible, proposer à la personne de réaliser elle-même la toilette intime, au besoin, préparer le gant. ***Confort psychologique.***
- Le soignant porte des gants non stériles à usage unique pour la toilette génitale et du siège, *pour éviter un accident d'exposition aux liquides biologiques (AELB)* ***Sécurité***
- Pour la toilette intime, chez une femme, possibilité d'installer sur le bassin pour une meilleure efficacité. Laver, rincer grandes lèvres, petites lèvres et méat. Sécher le côté externe des grandes lèvres, *les autres parties sont des muqueuses et ne doivent pas être séchées*. ***Efficacité***

- Pour la toilette génitale, procéder du haut vers le bas, *pour éviter une contamination de la vulve par les germes fécaux.* ***Hygiène***
- Chez l'homme, décalotter le gland, laver et rincer la verge, surtout au niveau des replis du prépuce, le scrotum. Re-calotter puis sécher. ***Efficacité***
- Après la toilette du gland, bien re-calotter, *pour éviter un œdème et un paraphimosis.* ***Sécurité***
- Si besoin, prévoir une aide pour les retournements et les transferts, sinon la personne peut se maintenir à la barrière de lit du côté opposé. ***Sécurité***
- Pour la toilette du dos et du siège, placer la personne en décubitus latéral (sauf contre-indication comme les opérés du rachis..., pour la personne hémiplégique la tourner d'abord sur le côté sain), veiller à nettoyer le côté d'appui lorsqu'elle sera tournée de l'autre côté. La pose du change sera effectuée à ce moment. ***Efficacité***
- Si la personne reste alitée après la toilette, le change de draps sera effectué lors du retournement pour la toilette du dos et du siège, si elle se lève au fauteuil, replier l'extrémité du drap au fur et à mesure de la toilette : *on évite de reposer les membres propres et la personne sur des draps sales.* ***Hygiène***
- Proposer une friction du dos à l'eau de toilette, *pour une sensation de fraîcheur.* ***Confort physique***
- Mettre un vêtement sur le haut du corps dès que la toilette du haut est terminée. ***Confort***
- Procéder à un effleurage anti-escarre, après la toilette des points d'appui. ***Sécurité***
- Puis terminer l'habillage. ***Confort psychologique.***
- Réaliser les soins dentaires et de coiffure, ainsi que le rasage. Ils peuvent être différés, *pour permettre à la personne de se reposer.* ***Efficacité, sécurité.***
- Pas de lavage des dents si risque de fausse route. ***Sécurité***
- Soigner l'apparence de la personne, l'aider à se coiffer, à se maquiller, selon ses habitudes, *pour maintenir une bonne image de soi.* ***Confort psychologique.***
- A la fin du soin, installer la personne dans le lit propre en position assise ou lever au fauteuil, selon la

situation. Selon les désirs de la personne, réinstaller l'environnement, mettre la sonnette à portée de main... ***Confort physique et sécurité.***

- Ranger et nettoyer l'environnement. Se laver les mains. ***Hygiène.***
- Enlever la présence avant de quitter la chambre. ***Sécurité.***
- Entretenir et ranger le matériel. ***Hygiène.***

La toilette au lavabo

- Au début du soin, procéder comme pour la toilette au lit.
- Installer la personne debout devant le lavabo ou sur une chaise, selon sa tolérance. ***Confort physique.***
- Pendant toute la toilette, laisser faire ce que la personne peut faire seule, *pour préserver l'autonomie.* **Confort psychologique.**
- Si la personne peut réaliser la toilette du haut, aider si besoin à mettre l'eau et préparer le matériel, aider à se dévêtir si besoin et la laisser seule dans le cabinet, en lui demandant d'appeler quand elle aura besoin d'aide. ***Confort psychologique.***
- Dans ce cas, laisser la porte entr'ouverte, pour pouvoir dialoguer avec la personne et assurer une surveillance discrète. ***Sécurité.***
- La réfection du lit peut être réalisée pendant ce temps. ***Efficacité.***
- Si la personne est souillée de selles, faire d'abord un soin du siège. ***Hygiène.***
- Enlever la chemise ou le haut des habits, poser la serviette sur les épaules, *pour éviter la sensation de nudité.* ***Confort physique et psychologique.***
- Réaliser la toilette de la partie haute du corps, comme décrit précédemment.
- Mettre un vêtement sur le haut du corps. ***Confort physique et psychologique.***
- Faire lever la personne, si besoin, prévoir une aide pour le maintien debout et la toilette génitale et du siège, sinon la personne peut se soutenir au lavabo ou à la barre d'appui. ***Sécurité.***

- Déshabiller le bas du corps à ce moment seulement, *afin de respecter la pudeur*. ***Confort psychologique.***
- Si besoin faire asseoir à nouveau la personne pour retirer les jambes de pyjama. ***Sécurité.***
- Procéder logiquement du plus propre au plus sale. La toilette des jambes se réalise à ce moment, avant la toilette génitale puis celle du siège. ***Efficacité.***
- Si cela est possible, proposer à la personne de réaliser elle-même la toilette intime, au besoin, préparer le gant. ***Confort psychologique.***
- Si besoin, procéder à un effleurage anti-escarre, après la toilette des points d'appui. ***Efficacité.***
- Poser un change, si besoin, puis terminer l'habillage. ***Confort psychologique.***
- Terminer ensuite comme pour la toilette au lit.

La douche

- Commencer comme pour la toilette au lit ou au lavabo.
- Aider au déshabillage.
- Installer la personne debout ou assise sur une chaise dans la douche, selon sa tolérance. La personne peut se soutenir à la barre d'appui. ***Confort physique et sécurité.***
- Si la personne peut réaliser la toilette du haut, aider si besoin à régler l'eau et préparer le gant. ***Confort psychologique.***
- Si la personne est souillée de selles, commencer par le soin du siège, utiliser un gant à usage unique ou un 3ème gant et serviette. ***Confort physique.***
- Vérifier la température de l'eau et faire apprécier par la personne, puis mouiller le corps. ***Sécurité.***
- Procéder au savonnage du corps logiquement du plus propre au plus sale. La toilette du haut du corps et des jambes se réalise lorsque la personne est assise. ***Efficacité, sécurité.***
- Faire lever la personne, si besoin, prévoir une aide pour le maintien debout et la toilette génitale et du siège, sinon la personne peut se soutenir à la barre d'appui. ***Sécurité.***

- Si cela est possible, proposer à la personne de réaliser elle-même la toilette intime. Au besoin, préparer le gant. ***Confort psychologique.***
- Si nécessaire, procéder au shampooing.
- Puis procéder au rinçage de tout le corps ; faire ruisseler l'eau en rinçant d'abord les cheveux, la tête penchée en arrière, *pour éviter le shampooing dans les yeux*. ***Confort.***
- Inciter la personne à se frotter le corps et à prendre plaisir à ce ruissellement de l'eau sur le corps. ***Confort psychologique***.
- Chez la femme, rincer soigneusement les parties intimes et les plis. ***Efficacité.***
- Chez l'homme, rincer la verge, surtout au niveau des replis du prépuce, le scrotum. ***Efficacité.***
- Envelopper la personne dans le peignoir ou le drap de bain. ***Confort.***
- Si besoin, faire asseoir sur la chaise. ***Sécurité.***
- Sécher par tamponnement avec une petite serviette. Sécher soigneusement au niveau des plis. Faire valider le séchage par la personne. ***Efficacité.***
- Terminer la toilette comme pour la toilette au lavabo.

Le bain

- Pour le début du soin, procéder comme pour la toilette au lit et la douche.
- Aider à entrer, à se lever et à sortir de la baignoire. La personne peut se soutenir à la barre d'appui. ***Confort physique, sécurité.***
- Laisser du temps à la personne pour profiter des bienfaits du contact avec l'eau et inciter à bouger dans l'eau. ***Confort psychologique.***
- Ne jamais laisser la personne seule dans l'eau. ***Sécurité.***
- Pour la toilette, procéder comme pour la douche.

f) La relation pendant la toilette

La toilette est un soin intime qui implique une grande proximité avec la personne soignée, ce qui peut être difficile à vivre pour celle-ci, en plus des différences de sexe ou d'âge.

- Prévenir du soin.
- Négocier avec la personne le moment où elle souhaite avoir la toilette.
- Pendant l'évaluation initiale, procéder avec tact, demander à la personne, si besoin de vérification de visu, en expliquer le but.
- Pour la préparation du matériel, demander à la personne ce qu'elle souhaite utiliser, faire choisir les vêtements...
- A chaque étape, expliquer ce qui va être fait, pour que la personne puisse participer et se préparer en regard de la pudeur.
- Profiter de ce moment privilégié de proximité avec la personne, pour instaurer une relation de confiance en ayant un comportement attentif et respectueux.

g) Les transmissions

- Si examen ou soin prévu à la suite, transmettre oralement la fin de la toilette au soignant concerné.
- Noter la réalisation du soin sur le document utilisé dans le service.
- Informer l'équipe de toute observation réalisée pendant la toilette : irritation, rougeur aux points d'appui, anxiété..., noter sur le dossier de soin.
- Noter le niveau d'autonomie de la personne lors de la toilette.

2.-Les soins de la bouche et des dents

Outre leur rôle dans la physiologie de la digestion, la bouche et les dents ont une importance capitale dans l'apparence de tout individu et dans la relation aux autres. Sourire, rire fait découvrir la denture. Parler, respirer fait exhaler l'haleine.

La bouche possède une flore microbienne commensale très importante dont le développement dans certaines situations peut devenir gênant.

Des médicaments peuvent entraîner une diminution de la salive, la sensation de bouche sèche est inconfortable.

D'autres médications en s'éliminant dans les sécrétions salivaires laissent un mauvais goût dans la bouche. De nombreuses chimiothérapies anti-cancéreuses favorisent l'apparition de lésions douloureuses au niveau de la muqueuse des joues, des gencives, de la langue, rendant souvent l'alimentation impossible.

Des problèmes digestifs génèrent parfois la sensation de bouche pâteuse. Un état fiévreux qui perdure favorise le dessèchement des lèvres et de la langue ainsi que des dépôts de salive aboutissant au phénomène appelé « langue rôtie ».

Un mauvais état buccal a des répercussions évidentes sur la satisfaction du besoin de se nourrir et de boire. Certaines personnes n'ayant pu se brosser les dents éprouvent des difficultés à s'endormir. Une bouche, des lèvres très abîmées, la crainte d'avoir une haleine fétide peuvent entraîner un repli sur soi et limiter l'expression verbale. Les raisons sont donc multiples et variées de se soucier de l'hygiène buccale.

a) Définition

L'hygiène buccale regroupe un certain nombre de soins tels que le brossage des dents, le bain de bouche et le soin de bouche.

Ce sont des soins d'hygiène permettant de limiter la multiplication des germes à l'origine de la formation de la plaque dentaire, des caries et des gingivites et qui peuvent favoriser les infections respiratoires. Ce sont également des soins de confort par l'humidification et la sensation de fraîcheur qu'ils procurent.

Ces soins sont des réponses aux diagnostics infirmiers tels que :

- Incapacité partielle ou totale d'assurer ses soins d'hygiène.
- Perturbation de l'image corporelle.

Le soin de bouche ou le bain de bouche sont parfois prescrits ainsi que les produits médicamenteux à visée antiseptique, cicatrisante ou antalgique. C'est le cas pour les mucites, avant et après des avulsions dentaires, ainsi qu'après un traumatisme, avant et après une intervention chirurgicale au niveau de la bouche.

b) Les objectifs

Ils sont nombreux, en voici quelques exemples :

- Maintenir la cavité buccale en parfait état de propreté.
- Maintenir l'humidification de la muqueuse, de la langue.
- Prévenir une infection locale, les gingivites.
- Apporter une sensation de bien-être.

c) Les indications

Nous allons dissocier les différents soins possibles.

Pour le brossage des dents et le bain de bouche, les indications concernent :

- Toutes les personnes qui ne peuvent assurer ces soins quelles qu'en soient les raisons, asthénie, perte de la mobilité, dont les origines sont très variées.
- *Pour le soin de bouche*, les indications s'adressent aux personnes :
  - ne s'alimentant plus par la bouche ou porteuses de sonde gastrique, qu'elles soient nourries ou non par cette sonde.
  - en service de réanimation ou de soins intensifs, intubées ou trachéotomisées.
  - manifestant des troubles de déglutition réels ou potentiels.
  - présentant des troubles de la conscience, de la vigilance.

d) L'organisation

Ces soins qui font partie du rôle propre infirmier sont également de la compétence de l'aide-soignante.

- ***La prise en compte de la situation générale :***

  Elle permet d'éliminer une contre-indication au brossage ou au bain de bouche (troubles de la conscience, de la vigilance).

- ***La prise en compte de la situation actuelle :***

  Rien n'autorise l'abstention de ce soin.

  - à une personne nauséeuse, le soin de bouche qui peut favoriser les vomissements est remplacé par un bain de bouche.
  - une personne qui a vomi apprécie un bain de bouche.
  - un soin de bouche ne demande aucun effort et peut donc être proposé à une personne épuisée.

- ***La prise en compte des ressources du service :***

  Un soignant suffit pour effectuer ces soins. Parfois une aide peut être nécessaire afin de faciliter l'ouverture de la bouche, *qui peut être vécue comme une intrusion notamment chez les enfants et les personnes confuses ou atteintes de maladie mentale.*

- ***La préparation du matériel :***

  Pour le brossage des dents :

  - une brosse à dents.
  - du dentifrice.
  - un verre d'eau fraîche.
  - une serviette de toilette ou une alèse à UU et 2 ou 3 feuilles de papier absorbant.
  - un haricot à UU
  - du beurre de cacao en présentation individuelle, si besoin.

  Pour le bain de bouche :

  - un verre contenant la solution buccale diluée dans de l'eau.
  - un verre d'eau fraîche.
  - une serviette de toilette ou... idem ci-dessus.
  - un haricot à UU
  - du beurre de cacao.

  Pour le soin de bouche :

  - un plateau à UU ou non, avec des compresses non stériles et un abaisse-langue en bois ou des tampons imprégnés en emballage individuel.
  - la solution buccale, le plus souvent antiseptique comme l'*Hextril*®, l'*Eludril*®, la *Bétadine*® bain de bouche. Ce peut être de l'eau bicarbonatée.

- un verre avec de l'eau fraîche.
- un 2ème verre.
- un haricot à UU.
- des gants non stériles à UU.
- une serviette de toilette ou... idem ci-dessus.
- du beurre de cacao…
- une lampe de poche parfois pour observer les lésions éventuelles.
- un sachet plastique pour évacuer les déchets.

3.-La réalisation

- L'enclenchement de la présence. ***Confort.***
- Lavage des mains ou friction avec une solution hydro-alcoolique. ***Hygiène.***
- La table adaptable est débarrassée, nettoyée et le matériel est disposé dessus. ***Hygiène.***

Pour le brossage des dents :

- la serviette, ou l'alèse, est placée sous le menton, la partie antérieure du cou et du thorax si la personne est assise ou demi-assise, au lit ou au fauteuil. ***Confort.***
- la serviette, ou l'alèse, est placée sous le menton, sur l'oreiller et le matelas du côté où la personne va tourner la tête si la personne est en décubitus dorsal complet. Confort.
- présenter la brosse garnie de dentifrice.
- effectuer le brossage si la personne ne peut le faire seule, de la gencive vers l'extrémité des dents. Brosser le dessus et la partie interne des arcades dentaires si possible. ***Efficacité.***
- faire évacuer le dentifrice et la salive dans le haricot maintenu sous le menton, la partie incurvée vers le cou si la personne est assise ou demi-assise. Essuyer le menton avec la serviette ou un papier absorbant. ***Efficacité, confort.***
- en décubitus complet, présenter le haricot partie incurvée vers le visage tourné sur le côté, le placer sous le menton et la joue. La personne va propulser

avec les lèvres le liquide dans le haricot. Essuyer le menton et la joue. ***Efficacité, confort.***

- faire boire un peu d'eau pour rincer la bouche. ***Efficacité.***
- procéder à l'évacuation du liquide comme précédemment décrit. ***Sécurité.***
- renouveler l'opération 3 à 4 fois afin d'éliminer le dentifrice. ***Efficacité.***
- terminer par l'essuyage. ***Confort.***
- proposer le beurre de cacao si besoin. ***Efficacité, confort.***
- réinstaller la personne.

Pour le bain de bouche :

- procéder à l'installation de la protection comme pour le brossage des dents. ***Confort.***
- présenter le verre contenant la solution buccale diluée. La personne en prend un peu. Parfois une paille est nécessaire pour aspirer le liquide lorsque la personne est en décubitus dorsal complet. ***Efficacité, sécurité.***
- expliquer la manière de faire circuler le liquide dans la bouche, avec une certaine pression, en utilisant les muscles des joues et des lèvres. ***Efficacité.***
- faire recracher le liquide en procédant comme pour le brossage des dents. ***Sécurité.***
- recommencer ainsi 3 à 4 fois au moins et selon les souhaits de la personne.
- proposer à la personne de se rincer à l'eau fraîche pour terminer. Certaines d'entre elles préfèrent garder le goût et l'odeur du produit, d'autres non. ***Confort.***
- essuyer la bouche, le menton et/ou la joue. ***Confort.***
- vérifier l'état des lèvres et si besoin proposer le beurre de cacao. ***Confort.***
- réinstaller la personne.

Pour le soin de bouche :

- placer la serviette ou l'alèse en protection comme pour les soins précédents et quelle que soit la position de la personne. ***Confort.***
- mettre les gants. ***Sécurité du soignant.***
- réaliser les tampons : la Figure 5 présente la réalisation du tampon
  * prendre une compresse (1),
  * la déplier pour obtenir une bande (2).
  * prendre l'abaisse langue en bois (3), que l'on peut sectionner dans le sens de la longueur (4), afin de réaliser des tampons moins gros.
  * le placer à une extrémité de la compresse dépliée (5).
  * enrouler la compresse autour de l'abaisse langue pour obtenir un tampon dont l'extrémité est souple (6). ***Confort sécurité***
  * une pince kocher peut être utilisée pour remplacer l'abaisse-langue, ce moyen nous semble potentiellement traumatisant et à éliminer
  * procéder de la même manière pour réaliser un tampon au doigt, mais en enroulant la compresse autour de l'index de la main dominante.
- tremper l'extrémité souple dans le verre contenant la solution buccale diluée. ***Efficacité.***
- presser le tampon sur le bord du verre pour éliminer l'excès de liquide. ***Sécurité.***
- demander à la personne d'ouvrir la bouche. ***Efficacité.***
- introduire délicatement le tampon entre les lèvres et entre les arcades dentaires si la personne est inconsciente. Une aide peut être nécessaire pour appuyer sur la mâchoire inférieure. ***Efficacité.***

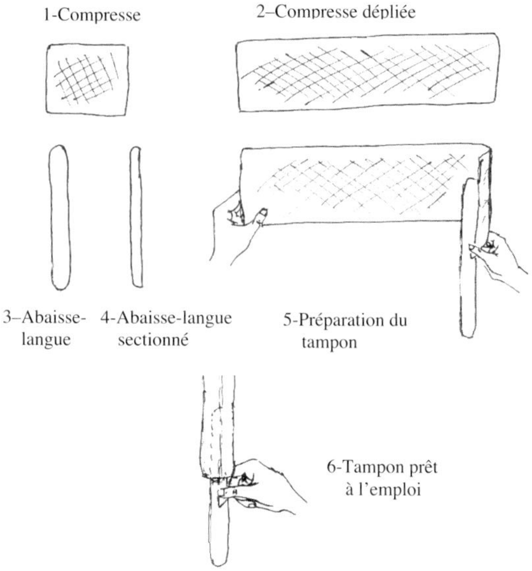

Figure 5 : Technique de réalisation des tampons pour un soin de bouche

- passer le tampon doucement sur la partie interne des joues, à droite et à gauche, les dents, les gencives, la partie interne des arcades dentaires, sous la langue. ***Efficacité.***
- pour le palais et la langue, procéder par petites touches en partant de la pointe de la langue vers la base, de l'avant vers l'arrière. *Ceci en vue de limiter les risques nauséeux.* ***Confort, sécurité.***
- changer de compresses à chaque fois que l'on change de zone et autant que nécessaire. ***Efficacité.***
- déposer les compresses souillées dans le haricot. ***Hygiène.***
- proposer un rinçage de la bouche à l'eau fraîche si la personne est consciente. ***Confort.***
- vérifier l'état des lèvres et les graisser si elles sont sèches ou si l'on constate des gerçures. ***Confort.***
- essuyer la bouche et le menton. ***Confort.***
- évacuer le haricot, l'abaisse-langue, les gants et l'alèse dans le sachet plastique que l'on ferme. ***Hygiène.***

- réinstaller la personne.

- La réinstallation de l'environnement. Ne jamais oublier la sonnette d'appel (se reporter aux soins d'installation).
- Le lavage des mains. ***Hygiène.***
- La suppression de la présence. ***Sécurité.***
- L'entretien et le rangement du matériel. ***Hygiène.***

a) La relation

- Expliquer les mouvements à effectuer pour le bain de bouche, si besoin les mimer.
- Préciser que, si elle avale un peu de solution, cela n'a aucun caractère dangereux. (*Avaler signifie que le liquide passe dans le tube digestif. Par contre, inhaler signifie que le liquide passe dans les voies aériennes basses ce qui est dangereux).*
- Faire participer la personne dans la mesure du possible.
- Veiller à ne pas manifester d'expressions, de mimiques de dégoût du fait des sécrétions et des odeurs.
- Demander à la personne de manifester par un geste de la main ou un clignement des paupières, si le soin est douloureux ou inconfortable.
- Solliciter l'expression du ressenti, du bien-être.

b) Les transmissions

Elles sont orales à l'équipe présente et écrites dans le dossier de soins.

Elles concernent :

- Le type de soin effectué et les informations significatives relatives au déroulement su soin, les difficultés rencontrées.
- Le résultat obtenu, l'état de la bouche et des lèvres, la description des lésions éventuelles et leur étendue.
- L'appréciation du soin par la personne soignée.
- L'appréciation de l'état général.
- La reprogrammation du soin.

4.-Le shampoing ou capiluve

Les cheveux font partie des phanères comme les ongles et tous les poils du corps. La maladie, la fatigue, le stress, retentissent sur les cheveux en favorisant leur chute ou en modifiant leur aspect. Le cuir chevelu comporte de nombreuses glandes sébacées et sudoripares et le sébum ainsi que la sueur qu'elles sécrètent respectivement emprisonnent les poussières, les microbes ce qui donne un aspect graisseux aux cheveux. La chevelure, pour de nombreuses personnes, tient une place importante dans l'image qu'elles ont d'elles mêmes et l'image qu'elles souhaitent renvoyer aux autres.

a) La définition et les objectifs

Le capiluve est un soin d'hygiène faisant partie du rôle propre infirmier, dont l'objectif est d'assurer la propreté de la chevelure en éliminant l'excès de sébum et les squames du cuir chevelu, de compléter l'hygiène corporelle.

C'est aussi un soin de confort qui a pour objectifs :

- De permettre à la personne la conservation d'une bonne image de soi, de l'estime de soi physiquement.
- De retrouver du plaisir à s'occuper de soi, à réinvestir son corps. Il a alors une dimension de réhabilitation.
- De favoriser le bien être et d'inciter à une reprise de l'autonomie.

b) Les indications

Le shampoing est une réponse aux diagnostics infirmiers tels que :

- Incapacité totale ou partielle à assurer ses soins d'hygiène.
- Perturbation de l'image corporelle.

Les étiologies ou les facteurs favorisants de ces deux diagnostics infirmiers sont nombreux.

Les indications concernent les personnes :

- Dont l'état nécessite un alitement prolongé.

- Ayant une mobilité réduite du fait d'un ou plusieurs appareillages.
- Bénéficiant d'une intervention chirurgicale ou d'un examen invasif.
- Présentant une asthénie importante, un état dépressif.
- Souffrant d'alcoolisme ou de toute autre conduite addictive et qui participent à une cure de sevrage.

c) L'organisation

Le shampoing peut être réalisé par l'infirmière, mais il est également de la compétence de l'aide-soignante (se référer au chapitre relatif à la collaboration infirmière/aide-soignante). Il peut être effectué au lit, au fauteuil, au lavabo du cabinet de toilette, au cours d'un bain ou d'une douche.

- ***La prise en compte de la situation générale :***

  Connaître les prescriptions et précautions particulières afin d'éliminer une éventuelle contre-indication. Elles sont peu nombreuses et temporaires :
  - les traumatismes crâniens et du rachis.
  - le port de minerve.
  - les plaies du cuir chevelu. dans ce cas, le shampooing stérile est indiqué.
  - la période post-opératoire des interventions au niveau de la face, de l'œil, de l'oreille.
  - l'arthrose cervicale, toutes les cervicalgies, qui empêchent les mouvements de la tête en avant ou vers l'arrière. dans ce cas le shampoing sous la douche est préféré.
- ***La prise en compte de la situation actuelle :***

  Un recueil d'informations s'impose auprès de la personne et en consultant la planification des soins :
  - un examen, des visites, une sortie ou autre occupation sont ils prévus ?
  - quel est l'état de fatigue de la personne avant de commencer le soin ?
  - selon les cas, vérifier la température par le toucher notamment.
  - soin à réaliser à distance du dernier repas.

- possède-t-elle le matériel nécessaire ? Que faut-il compléter ?
- quel est le lieu et l'installation les mieux appropriés à la situation ?

• ***La prise en compte des ressources du service :***

- les installations les plus simples et les matériels les plus adaptés sont à privilégier. Certains établissements de soins possèdent même un salon de coiffure.
- selon les capacités physiques de la personne et le lieu où s'effectue le soin un ou deux soignants peuvent être nécessaires.
- c'est un soin qui peut être différé en cas de manque de personnel ou d'un surcroît d'activité imprévu.

• ***La préparation du matériel :***

- deux grandes serviettes de toilette au moins.
- un gant de toilette si la personne souhaite se protéger les yeux.
- du coton afin de protéger les conduits auditifs si la personne le désire.
- du shampoing.
- une brosse, un peigne, dans un haricot à usage unique, deux compresses que l'on enfile sur les dents du peigne et de la brosse si ceux-ci ne sont pas personnels. Après le coiffage, les compresses sont retirées avec les cheveux retenus.
- une lotion peut être souhaitée, de l'huile d'amande douce pour ramollir des croûtes sur le cuir chevelu à appliquer avec des compresses, de préférence plusieurs heures avant le shampoing.
- un sèche cheveux. Un miroir.
- des barrettes pour une petite fille, des bigoudis éventuellement pour la gente féminine.
- du linge de rechange, veste de pyjama, chemise de nuit, au cas où les vêtements portés se retrouvent mouillés.
- le chariot d'évacuation du linge.

Puis, selon le cas :

- Soit une bouée avec réservoir d'eau et douchette, un seau pour récupérer l'eau, ceci lors d'un capiluve au lit en décubitus dorsal. Une alèse à usage unique afin de protéger le lit. La nuque du bénéficiaire du soin repose sur la bouée et la tête se trouve ainsi au-dessus d'une sorte de cuvette délimitée par la bouée gonflée et la partie du fond (Figure 6).

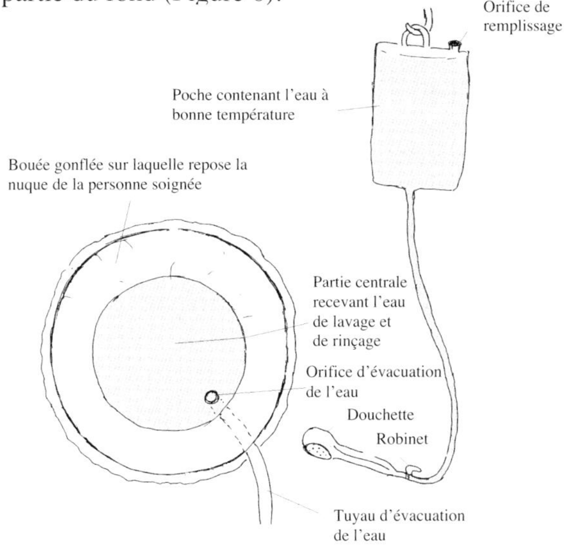

Figure 6 : Bouée pour pédiluve au lit en décubitus dorsal

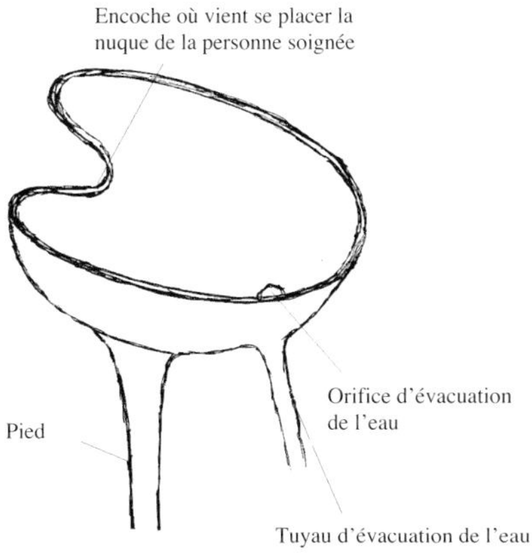

Figure 7 : Le bac à shampooing

- Soit un bac à shampooing, un broc pour verser l'eau, un seau pour la récupérer si le capiluve est effectué en position demi-assise au lit ou assise au fauteuil. Le broc et le seau ne sont plus nécessaires si le lave tête est utilisé au-dessus d'une baignoire (Figure 7).
- Soit une alèse en caoutchouc ou un grand sac plastique découpé, une alèse en tissu, une pince à clamper, un broc et un seau. C'est le matériel empirique à utiliser en dernier recours pour un shampoing au lit, au fauteuil, au cabinet de toilette, ou dans une salle de bains (Figure 8).

d) La réalisation

- L'enclenchement de la présence. ***Confort.***
- Le lavage des mains. ***Hygiène.***
- La préparation de l'environnement. ***Confort, sécurité.***
  - faire en sorte que la température de la pièce soit agréable.
  - supprimer les courants d'air.
  - écarter, ranger le mobilier ou les objets inutiles au soin.
  - disposer le matériel nécessaire à portée de mains, sur un chariot de soins par exemple.
- La préparation de la personne. ***Efficacité, sécurité, confort.***
  - proposer le bassin, l'urinal ou d'aller aux toilettes.
  - aider au lever, à l'installation au fauteuil ou à se rendre dans le lieu du soin.
  - dégager le cou, déboutonner l'encolure, enrouler une serviette-éponge autour du col et la faire retomber sur les épaules et ceci quelle que soit la procédure retenue.
  - ôter les prothèses auditives et les lunettes au dernier moment et les mettre en lieu sûr.

- L'installation pour le shampoing.

En décubitus dorsal, au lit :

- placer une alèse à UU sous la tête.
- mettre la « bouée » au-dessus, le tuyau d'évacuation de l'eau tombant dans un seau placé au sol.
- installer la tête de la personne dans la partie centrale de la bouée.
- accrocher à un pied à perfusion la poche de plastique remplie d'eau à bonne température. Veiller à ce que le robinet de la douchette soit fermé.

Au fauteuil :

- placer le lave tête à l'arrière du fauteuil, si le dossier est trop haut, utiliser un coussin rehausseur ou l'asseoir sur une chaise. Le tuyau d'évacuation de l'eau tombe dans un seau ou le lavabo ou encore la baignoire.
- aider la personne à s'installer, le cou dans l'encoche du lave tête, et la tête bascule vers l'arrière.

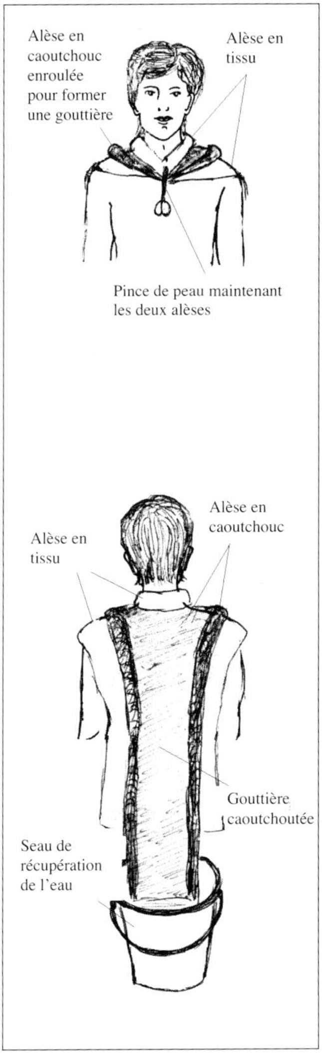

Figure 8 : Préparation pour capiluve selon la technique empirique

L'installation au lavabo :

- faire asseoir la personne, la tête penchée en avant, au-dessus du lavabo.
- protéger la partie avant du thorax en plus de la serviette placée autour du cou et sur les épaules.

L'utilisation du matériel empirique :

- déplier l'alèse en toile ou une grande serviette éponge dans le sens de la longueur.
- poser dessus l'alèse en caoutchouc ou le sachet plastique déplié.
- rouler la partie supérieure en tissu sur le caoutchouc ou le plastique et entourer le cou de la personne. Le tissu étant en contact avec la peau. Maintenir le tout avec une pince à clamper qui repose sur le sternum. Les épaules sont ainsi largement recouvertes.
- former une gouttière ou un rebord avec chacune des parties latérales de l'alèse en caoutchouc ou le plastique en les enroulant sur le dessus et vers l'intérieur.
- faire tomber la partie inférieure de l'alèse en caoutchouc ou le plastique dans un seau, un lavabo, une baignoire.
- installer la personne en décubitus dorsal, le haut du corps positionné en biais, la tête près du bord du lit. Elle peut également être assise dans son lit, au fauteuil dans la chambre, le cabinet de toilette ou une salle de bains.

• Le shampoing proprement dit.

- proposer des boules de coton pour les oreilles, un gant de toilette sur le front ou les yeux. ***Confort.***
- brosser ou peigner la chevelure. ***Efficacité.***
- demander l'appréciation de la température de l'eau et mouiller soigneusement les cheveux. ***Confort, efficacité Sécurité.***
- verser une dose de shampoing dans le creux des mains et enduire toute la chevelure.
- masser le cuir chevelu, ne pas frotter. ***Confort, efficacité***.
- rincer correctement notamment derrière les oreilles et le côté opposé au soignant, moins visible. ***Efficacité.***
- procéder à un deuxième shampoing si nécessaire et après avoir évalué l'état de fatigue de la personne. ***Efficacité, sécurité.***

- enlever les protections (coton, gant, alèses), aider la personne à redresser la tête. ***Confort physique.***
- recouvrir la chevelure avec la serviette qui entoure le cou. Sécher les cheveux en massant légèrement. ***Efficacité, confort.***
- réinstaller la personne dans sa chambre ou au lit selon le degré de fatigue, cette réinstallation peut être réalisée après le séchage et le coiffage. ***Sécurité.***
- aider la personne à se changer si elle est mouillée. ***Confort physique.***
- démêler les cheveux avec le peigne et/ou la brosse sans tirer. ***Confort, efficacité.***
- terminer le séchage au sèche-cheveux et coiffer selon les désirs de la personne. ***Confort physique et psychologique.***
- présenter le miroir et le peigne ou la brosse si elle souhaite réajuster sa coiffure. ***Confort psychologique.***

- Réinstallation de l'environnement. Ne pas oublier la sonnette d'appel. Voir le chapitre concernant les installations. ***Sécurité, confort.***
- Le lavage des mains après avoir évacué le matériel souillé. ***Hygiène.***
- Suppression de la présence. ***Sécurité.***
- Entretien et rangement du matériel. ***Hygiène.***

e) La relation

Dans son comportement et ses dires, le soignant doit :

- Manifester du respect pour les habitudes relatives à l'hygiène de la chevelure.
- Repérer et favoriser l'expression d'inconfort ou de fatigue.
- Solliciter si possible la participation active de la personne.
- Faire exprimer ses choix dans l'installation, la température de l'eau, le style de coiffure, etc.
- Valoriser toute manifestation de bien être, d'intérêt pour l'esthétique.

f) Les transmissions

Elles sont orales et écrites dans le dossier de soins.

Ces transmissions comportent :

- Les informations significatives concernant le déroulement du soin, l'état du cuir chevelu. Les réajustements à envisager, tel qu'un autre capiluve ou l'intervention d'un coiffeur souhaité par la personne soignée par exemple.
- Les éléments d'évaluation relatifs aux objectifs comportementaux posés, le degré de participation, d'investissement, le plaisir manifesté, la satisfaction ou non de la personne, etc.
- Une appréciation de l'état général de la personne.

5.-Le pédiluve ou bain de pieds

Le bain, qu'il soit complet ou qu'il ne concerne que les pieds, est dans la vie quotidienne synonyme de détente. L'effet relaxant de l'immersion et des mouvements dans l'eau ne sont plus à démontrer. Confort, détente, bien être sont aussi procurés par tous les soins au niveau des pieds (bain, massage, pédicurie).

a) La définition et les objectifs

Le pédiluve est un soin d'hygiène qui fait partie du rôle propre infirmier. La plante des pieds comporte de nombreuses glandes sudoripares et les espaces inter-digitaux ainsi que le pourtour des ongles sont des endroits propices au développement des germes (bactéries, champignons). Cependant la toilette complète au gant assure parfaitement cette hygiène.

C'est essentiellement un soin de confort qui vise le bien être, la détente, la relaxation, le plaisir. Il n'amène aucun inconfort et permet donc au soignant de « cocooner » en quelque sorte le malade.

Il peut être prescrit en dermatologie avec l'utilisation de substances médicamenteuses pour le trempage ou en application après le bain.

Les objectifs généraux sont les suivants :

- Assurer un parfait état de propreté des pieds.
- Favoriser un état de relaxation.
- Retrouver du plaisir au contact de l'élément liquide.

b) Les indications

Le pédiluve est une des réponses possibles aux diagnostics infirmiers tels que :

- Incapacité partielle ou totale à assurer ses soins d'hygiène,
- Anxiété,
- Perturbation de l'image corporelle.

Pour ces deux derniers diagnostics infirmiers, la propreté des pieds n'est qu'un prétexte à la relation, à la présence, à l'écoute et au toucher.

Les indications concernent :

- Les personnes âgées essentiellement,
- Les personnes en état de grande précarité, pour qui l'hygiène n'est plus une priorité et qui présentent des pieds dans un très mauvais état (callosités, amas de peaux mortes et de salissures),
- Les patients ayant vécu un alitement long et pour qui le bain complet n'est pas encore possible,
- Les personnes porteuses de pansements ou de matériel empêchant la douche ou le bain,
- Les personnes qui vont bénéficier d'une intervention chirurgicale, d'un examen tel que la phlébographie, au niveau des pieds et pour qui le bain ou la douche ne sont pas permis. Le pédiluve précède aussi les soins de pédicurie.

c) L'organisation

Le pédiluve est un soin réalisé par l'infirmière et par l'aide-soignante dans le cadre de la collaboration I.D.E./A.S.

Il peut être effectué au lit, mais cette éventualité est extrêmement rare étant donné le développement des matériels (lève-malade, baignoires thérapeutiques) permettant de baigner des malades ayant perdu toute mobilité. Seul le bain de pieds au fauteuil est abordé ici.

- ***La prise en compte de la situation générale :***

  Elle permet d'ajuster le déroulement du soin et d'éliminer les contre-indications suivantes :

  - la présence de plaies, d'escarre talonier, d'ulcères variqueux ou artériels au niveau des chevilles.

- le diabète au stade de micro-angiopathies périphériques contre indique le trempage qui ramollit les tissus. De plus, la perte de sensibilité effective fait courir un risque de brûlure par utilisation d'eau trop chaude.

• ***La prise en compte de la situation actuelle :***
Un entretien avec la personne soignée permet de :
- s'assurer qu'aucun élément nouveau ne reporte le soin, tel que : fatigue excessive, hyperthermie, examen.
- convenir de l'horaire en fonction des visites et des occupations.
- faire le point sur le matériel dont elle dispose afin de le compléter avec celui du service.

• ***La prise en compte des ressources du service :***
Un seul soignant suffit pour réaliser ce soin, cependant le lever et l'installation au fauteuil ainsi que le coucher peuvent nécessiter une aide à négocier. Comme pour le capiluve, une surcharge de travail liée à des situations d'urgence peut faire différer ce soin.

• ***La préparation du matériel :***
- une cuvette suffisamment large et haute.
- une serviette de toilette, un gant, du savon. Le matériel du malade est celui utilisé pour la partie inférieure du corps. On utilise obligatoirement le matériel du service en cas de mycose.
- un broc ou une bouteille pour rincer, gant à UU dans certains cas.
- une alèse en tissu à placer sur le sol pour que la personne puisse y poser les pieds nus.
- une lotion ou une crème hydratante, ou une eau parfumée.
- le nécessaire pour couper les ongles si nécessité : pince spéciale, 2 ou 3 compresses non stériles, un flacon d'alcool modifié dans un plateau, un haricot à UU
- une paire de chaussettes ou de bas propres. Le matériel nécessaire pour l'installation au fauteuil, la réfection du lit et l'évacuation du linge sale éventuellement.

d) La réalisation

- L'enclenchement de la présence. ***Confort, sécurité.***
- Le lavage des mains ou la friction avec une solution hydro-alcoolique. ***Hygiène.***
- La préparation de l'environnement. ***Confort, sécurité.***
  - écarter et ranger tout matériel inutile pour le soin.
  - veiller à ce que la température de la pièce soit confortable. Pas de courants d'air.
  - préparer le fauteuil.
  - placer le chariot de soins de façon à atteindre le matériel aisément.
- La préparation de la personne soignée.
  - l'installer confortablement au fauteuil. Se référer au chapitre traitant ce sujet.
  - s'assurer qu'elle n'ait pas besoin d'aller aux toilettes.
  - déposer l'alèse en tissu sous ses pieds.
  - enlever chaussures ou pantoufles, les chaussettes peuvent être enlevées au dernier moment si la personne a froid aux pieds.
  - faire reposer les pieds sur l'alèse.
  - remonter les jambes du pantalon de pyjama jusqu'au-dessus des genoux.
- La réalisation du bain.
  - remplir la cuvette au 3/4 afin que l'eau atteigne la hauteur de 10 cm environ au-dessus des malléoles. ***Efficacité, confort psychologique***.
  - faire apprécier la température de l'eau avec les doigts avant d'y plonger les pieds. ***Sécurité, confort.***
  - laisser tremper pendant 10 à 15 minutes. ***Efficacité, confort.***
  - utiliser le gant imbibé pour faire couler de l'eau sur les mollets. ***Confort.***
  - s'accroupir face à la personne soignée pour ce soin afin de garder le dos droit. ***Confort du soignant.***
  - proposer à la personne de tenir la serviette sur ses genoux et de nous la présenter le moment venu. ***Confort.***

Pour un pédiluve de confort.

- savonner avec le gant chacun des pieds en remontant jusqu'aux mollets voire les genoux. ***Efficacité, confort.***
- rincer les deux jambes en même temps si la bassine contient suffisamment d'eau et si cette dernière n'est pas trop savonneuse.
- sortir une jambe, l'essuyer et faire reposer le pied sur l'alèse. Faire attention à ne pas trop écarter la jambe surtout chez les personnes âgées dont les articulations peuvent être douloureuses ou si elles sont porteuses d'une prothèse de hanche. ***Sécurité.***
- procéder de la même façon pour l'autre jambe. Avant de reposer celle-ci, il est utile de déplacer la bassine sinon la personne a les jambes écartées de chaque côté. ***Sécurité.***
- utiliser des compresses non stériles en intissé pour essuyer les espaces inter digitaux si les orteils sont déformés, serrés les uns contre les autres. Il est parfois impossible d'utiliser la serviette-éponge. ***Efficacité.***

Pour un pédiluve sur des pieds sales ou porteurs de mycose.

- enfiler les gants. ***Sécurité.***
- savonner puis rincer chaque pied l'un après l'autre. ***Efficacité, hygiène.***
- utiliser une serviette et un gant du service qui sont mis au linge sale immédiatement après le soin (ou un gant à UU qui est jeté). *L'humidité et la température d'un cabinet de toilettes sont favorables à la multiplication des micro-organismes, des champignons en particulier.*
- procéder à l'application de la prescription antimycosique.
- changer de chaussettes ou de bas. Mettre les sales dans un sachet plastique si le linge est repris par la famille. Nettoyer l'intérieur des chaussures et des pantoufles. ***Efficacité, hygiène***.

- informer de la facilité de dissémination des champignons. *Cette procédure évite de remettre le pied lavé dans l'eau contenant les salissures ou les champignons. Elle évite également que la personne ne se réinfeste avec son linge de toilette.* ***Sécurité.***

- Les soins des ongles.
  - faire intervenir un pédicure pour les personnes présentant des ongles durs, épais, déformés, des cors ou des durillons. Il en est de même pour toute personne diabétique car la moindre blessure *risque de s'infecter facilement.* ***Sécurité.***
  - humidifier une compresse avec de l'alcool, cela retient les morceaux d'ongles coupés.
  - se placer accroupie toujours, mais de côté, un genou reposant sur l'alèse, l'autre jambe pliée. ***Confort du soignant.***
  - faire reposer le pied sur une serviette placée sur la jambe pliée. (en cas de mycose on prévoit 2 serviettes). Ne jamais reposer le pied directement sur la blouse ou le pantalon pour *éviter de contaminer la tenue ou de contaminer le malade.* ***Sécurité.***
  - maintenir la compresse alcoolisée derrière l'orteil, couper l'ongle de cet orteil au carré, jamais en arrondi cela *favorise les ongles incarnés.* ***Sécurité.***
  - procéder ainsi pour chaque ongle et chacun des pieds. Changer de compresse pour chaque pied, plus si besoin.
  - déposer les compresses avec les débris d'ongles dans le haricot.
  - déposer la pince dans le plateau.

- Le pédiluve se termine par un massage. ***Confort physique et psychologique.***
  - faire reposer le pied sur les genoux comme pour la coupe des ongles.
  - faire tomber dans le creux d'une main un peu de crème hydratante et masser la plante et le dessus du

pied, la cheville avec douceur et application pendant quelques minutes, afin de bien faire pénétrer la crème.
- le massage peut si la personne le souhaite, concerner le mollet.
- procéder de manière identique pour l'autre pied.
- ne pas masser les jambes d'une personne porteuse de varices.
- se contenter de masser les talons et les chevilles si la personne a une mycose des espaces inter-digitaux.
- enfiler les chaussettes ou les bas propres, les chaussures ou pantoufles.

• Le matériel est débarrassé sur le chariot de soins.
• La réfection de lit est effectuée si besoin.
• La personne est réinstallée au fauteuil ou au lit si elle est fatiguée.
• L'environnement est remis en ordre. Ne jamais oublier de mettre la sonnette d'appel à sa disposition. Se référer aux soins d'installation.
• Un lavage des mains est réalisé. ***Hygiène.***
• La suppression de la présence. ***Sécurité.***
• L'entretien et le rangement du matériel. ***Hygiène.***

e) La relation

Comme pour tout soin et particulièrement les soins d'hygiène, un comportement chaleureux et attentionné est nécessaire.

• Stimuler la participation pour tenir la serviette, déterminer la température de l'eau, etc.
• Regarder la personne et lui parler pendant le soin. Avoir le regard fixé sur les pieds peut donner l'impression d'être un objet.
• Choisir les mots et le ton pour recueillir des informations sur l'état des pieds, l'instauration de cet état et ses conséquences sur la marche ou la façon de se chausser.
• Proposer le massage et ne pas l'imposer.
• Favoriser l'expression du bien-être.

f) Les transmissions

Elles sont orales à l'équipe présente et écrites dans le dossier de soins.

- Relater les informations significatives relatives au déroulement du soin, participation, degré de fatigue engendrée.
- Noter toute observation sur l'état cutané, la coloration, la chaleur ou la froideur, unie ou bilatérale, une lésion, un aspect inflammatoire des espaces inter-digitaux ou du pourtour des ongles qui peut évoquer un début de mycose.
- Donner des indications concernant le comportement de la personne, ses manifestations ou l'absence de manifestation de satisfaction, de bien-être.
- Envisager des réajustements éventuels.
- Noter les informations concernant son état général.

IV.-LA PREVENTION DES ESCARRES

La prévention et les soins d'escarres sont cités dans l'article 5 du décret du 11 février 2002. Dans le cadre de son rôle propre, l'infirmière dispense *ces soins visant à identifier les risques et à assurer le confort et la sécurité de la personne et de son environnement et comprenant son éducation et celle de son entourage*. Dans ce chapitre sur les soins généraux, nous nous arrêterons uniquement sur la prévention de l'escarre cutanée, les soins de l'escarre constituée relèvent des soins spécifiques.

Le décret cite encore *la surveillance de l'hygiène et de l'équilibre alimentaire, (...) les soins et procédés visant à assurer l'hygiène de la personne et de son environnement, (...) l'installation du patient dans une position en rapport avec sa pathologie ou son handicap,* que nous aborderons dans les mesures de prévention.

Les soins de prévention des escarres répondent au diagnostic infirmier de risque d'atteinte à l'intégrité de la peau et plus précisément risque d'escarres.

1.-La définition de l'escarre

L'escarre cutanée ou cutanéo-muqueuse est une altération du revêtement cutané et du tissu sous-cutané liée à un trouble trophique, c'est-à-dire à un défaut de nutrition des cellules. L'escarre cutanée présente différentes étapes de constitution : de la rougeur fixée à l'ulcération importante avec atteinte des muscles jusqu'à l'os.

Selon une enquête réalisée par l'association Perse en 1994, 3 à 6 % des personnes hospitalisées développent des escarres et la moitié de ces escarres pourraient être évitées, c'est dire l'importances de la prévention.

2.-Le mécanisme physiopathologique

Compression prolongée des tissus entre un os et un support dur

⇩

Gène de la circulation capillaire

Ischémie

⇩

Diminution de l'approvisionnement en nutriments et oxygène

Hypoxie tissulaire

⇩

Souffrance des cellules avec signes inflammatoires

⇩

Arrêt de l'approvisionnement en nutriments et oxygène

Anoxie tissulaire

⇩

Mort des cellules avec desquamation et ulcération

Nécrose

Une station prolongée dans la même position provoque une pression des tissus mous entre deux parties dures : les saillies osseuses de la personne et le support (lit, fauteuil, chaise...). Cette compression prolongée des parties molles (peau et muscles) gène la circulation du sang dans les capillaires sanguins qui apportent les éléments nutritifs et l'oxygène nécessaires à la vie des cellules de ces tissus mous. Ceux-ci souffrent d'hypoxie et donnent des signes de souffrance, l'ischémie tissulaire est encore réversible. Puis les tissus meurent d'anoxie, il y a une nécrose, une perte de substance du revêtement cutanéo-muqueux, qui peut s'aggraver jusqu'à la nécrose musculaire…

3.-Les différents stades de l'escarre

Nous décrirons surtout les deux premières étapes de ce processus. Les autres étapes seront décrites rapidement avec le seul but de faire prendre conscience de la gravité des escarres.

a) Le stade 1 : la rougeur persistante

Au niveau des points d'appui, les capillaires veineux plus mous que les capillaires artériels sont les premiers affectés. Le retour veineux est gêné, le derme et l'épiderme sont congestionnés. L'hyperémie se traduit par une sensation douloureuse, un œdème et une rougeur locale.

Au début, cette rougeur est réversible grâce à un changement de position, un effleurage, et la circulation redevient normale, les tissus sont à nouveau nourris ; tout va bien pour eux, si la pression ne se renouvelle pas sur cet emplacement. Dans le cas contraire, une tache rouge violacée s'installe dans les heures qui suivent. Elle ne disparaît pas à la levée de l'appui. Un œdème périphérique témoigne de la réaction des tissus voisins qui souffrent aussi.

En résumé, les premiers signes sont la rougeur au point d'appui et la sensation d'inconfort.

b) Le stade 2 : la phlyctène ou/et la désépidermisation

La réaction diffère selon l'épaisseur de la peau.

La phlyctène est un décollement de l'épiderme d'avec le derme, avec collection d'un liquide et un œdème du derme nu sous la bulle.

La phlyctène concerne des localisations comme le talon ou les malléoles où l'épithélium est kératinisé. Dans ce cas, l'épiderme souffre moins vite que le derme qui se détériore sous la bulle. L'éclatement de la phlyctène constitue alors le stade de désépidermisation.

La désépidermisation est l'abrasion du premier revêtement externe cutané. Il y a donc érosion de l'épiderme et atteinte du derme.

Cette atteinte concerne les régions où la peau est peu résistante comme la région sacrée, au niveau des trochanters..., sans constitution préalable de phlyctène. A ce stade, il y a érosion de l'épiderme et du derme. Celui-ci possède de nombreuses terminaisons nerveuses, donc la douleur est très importante ce qui provoque une impotence fonctionnelle de la partie lésée. L'escarre est constituée, il faudra la traiter tout en continuant la prévention pour les autres points à risque.

c) L'étape 3 : la nécrose

Le processus de dégénérescence aboutit à la destruction du tissu sous cutané. Une plaque de nécrose noire et cartonnée se constitue. Sous cette plaque noire, le pus se collecte et l'ulcération continue, l'hypoderme, puis le muscle et les tissus adipeux sont atteints et se nécrosent. C'est l'ulcération cutanéo-graisseuse qui se découvre après l'élimination spontanée de la nécrose ; des débris nécrotiques et de la fibrine tapissent la plaie. Celle-ci est très douloureuse en périphérie, au niveau du bourrelet œdémateux qui la borde. L'impotence fonctionnelle est complète.

d) L'étape 4 : l'extension en profondeur

La plaie se creuse. L'atteinte des muscles parvient jusqu'aux tendons et jusqu'à l'os, avec un risque majeur d'infection généralisée : ostéite et septicémie.

Les escarres entraînent une gène douloureuse, une souffrance physique, une limitation des capacités fonctionnelles donc une limitation de l'autonomie. Une altération de l'image de soi retentit sur l'estime de soi et la relation à l'autre. La qualité de vie, voire le pronostic de vie sont en jeu.

4.-Les facteurs de risque d'escarres

Le risque d'escarres est très fréquent dans la vie courante, mais habituellement, nous nous adaptons et le risque disparaît : lorsque nous sommes allongés, ou assis, une sensation d'inconfort provoquée par un début de gêne à l'irrigation des tissus comprimés provoque un changement de position, qui est d'ailleurs souvent réflexe, nous bougeons et tout rentre dans l'ordre pendant un temps.

Le risque est à prendre en compte lorsque la pression est importante et persistante et que les tissus sont déjà mal nourris ou en mauvais état.

a) La force de pression

Certaines situations la majorent :

- Obésité, diminution de la tonicité musculaire avec flasticité du membre ou du corps...
- Pression exercée sur une zone restreinte : zones d'appui : talons, malléoles, genoux, trochanters, ischions, sacrum, omoplates, coudes, occiput ; personne cachectique... (Figure 9).
- Pressions exercées sur une zone fragile : pression sur la muqueuse nasale par la sonde gastrique ou les lunettes d'oxygénation...
- Résistance du support : matériel dur ou objets contendants inopportuns (capuchons d'aiguille, bassin de lit ou urinal, arceau, barrière de lit...).

b) La persistance de la pression

- La sensation d'inconfort n'est pas perçue : paralysie, niveau de conscience altéré...
- La personne ne peut bouger : paralysie, contention, niveau de conscience altéré...
- La personne manque de motivation : syndrome de glissement de la personne âgée, dépression grave...
- La personne ne connaît pas le risque et n'est pas sensibilisée pour faire l'effort de bouger par exemple un membre douloureux...

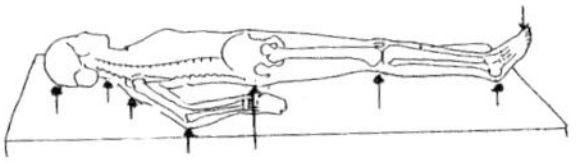

Points d'appui en décubitus dorsal

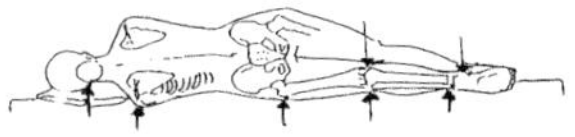

Points d'appui en décubitus latéral

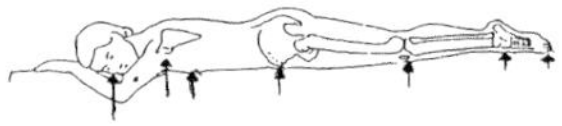

Points d'appui en décubitus ventral

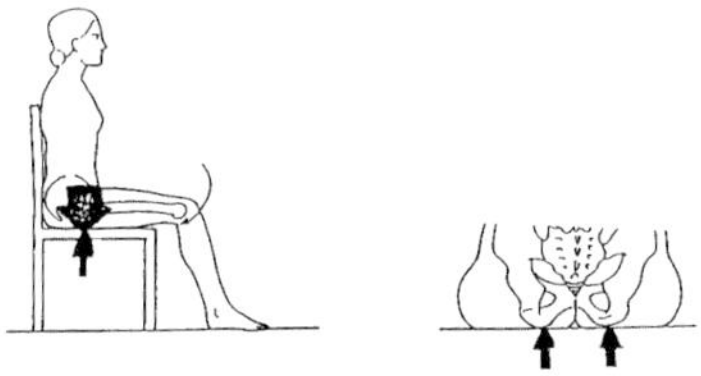

Points d'appui en position assise

Figure 9 : Les zones à risque d'escarres

c) Le déficit nutritionnel des tissus

- Un mauvais état circulatoire : artérite, état de choc...
- Une mauvaise hématose : insuffisance respiratoire, anémie...
- Une dénutrition, une déshydratation.

d) La fragilisation du revêtement cutané

- La peau fine de la personne âgée, du nouveau-né...
- Une peau abîmée par la macération dans les urines ou les selles, par une transpiration abondante en cas d'hyperthermie ou d'intolérance à la housse plastifiée.
- Une peau cisaillée par des frottements fréquents sur un support rêche : draps, appareillages… ou présentant des aspérités : plis, corps étrangers comme les miettes…

5.-Les objectifs de la prévention

La prévention vise à diminuer l'impact de certains facteurs de risque et à en éliminer d'autres. La finalité est bien sûr, que la personne ne développe aucune escarre.

Pour cela, une détection du risque est indispensable, puis une diminution des pressions, une protection de la peau, une activation de la circulation, un maintien ou une restauration de l'état général physique et psychique.

Dans la démarche de soins, les objectifs et les actions spécifiques à la personne sont développés. Une éducation peut être visée pour les personnes dont le risque est chronique, par exemple en cas de paralysie.

En 2001, une conférence de consensus, managée par l'Agence nationale d'accréditation et d'évaluation en santé (ANAES), a précisé les recommandations actuelles concernant la prévention des escarres (elles sont développées sur le site de l'ANAES).

6.-L'évaluation du risque

Des échelles d'évaluation du risque permettent de prédire le risque d'apparition d'escarres à partir d'un score seuil et de mettre en œuvre les actions de prévention pour ces personnes à risque. Citons les échelles de Norton, de Braden qui nous viennent de l'étranger ou de Véga, de Pauchet-Traversat pour des échelles françaises.

Les différentes échelles publiées se recoupent dans les facteurs de risque pris en compte : immobilité et limitation de l'activité, incontinence, déficience de l'état nutritionnel, altération du niveau de conscience.

L'évaluation est systématique à l'entrée du malade et au minimum à chaque changement de l'état de santé.

L'examen des points d'appui doit être systématique et se faire au minimum une fois par jour, par exemple lors de la toilette.

7.-La diminution de la pression

a) Le matériel

Le but est de diminuer les forces en les répartissant sur une plus grande surface d'appui. Le premier principe utilisé est d'adoucir le support afin que le corps s'enfonce dedans et que la surface d'appui soit plus importante : c'est le cas des sur-matelas à eau ou à air, des matelas gaufriers, des coussins garnis de gel haute viscosité ou à cellules pneumatiques…

Le deuxième principe utilisé est la variation des appuis : un dispositif permet de porter le poids du corps sur une partie du support puis sur une autre. Il est utilisé dans les matelas à gonflement alternatif de boudins adjacents.

Les forces de cisaillement sont contrées par l'utilisation de bottes qui limitent les frottements des talons sur les draps, de protections qui isolent les parties osseuses saillantes l'une de l'autre : les genoux ou les malléoles des deux jambes.

b) Les changements de position

Cette technique permet de varier les points d'appui et de permettre un retour normal de la circulation dans les territoires venant d'être soumis à une pression.

La mobilisation est active ou passive. Active, elle est réalisée par le patient lui-même qui peut mobiliser seul ses articulations, ses membres et ses fesses plusieurs fois dans la journée. Le fait de bouger dans le lit, les soulèvements et balancements au fauteuil, la marche sont conseillés.

Passive, la mobilisation est réalisée par l'équipe soignante, toutes les 2 heures pour les changements de position au lit. Les positions utilisées sont le décubitus dorsal, le décubitus latéral et le décubitus semi-latéral. Ces 5 positions à appliquer en alternances sont à planifier avec l'outil du service.

Les manipulations seront réalisées en évitant les frottements des points d'appui sur la literie selon les principes de manutention. Les forces de cisaillement au niveau du siège seront réduites en maintenant le dossier du lit en dessous d'un angle de 30°.

A chaque amélioration de la mobilisation, les possibilités seront utilisées : lever, mise au fauteuil, remise à la marche.

8.-L'effleurage et l'observation

Les frictions ou massages étaient utilisés pour améliorer la circularisation. Or des études ont montré que les zones massées ont plus de tissus abîmés que les zones similaires non massées.

Des massages peu appuyés, à type d'effleurage sont actuellement préconisés au niveau des points d'appui. Ils stimulent la micro-circulation capillaire et permettent une amélioration de l'oxygénation des tissus mais obligent surtout à un examen des zones à risque. L'emploi de crème hydratante ou d'huile oxygénante permet un renforcement de la résistance de la peau et une amélioration de l'oxygénation capillaire.

Facilité par l'utilisation d'huile, l'effleurage consiste en de lents mouvements de va et vient ou circulaires des paumes des mains nues autour des points d'appui. Pratiqué pendant une minute sur chaque point, il doit être répété 4 fois par jour.

Lors du soin, il convient d'être attentif aux plaintes douloureuses et interroger la personne sur une gêne éventuelle. Si une rougeur persiste, il faut arrêter les effleurages sur cette zone, la pose d'un film protecteur semi-perméable transparent est souvent prévue par le protocole de soins. Elle évite l'évolution vers la phlyctène.

Les produits desséchants à base d'alcool sont proscrits. Les techniques du chaud froid (sèche-cheveux et glaçons) autrefois utilisées, ont été démontrées néfastes et sont à proscrire également.

9.-Le maintien d'une hygiène rigoureuse

a) Les soins d'hygiène

Les soins de propreté de la peau sont à réaliser aussi souvent que nécessaire. La toilette complète est au minimum quotidienne. Un renouvellement ou une toilette partielle est indispensable lorsque la peau est souillée par les urines, les selles, une transpiration, des écoulements.

Lors de la toilette, veiller à ne pas irriter la peau : tamponner pour le séchage, utiliser un savon doux et des lotions hydratantes qui au contraire la protègent. Pour la réalisation se reporter à la description ci-dessus.

b) La réfection de la literie

Le change de la literie devrait être systématique 2 fois par jour, lorsqu'il y a une diminution de l'activité et de la mobilité. Le change sera plus fréquent en cas de souillures des draps.

L'utilisation de draps non rêches limite les frottements agressifs.

c) La lutte contre l'incontinence

Il s'agit de limiter l'exposition de la peau à la macération. Selon le cas, des actions appropriées seront mises en place : pose régulière du bassin, pose de protections ou d'une sonde urinaire.

10.-L'amélioration de l'état général

a) La nutrition

Pour renforcer le processus de vie et de régénération des cellules, la correction du déficit nutritionnel éventuel par des apports supplémentaires en calories, protéines, vitamines et oligo-éléments est préconisée. L'hydratation de la peau sera maintenue par l'absorption régulière d'eau (environ 2 l/24h). Les apports proposés tiennent compte des goûts et des habitudes alimentaires du patient. Une planification et une surveillance des apports alimentaires et hydriques est mise en place.

b) Le sommeil

La récupération physique et psychique est favorisée afin de permettre la mobilisation des capacités de l'organisme.

c) Le psychisme

L'apathie, le laisser aller diminuent le tonus musculaire et *alourdissent* le patient, le confinent dans l'inaction, facteurs supplémentaires prédisposant aux escarres...

La mise en place d'une relation d'aide permet au patient d'explorer cet état, de retrouver une certaine envie de vivre et de participer aux soins.

11.-L'éducation

Quand l'état mental n'est pas altéré, la coopération du patient doit être obtenue ou alors celle de son entourage avec l'objectif que les mesures de prévention soient acceptées, mises en œuvre et que la personne puisse prévenir le soignant aux premiers signes de l'escarre. Les mesures de changement de position, de bonne alimentation et d'hydratation correcte se réalisent ainsi, même entre les passages des soignants. Les matériels sont mieux tolérés.

L'information de toute personne bénéficiaire de la prévention porte sur les signes du premier stade de l'escarre, sur l'intérêt et le mode d'action des mesures appliquées.

Pour les personnes qui doivent apprendre à se prendre en charge, dans le cadre d'une affection chronique, l'éducation comprend également la description des techniques que la personne et son entourage doivent mettre en œuvre.

12.-La transmission

- Le suivi du risque et des actions entreprises est essentiel.
- Le plan d'action fait partie d'une cible du dossier, dans le cadre des diagnostics infirmiers ou d'un plan de soin type personnalisé pour ce patient.
- L'évaluation initiale et les suivantes apparaissent dans le dossier de soins. Les actions répétitives de prévention sont répertoriées, la vérification des points d'appui est notée, les rougeurs éventuelles signalées...
- Une information précise permet une coordination de l'ensemble de l'équipe.

V.-L'HYGIENE DE L'ENVIRONNEMENT

Le décret du 11 février 2002 en fait mention dans *les soins et procédés visant à assurer l'hygiène... de son environnement* cités dans l'article 5. Nous envisagerons successivement la réfection du lit et l'entretien de la chambre.

1.-La réfection du lit

a) Définition

La réfection du lit consiste à changer les linges souillés, à retendre les draps et alèses du lit.

b) L'indication

Pour une personne qui n'occupe le lit que pour la nuit, le lit sera renouvelé lorsque les draps sont souillés et au minimum une fois par semaine. Quotidiennement, les draps seront retendus. Le lit sera renouvelé lorsque la personne ne l'occupe pas.

Pour une personne alitée, le lit sera renouvelé au minimum une fois par jour, au moment de la toilette, davantage s'il est souillé par la transpiration, les urines ou les selles. Les draps seront retendus pour la nuit.

Selon la situation de la personne et ses possibilités de mobilisation, le change sera réalisé en long ou de haut en bas. Le change en long convient pour les personnes qui ne se mobilisent pas du tout et qu'il faut aider pour les retournements. Le change de haut en bas convient aux personnes qui ne supportent pas le décubitus dorsal strict et qui peuvent se soulever dans le lit.

c) Le but

Le but essentiel est d'assurer le confort de la personne par un lit propre, frais, avec des draps bien tendus. Il s'agit d'éliminer les causes d'inconfort et les risques d'escarres lorsque la personne est au lit : draps mouillés, tachés, encombrés de miettes... Par ailleurs, l'humidité augmente la prolifération microbienne, le change des draps élimine les germes qui s'y sont développés.

La réfection du lit est également l'occasion d'effectuer des soins de confort : outre la toilette, une friction ou un effleurage anti-escarres.

Le plaisir d'être dans un lit propre ne doit pas être gâché par la douleur liée aux manipulations, il convient de limiter les mouvements douloureux pour la personne et de procéder à des manipulations douces.

d) L'organisation

- ***La prise en compte de la situation générale :***

  Dans le dossier de soins, sur l'outil de planification, prendre connaissance :

  - de ses possibilités de mobilisation,
  - d'un soin aseptique qui implique une réfection du lit préalable.

- ***La prise en compte de la situation actuelle :***

  Prévenir la personne du soin et faire un recueil de données :

  - observer quels sont les linges souillés qui nécessitent un renouvellement.
  - apprécier la pertinence de réaliser le lit à ce moment : état précaire qui nécessite un report du soin ?...

- ***La prise en compte des ressources du service :***

  - s'organiser avec un autre soignant car il est plus rapide et moins fatigant de réaliser un lit à deux.

- ***La préparation du matériel :***

  - sur un chariot propre
  - ***linge*** nécessaire : draps, alèse, taie
  - ***matériel pour nettoyer*** la housse de matelas : chiffonnette bleue et détergent-désinfectant.
  - ***matériel pour évacuer le linge sale*** *:* sacs de linge dans le couloir sur le portant, à proximité de la chambre.
  - ***matériel pour les soins réalisés dans le même temps*** *:* la toilette, le change de protection, l'effleurage anti-escarres, la friction de confort.

e) La réalisation technique

La réfection d'un lit inoccupé

- Enclencher la présence. ***Confort.***
- Se laver les mains. ***Hygiène.***
- Installer une chaise au bout du lit. ***Efficacité.***
- Enlever l'oreiller, retirer ou réajuster la taie, la poser sur la chaise. ***Efficacité.***
- Baisser le dossier du lit, rehausser le lit à hauteur variable. ***Confort du soignant.***
- Déborder, enlever le couvre lit, la couverture en les pliant, les déposer sur la chaise. ***Efficacité.***
- Enlever tout matériel situé sur les draps : sparadrap, alèse à UU, lunettes... ***Sécurité.***
- Enlever le drap de dessus, l'alèse, puis le drap de dessous. Eliminer les linges à changer dans le sac à linge sale (la taie retournée peut servir à recueillir ce linge).
- Plier les autres et les poser sur la chaise. ***Efficacité.***
- Nettoyer et désinfecter la housse du matelas avec la chiffonnette bleue pour l'environnement. Si le matelas est souillé, certains protocoles prévoient de nettoyer cette partie avec la chiffonnette rose qui sert pour les WC. Respecter le délai d'action du produit. ***Hygiène.***
- Poser le drap de dessous propre ou récupéré, sur le lit, border le haut puis le pied du lit. Veiller à une simultanéité des gestes si 2 soignants font le lit et utiliser les positions de manutention. ***Efficacité.***
- Si matelas anti-escarres, ne pas border, afin d'en garder *l'**efficacité.***
- Poser l'alèse au milieu du lit, à la hauteur du siège, puis la border. ***Efficacité.***
- Mettre le drap de dessus propre ou récupéré à l'envers sur le lit, placer la couverture, border le pied, faire un pli d'aisance. ***Confort.***
- Poser le couvre-lit, border le pied, rabattre le drap sur le couvre lit.
- Ouvrir les draps pour faciliter le couchage. ***Confort.***
- Changer la taie et poser l'oreiller. ***Efficacité.***

- A la fin du soin, installer la personne dans le lit propre ou au fauteuil, selon la situation. Selon les désirs de la personne, mettre à portée de main, sur l'adaptable (table de lit), les affaires personnelles, un verre d'eau, la sonnette. ***Confort.***
- Rangement et nettoyage-désinfection de l'environnement. Se laver les mains. ***Hygiène.***
- Enlever la présence avant de quitter la chambre. Sécurité.

La réfection d'un lit occupé, change en long

- Commencer comme pour la réfection d'un lit inoccupé.
- Changer la taie souillée et replacer l'oreiller sous la tête. ***Confort.***
- Baisser le dossier du lit selon l'état du patient. ***Efficacité.***
- Rehausser le lit à hauteur variable. ***Confort des soignants.***
- Déborder, enlever le couvre lit, la couverture en les pliant, les déposer sur la chaise. ***Efficacité.***
- Plier le drap de dessus *afin que la personne soit toujours couverte pour éviter l'impression de nudité.* ***Confort psychologique***.
- En utilisant les techniques de manutention, aider la personne à se tourner en décubitus latéral, une aide la maintient ou la personne s'accroche à la barrière *pour éviter la chute*. ***Sécurité.***
- Rouler le drap et l'alèse, latéralement contre le dos de la personne, placer le drap propre plié latéralement, puis l'alèse de façon que le milieu du drap et de l'alèse soient contre le dos de la personne, les border de ce côté du lit. (Figure 10) ***Efficacité.***
- Réaliser les effleurages anti-escarres pour le dos et les talons. ***Sécurité.***
- Effectuer le nettoyage de la housse si la personne reste constamment alitée et pendant plusieurs jours. ***Hygiène.*** Sinon il sera réalisé lorsque le lit sera inoccupé. ***Confort.***

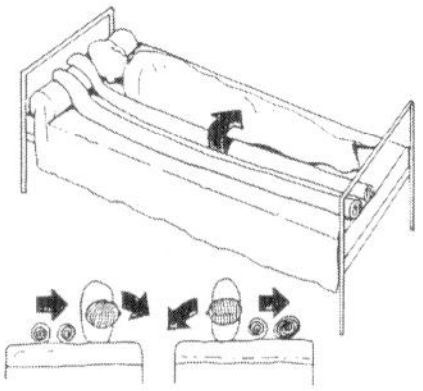

Réfection de lit en long

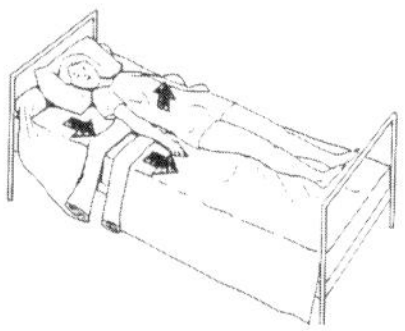

Réfection de lit de haut en bas
La personne fait le pont

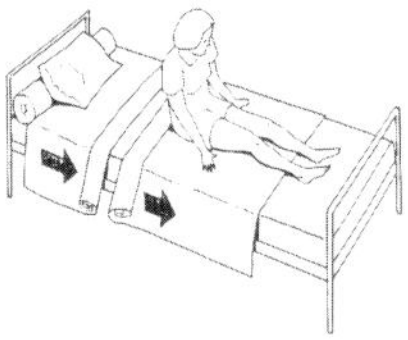

La personne peut s'asseoir

Figure 10 : Réfection de lit de haut en bas

- Aider la personne à se tourner de l'autre côté, une aide la maintient, ou la personne s'accroche à l'autre barrière. ***Sécurité.***
- Enlever le drap et l'alèse à changer. Eliminer dans le sac à linge les linges à changer. Procéder éventuellement à la deuxième partie du nettoyage de la housse. ***Hygiène.***
- Dérouler drap et alèse propre, permettre à la personne de se poser. ***Confort.***
- Tendre les draps sans plis et terminer de border le lit. ***Efficacité.***

- Si matelas anti-escarres, ne pas border, afin d'en garder l'efficacité. ***Sécurité.***
- Terminer comme pour la réfection du lit inoccupé.

La réfection d'un lit occupé, change de haut en bas

- Même préparation.
- Le drap est préparé pour être roulé dans le sens de la largeur. Les soignants commencent à l'installer à la tête du lit, le rouleau vers l'extérieur. ***Efficacité.***
- Au lieu de se tourner sur le côté, la personne soulève le haut du corps, puis le siège et enfin les jambes pendant que les soignants déroulent le drap propre et roulent le drap sale de la tête de lit vers les pieds. ***Confort, efficacité.***
- Le drap est ensuite tendu, puis la réfection continuée comme précédemment.

f) La relation

- Profiter de ce soin de confort, pour entrer doucement en relation avec la personne soignée.
- S'enquérir de ses préférences pour la hauteur des couvertures, leur nombre, la position de l'oreiller. S'informer de ses habitudes de sommeil...et de tout autre renseignement utile.

g) La transmission

- Noter la réalisation du soin sur le document utilisé dans le service.
- Informer l'équipe de toute observation observée pendant le soin. Noter sur le dossier de soin.
- Informer l'équipe si changement.

2.-L'entretien de l'environnement

La propreté est indispensable à l'hôpital, pour le bien-être de toutes les personnes qui utilisent la structure. Elle participe également à la lutte contre les infections nosocomiales.

a) Définitions

- Le nettoyage est une opération d'élimination des salissures adhérentes et non hydrosolubles par un procédé qui respecte les surfaces traitées. Quatre facteurs sont à respecter : l'action chimique, mécanique, la température et le temps d'action. Un détergent est utilisé.
- La désinfection est une opération au résultat momentané permettant d'éliminer ou de tuer les microorganismes et ou d'inactiver les virus indésirables portés par les milieux inertes contaminés.
- Le bionettoyage est un procédé de nettoyage destiné à réduire momentanément la biocontamination d'une surface par des salissures supports de germes. Il comporte un nettoyage, un rinçage qui élimine les produits utilisés et la salissure, puis une application de désinfectant. L'utilisation d'un nettoyant-désinfectant permet une seule opération, c'est cette opération qui est requise pour l'entretien de l'environnement hospitalier.

b) L'indication

Pour une chambre de patient, la fréquence est journalière. Pour les zones à haut risques, la fréquence est multipliée. Pour les chambres de réanimation, elle est biquotidienne, pour les salles de bloc opératoire, chaque utilisation impose un entretien.

c) Le but

Le bio-nettoyage des locaux élimine les micro-organismes présents :

- Dans l'air et qui se déposent sur toutes les surfaces horizontales : table, barres de lit… sol.
- Dans les salissures, milieux nutritifs propices à leur développement.
- Dans les milieux humides comme les sanitaires, lavabo et W.C.
- Sur les matériels manipulés par les personnes, les poignées de porte, le téléphone, les interrupteurs…

d) Les principes

La chambre est divisée en zones, selon la colonisation possible par des germes différents :

- *L'environnement* du patient qui comprend surtout le mobilier de la chambre.
- *La zone lavabo*, cuvette de toilette, et son environnement proche : glace, tablette...
- *La zone W. C.* avec l'extérieur de la cuvette, l'abatant et les accessoires.

Le bionettoyage des surfaces est réalisé avec des chiffonnettes différentes utilisées dans des petits seaux de la même couleur. Chaque couleur est affectée à une zone, ces couleurs sont le plus souvent :

- Environnement du patient avec chiffonnette bleue
- Environnement lavabo avec chiffonnette jaune
- Environnement du WC avec une chiffonnette rose.

e) L'organisation

- ***La prise en compte de la situation générale :***

  Le bio-nettoyage sera réalisé 15 minutes au minimum après la réfection du lit *afin de permettre la re déposition des germes mobilisés.*

  Il est effectué avant les soins aseptiques *pour garantir un environnement le plus propre possible lors de ces soins.*

- ***La prise en compte de la situation actuelle :***

  Evaluer la pertinence de la réalisation à ce moment : pas de passage pendant le temps de séchage du produit.

- ***La prise en compte de la situation du service :***

  Le bio-nettoyage est réalisé d'abord dans les chambres non infectées. Les éventuelles chambres infectées seront nettoyées en dernier pour éviter une possible contamination croisée.

- ***La préparation du matériel :***

  Un chariot de ménage qui comporte :

  - 4 petits seaux de couleur bleue, jaune, rouge et blanc sur le plateau supérieur

- chiffonnettes (2 jeux de 3 au minimum) de couleur bleue, jaune, rose
- vaporisateur
- gants de ménage *pour la protection des mains de l'opérateur*
- un support et un grand sac poubelle
- balai trapèze et gazes imprégnées
- balai applicateur
- bidon de solution détergente-désinfectante (DD) préparée selon les indications du fabricant.

f) La réalisation technique

- Remplir le vaporisateur, les seaux de couleur avec la solution DD, assortir avec la chiffonnette de même couleur
- Remplir le seau blanc d'eau claire
- Aérer le local
- Mettre les gants de ménage
- Evacuer les déchets,
- Dépoussiérage humide du mobilier
  - essorer la chiffonnette bleue
  - nettoyer le lit, puis continuer l'environnement autour du lit, ne pas oublier poignées de porte, meubles, pied à perfusion…
  - rincer la chiffonnette dans le seau d'eau claire avant de la tremper dans la solution de DD du seau bleu. Répéter l'opération plusieurs fois lors du nettoyage.
  - le vaporisateur peut servir à humidifier le chiffon
  - laisser le chiffon bleu dans le seau bleu.
- Bionettoyage du lavabo
  - essorer la chiffonnette jaune
  - nettoyer du plus propre vers le plus sale : lampe, miroir, tablette, carrelage, distributeur d'essuie-mains, distributeur mural de savon, extérieur du lavabo puis intérieur
  - rincer le chiffon, le tremper dans la solution de DD
  - rincer l'intérieur du lavabo
  - désinfecter par un deuxième passage.

- Bionettoyage des WC
  - essorer la chiffonnette rose
  - nettoyer le distributeur de papier, le carrelage mural, l'extérieur de la cuvette, l'abattant et la lunette puis le pot de la brosse
  - rincer le chiffon, le tremper dans la solution de DD
  - brosser la cuvette, tirer la chasse d'eau en laissant la brosse
  - désinfecter en vaporisant l'intérieur de la cuvette puis la brosse avant de la placer dans son support.
- Entretien du sol
  - balayage humide avec le balai trapèse et une gaze imprégnée : détourer la pièce, puis procéder par mouvements en S afin de rassembler les salissures
  - désinfection avec balai applicateur et bandeau en tissu.
- Ranger la pièce et fermer la fenêtre
- Changer l'eau de rinçage
- Pour la chambre suivante, utiliser le deuxième jeu de chiffonnettes
- Laisser tremper la première série dans les seaux
- La solution DD est à renouveler selon le protocole du service
- Après chaque chambre, le bandeau est rincé au robinet et essoré, il est renouvelé selon le protocole du service.

g) La relation

L'entretien de la chambre procure bien-être de la personne. Ce soin, extérieur à la personne, donc non menaçant, facilite la communication. La personne confiera volontiers son ressenti. Ce temps de confidences sera privilégié et encouragé selon le besoin de la personne.

h) La transmission

Les observations réalisées pendant ce soin pourront être importantes, par exemple, les comprimés retrouvés sur le sol, les tâches de selles diarrhéiques…

Les dires du patient, pertinents à partager en équipe sont transmis : une inquiétude, une douleur, une interrogation…

X

SOINS GENERAUX SUR PRESCRIPTION MEDICALE

I.-LES INJECTIONS PARENTERALES

Ces soins sont inscrits à l'article 6 du décret du 11 février 2002.

1.-Définition

Il s'agit de l'introduction dans l'organisme d'une substance médicamenteuse par une autre voie que la voie digestive appelée entérale. La substance médicamenteuse est introduite dans les tissus à l'aide d'une aiguille et d'une seringue stériles et de façon aseptique.

Les voies d'administration parentérales utilisées par l'infirmière (Figure 11) sont :

- *La voie intra-dermique* (I.D.) : L'injection s'effectue sous l'épiderme. Elle est essentiellement réservée à la réalisation de tests notamment en pneumologie, citons en exemple l'intra-dermo-réaction (I.D.R.), dont la technique sera abordée dans le module spécifique.
- *La voie sous-cutanée* (S.C.) : L'injection s'effectue dans l'hypoderme.
- *La voie intra-musculaire* (I.M.) : L'injection se réalise dans un muscle.
- *La voie intra-veineuse* (I.V.) : L'injection est faite dans une veine périphérique.

2.-Les buts

Les buts ou les avantages de l'administration des substances médicamenteuses par ces voies parentérales sont :

- *Eviter le tube digestif,* soit parce que le médicament est irritant pour la muqueuse, soit qu'il est très désagréable au goût dans sa forme galénique orale. Ou bien encore le principe actif du médicament est neutralisé par les sécrétions digestives, ou la personne soignée présente des troubles digestifs à type de vomissements ou de diarrhées. Enfin, la voie entérale est proscrite par l'existence de troubles de déglutition ou de troubles de la conscience, un coma par exemple.

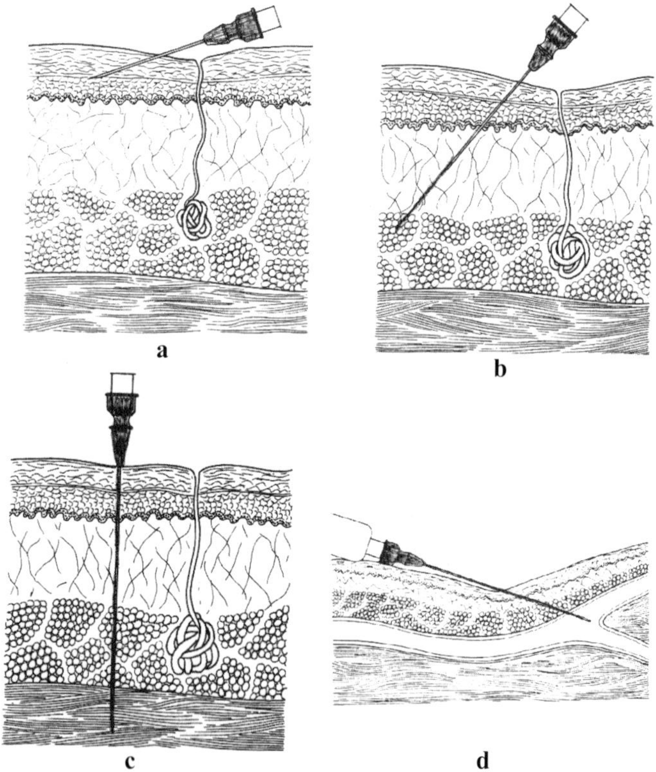

Figure 11 : Injection intra-dermique (a), injection hypodermique (b), injection intra-musculaire (c), ponction veineuse (d)

- *Obtenir une action plus précise du médicament et plus rapide*. Par la voie digestive, la quantité de principe actif qui se retrouve finalement dans la circulation sanguine est variable et soumise à de nombreux facteurs dont la prise alimentaire ou non, la rapidité du transit etc. En utilisant la voie parentérale, la totalité du principe actif est absorbée et se retrouve dans le sang. En intra-veineux, les molécules de principe actif sont d'ailleurs placées directement dans le flux sanguin qui les transporte vers leurs récepteurs cellulaires spécifiques et ainsi agir en quelques secondes ou quelques minutes.

En sous-cutanée, le délai d'action est d'environ 20 à 30 minutes.

Par voie intramusculaire, ce délai peut être de 15 à 20 minutes.

3.-Des bases fondamentales en pharmacologie

Dans le programme de formation, des modules spécifiques sont réservés à l'étude de l'anatomie et de la physiologie du corps humain et de la pharmacologie. Vont y être abordées des connaissances relatives à la constitution des médicaments et leur mode d'action, aux diverses familles thérapeutiques, à la délivrance et la dispensation des médicaments, à la législation pharmaceutique et à la pharmaco-vigilance. Toute ces connaissances sont des pré-requis indispensables afin d'assurer en toute sécurité la prescription. Savoir réaliser une injection I.M., ou une perfusion ne consiste pas seulement à remplir une seringue, mettre une aiguille dans un muscle ou une veine et appuyer sur un piston. Dans ce chapitre comme pour tous les soins, il convient de se référer et de mettre en pratique les réflexions, voire les convictions du chapitre I.

Nous allons souligner quelques données impératives à maîtriser d'emblée.

- Les substances injectables peuvent être :
  - des solutés aqueux

- des dérivés alcooliques
- des produits huileux, rares, NE JAMAIS INJECTER EN I.V.
- des poudres à diluer avec leur solvant.

• La présentation pour un même médicament peut être différente selon la voie d'administration I.V. ou I.M. c'est le cas notamment pour les antibiotiques. En règle générale NE JAMAIS INJECTER EN I.V. UN PRODUIT POUR LA VOIE I.M. Respecter les voies d'administration prévues.

• Un produit injectable doit posséder un certain nombre de caractéristiques. Il doit être :
- *limpide* c'est-à-dire clair, transparent et sans particules en suspension visibles, ou homogène pour une suspension contenant des particules finement divisées, dans ce cas, après l'agitation de l'ampoule ou du flacon le contenu est uniforme, sans particules visibles.
- *stérile* ce qui signifie qu'il est dépourvu de germes.
- *isotonique,* il a donc la même pression osmotique que celle créée par l'ensemble des substances dissoutes dans le plasma.
- le tissu sanguin supporte l'hypertonicité mais ces solutés hypertoniques SONT TOUJOURS INJECTES EN PERFUSION LENTE.
- NE JAMAIS INJECTER DE SOLUTE HYPERTONIQUE EN I.M. car il existe un risque de nécrose tissulaire.
- *apyrogène* c'est-à-dire qu'il ne contient pas de substances provoquant une hyperthermie ou un syndrome de fièvre.
- *neutre*, il possède donc un P. H proche de celui du sang c'est-à-dire 7,35 à 7,42. Pour obtenir cela l'utilisation du solvant spécifique au médicament est souvent recommandée. IMPORTANCE DE LIRE LES NOTICES OU DE CONSULTER LE VIDAL.

• L'action du produit et son innocuité sont corrélées à sa durée de validité inscrite sur chaque flacon, ampoule ou poche et sur l'emballage de chaque unité de matériel (seringue, aiguille, perfuseur) ainsi qu'au respect des modalités de conservation explicitées sur la notice ou le Vidal. AVANT DE PREPARER UNE INJECTION TOUJOURS VERIFIER LES DATES DE PEREMPTION.

- Les seringues sont en matière plastique, à usage unique, stériles et présentées en sachet individuel. L'utilisation de seringues en verre peut être nécessaire pour quelques rares médicaments qui ne peuvent être mis en contact avec du plastique. La seringue se compose d'un corps muni d'un embout qui peut être centré, excentré, droit ou en verrou, et d'un piston. Elle est, sauf exception, graduée en millilitres. La contenance varie et permet de s'adapter au volume de produit à injecter, 1-2-5-10-20-50-60 ml.
- Les aiguilles sont également à usage unique, en acier et la garde en matière plastique. Cette garde est de couleur différente selon le type d'aiguille et son utilisation spécifique, mais ce code couleur peut varier selon les laboratoires de fabrication. Elles sont présentées en emballage individuel qui permet de conserver leur état de stérilité, la date de péremption est portée sur cet emballage. Le trocart sert à prélever le médicament dans l'ampoule ou le flacon.

Aiguille	Longueur	Biseau	Calibre mm	Dénomination Anglo-Saxonne : gauge
S.C.	25 à 30mm	long	7 à 8 10ème	22
I.M.	38 à 40mm	long	8 à 9 10ème	20
(obésité)	55 à 70mm	long	8 à 9 10ème	20
I.V.	30 à 40 mm	court	6 à 11 10ème	23
Trocarts	40mm	long	12 10ème	18

- D'une manière générale, afin de limiter les risques d'erreurs et compte tenu de la responsabilité de l'infirmière, N'INJECTER QUE CE QUE L'ON A PREPARE SOI-MEME. Procéder à la préparation juste avant l'injection.

- Seule une prescription écrite par un médecin sur une ordonnance ou le feuillet de prescription du dossier du patient ou dossier de soins est légale. En situation d'urgence, il faut se référer à des protocoles médicaux et si une prescription doit être prise par téléphone, noter immédiatement la prescription, faire répéter et relire ce que l'on a écrit avant la fin de la communication. Faire écrire la prescription par ce médecin dès son arrivée dans le service.

4.-Des préalables à la manipulation de matériel stérile

a) La préparation

- Avoir un plan de travail débarrassé, nettoyé et désinfecté.
- Disposer le matériel en fonction du déroulement de la manipulation et en délimitant un côté propre, à droite pour une droitière, un côté « sale » ou d'évacuation, sur la gauche. Pour un chariot de soins, le plateau supérieur est réservé au matériel propre, sur le plateau inférieur est posé le sachet poubelle, le haricot qui reçoit ce qui est souillé.
- Ce qui est souillé ne doit plus être repris une fois éliminé.
- Se laver les mains.

b) La manipulation proprement dite

- Vérifier tout ce qui doit l'être : la validité de la prescription, dates de péremption des médicaments, du matériel, de l'antiseptique, intégrité des emballages.
- Ce qui est stérile donc emballé doit le rester le plus longtemps possible, donc casser l'ampoule et ouvrir les sachets d'emballage au dernier moment. Ceci est valable pour tout type de matériel stérile, sonde, cathéter, set à pansement, etc.
- Ouvrir les emballages en les « pelant », écarter les deux feuillets de l'une des extrémités.
- Ne pas mettre les doigts à l'intérieur de l'emballage stérile qui va servir de support, de plateau. La seringue

remplie y est déposée pour le transport au lit du malade.

- Ne pas toucher certaines parties du matériel stérile : une seringue se saisit par le corps ou par l'extrémité du piston, on ne touche ni l'embout, ni le piston lui-même. Quant à l'aiguille, il faut la saisir par la garde et ne pas toucher l'aiguille proprement dite, ni l'orifice de la garde.
- Tout contact du matériel stérile, notamment des parties qui doivent le rester car elles vont pénétrer dans l'organisme de la personne soignée, avec un élément non stérile (objets ou mains) contamine ce matériel. Il ne peut plus être considéré stérile, il est souillé, il doit être éliminé et remplacé.
- Pour casser les ampoules, il faut utiliser une compresse propre non stérile en intissé, sans antiseptique. Cela permet de ne pas toucher le col de l'ampoule et de se protéger des coupures.
- Lorsque le matériel stérile est déballé et les ampoules cassées, ne pas passer les bras, les mains au-dessus pour limiter le risque de contamination. Ce qui explique l'importance de l'installation adéquate du matériel sur le plan de travail selon que l'infirmière est droitière ou gauchère.
- Eliminer au fur et à mesure ce qui doit l'être dans le haricot, le conteneur à aiguilles.

c) Avant l'injection

Sauf urgence :

- Jeter le haricot à UU à la poubelle déchets à risque ou y jeter son contenu et le faire tremper dans une solution décontaminante s'il s'agit d'un haricot métallique.
- Ranger le plan de travail, le désinfecter.
- Se laver les mains.

Ces principes ne sont pas spécifiques à la préparation des injections, ils sont valables pour la préparation des perfusions, la réalisation de pansements, la préparation d'une pose de sonde vésicale, etc. ...

5.-Les incidents et accidents possibles lors des injections

Ils sont nombreux et peuvent être communs à toutes les injections ou différents selon le type d'injection.

a) Les incidents et accidents liés au matériel

- L'aiguille se bouche ce qui oblige à la retirer, la changer et repiquer.
- L'aiguille se casse dans le muscle, cela peut se produire exceptionnellement par un défaut de fabrication ou chez un malade agité insuffisamment contenu. Un geste chirurgical s'impose dans ce cas.
- Les événements indésirables relatifs à l'utilisation de matériel sont à signaler dans le cadre de la matériovigilance.

b) Les incidents liés à la voie d'administration

- Lors d'une intra-musculaire ou d'une sous-cutanée trop profonde, la piqûre est faite dans un vaisseau, ce qui implique de retirer l'aiguille, de la changer et de repiquer.

c) Les incidents et accidents liés au médicament

- *La douleur locale* à type de brûlure causée par le produit lui-même sur la paroi de la veine, le tissu sous-cutané ou le muscle. Il faut respecter la quantité prévue de solvant et injecter lentement le produit, distraire et aider la personne à se détendre par une installation préalable confortable, en la faisant parler et en lui demandant d'utiliser la respiration abdominale (inspirer profondément en gonflant le ventre puis expirer lentement, à fond en creusant le ventre). Une douleur à type de compression du fait de la quantité injectée peut être ressentie lors d'une intra-musculaire. La procédure de réalisation est la même dans les deux cas. Cette douleur peut être prévenue par l'utilisation d'une pommade anesthésique à appliquer un certain temps avant l'injection.

- *La réaction allergique* à type d'urticaire ou d'œdème de Quincke qui est un œdème laryngé pouvant aboutir à l'impossibilité de faire passer l'air dans les voies respiratoires basses. Il faut arrêter immédiatement l'injection, faire appeler en urgence un médecin et si nécessaire, notamment pour l'œdème de Quincke, mettre en œuvre des protocoles d'urgence.
- *Le choc anaphylactique* est une réaction allergique gravissime qui survient lors du deuxième contact avec le produit. D'apparition rapide au cours de l'injection ou les 2 à 3 minutes qui suivent, le malade devient subitement pâle, éprouve une angoisse. Son pouls s'accélère et sa tension artérielle chute, sa respiration est rapide et superficielle, il perd connaissance. La mort peut survenir rapidement par arrêt cardio-respiratoire. La personne est allongée à plat, un médecin est appelé en urgence et les protocoles de réanimation sont mis en œuvre.

d) L'incident lié à un état d'asthénie de la personne soignée ou une appréhension voire une peur incontrôlable des piqûres

- Un malaise lipothymique qui se manifeste par une sensation de chaleur, des sueurs, un pouls qui s'accélère, une respiration ample et une tension artérielle qui diminue. Cela n'a pas le caractère dramatique du choc anaphylactique. Le danger peut venir du fait que l'injection intra-musculaire ou sous-cutanée notamment est réalisée debout et il y a dans ce cas un risque de chute. Il faut retirer instantanément la seringue montée, allonger la personne à plat, la tête sur le côté ou en position latérale de sécurité si manifestation de nausées. La respiration est facilitée en dégrafant le col, la ceinture, et on stimule la personne par la parole et en lui tapotant les joues.

6.-L'organisation

a) La prise en compte de la situation générale

La prescription doit être conforme à la législation professionnelle, (se référer à l'article 6 du décret du 11 février 2002). Elle est écrite dans le dossier de soins ou sur l'ordonnance, le recours éventuel à un protocole médical daté et signé par le médecin y est aussi écrit.

Les informations à relever sont :

- Le nom du médicament, sa D.C.I. (dénomination commune internationale) ou son nom commercial propre à chaque laboratoire. Exemple : l'amoxicilline (D.C.I.) dont la spécialité s'appelle *Clamoxyl®*.
- La voie d'administration IM, SC, IV et dans ce cas il est spécifié en IV Directe ou en perfusion, ou encore en seringue auto pulsée.
- La posologie par injection et par 24 heures. Pour une posologie en grammes ou milligrammes par kilo de poids ou selon la surface corporelle, le calcul doit être fait par le prescripteur et écrit sur l'ordonnance.
- La répartition des injections sur 24 heures.
- La durée du traitement.
- L'identité précise du patient, nom et prénom. Etre très vigilant par rapport aux homonymes.

Il faut connaître ou rechercher :

- Les raisons de la prescription.
- Les effets attendus de la thérapeutique pour cette personne soignée.
- Le délai d'action.
- Les effets indésirables ou secondaires les plus fréquents, précoces d'abord, puis tardifs, leurs manifestations cliniques à déceler.
- Les modalités spécifiques de préparation ou d'administration. Citons en exemple « ne pas mélanger avec des ions » et « injecter lentement en 2 minutes ».

b) La prise en compte de la situation actuelle

Juste avant d'effectuer la préparation ou l'injection :

- Vérifier que la raison de la prescription est toujours présente. Un sédatif puissant est prescrit à une personne très agitée, agressive, dangereuse pour elle et les autres. Si en arrivant dans la chambre, l'infirmière trouve la personne affalée dans le fauteuil, hypotonique, somnolente, elle n'a pas la compétence d'arrêter une prescription mais dans ce cas, elle peut en suspendre l'application et en avertir le médecin immédiatement.
- Vérifier que la personne est présente, qu'elle ne soit pas partie pour un examen par exemple.
- S'assurer encore de l'absence d'allergie connue à ce médicament.
- Vérifier sur le document de planification, la feuille de température et auprès de la personne soignée que l'injection n'a pas été effectuée.
- S'assurer de l'identité de la personne et non seulement du numéro de chambre ou de lit. En état de confusion, de désorientation temporo spatiale des personnes se trompent de chambre ou de lit.

c) La prise en compte des ressources du service

Une infirmière suffit pour effectuer une injection. Cependant, chez une personne agitée ou dont les réactions sont imprévisibles, chez un enfant, une aide peut être nécessaire pour assurer le maintien de la personne soignée.

d) La préparation du matériel

Pour le remplissage de la seringue :

- Une seringue stérile de contenant adapté à la quantité de produit à prélever.
- Un trocart stérile.
- Une ou plusieurs compresses non stériles, selon le nombre d'ampoules à casser.
- Un flacon d'antiseptique : alcool iodé, *Bétadine®* dermique.
- Un haricot propre à UU ou non.
- Le conteneur à aiguilles souillées.

Pour effectuer l'injection :

- Un flacon d'alcool modifié.
- Deux ou trois boules de coton.
- La seringue contenant le médicament, montée, c'est-à-dire munie de l'aiguille pour l'injection. L'ensemble protégé dans le sachet d'emballage.
- Une aiguille dans son emballage stérile, soit I.V., I.M. ou S.C.

  Tous ces matériels sont disposés dans un plateau ou sur le plan supérieur d'un petit chariot de soins.
- Un haricot à UU ou non.
- Un conteneur à aiguilles.

7.-La réalisation

a) La procédure de préparation de la seringue

- ***Pour un médicament présenté en ampoule :***
  - tapoter avec le doigt la partie supérieure de l'ampoule à col pour faire descendre le produit contenu dans le col.
  - briser le col ou l'extrémité de l'ampoule avec une compresse.
  - jeter la compresse dans le haricot.
  - reposer l'ampoule à col sur sa base ou l'ampoule effilée sur le plan de travail ou sur une compresse pour l'empêcher de rouler en veillant à ce que rien ne vienne toucher l'ouverture.
  - ouvrir l'emballage du trocart, le laisser dedans.
  - ouvrir le sachet de la seringue et la saisir par le corps entre le pouce et l'index.
  - reposer le sachet, le conserver.
  - prendre le sachet du trocart ouvert et adapter l'embout de la seringue dans la garde.
  - jeter le sachet et le capuchon de protection du trocart dans le haricot.
  - prendre l'ampoule de la main gauche (pour une droitière) entre l'index et le majeur ou le pouce et l'index.

- introduire le trocart dans la partie inférieure de l'ampoule tenue horizontalement, sans toucher les bords extérieurs de celle-ci.
- relever plus ou moins l'ampoule selon le diamètre de l'ouverture du col.
- prélever le produit en effectuant une traction douce et régulière sur le piston tenu à son extrémité avec la main droite.
- faire en sorte que le biseau du trocart soit toujours immergé dans le liquide afin d'aspirer le moins d'air possible.
- prélever la totalité du produit.
- jeter l'ampoule vide dans le haricot.
- désadapter le trocart avec le pouce et l'index de la main gauche en le tenant par la garde.
- jeter le trocart sans le recapuchonner dans le conteneur à aiguilles.
- maintenir la seringue par le corps avec la main droite et ouvrir l'emballage de l'aiguille nécessaire à l'injection. Il ne faut rien toucher avec l'embout de la seringue.
- adapter l'aiguille avec son capuchon de protection à l'embout de la seringue et purger l'aiguille de l'air qu'elle contient en poussant très doucement sur le piston.
- ne pas faire couler de produit le long de l'aiguille.
- poser la seringue montée dans son sachet d'emballage le piston à l'extérieur.
- noter le nom du médicament sur le sachet si plusieurs injections pour la même personne.

• ***Pour un médicament présenté en poudre à diluer :***
- retirer l'opercule métallique du flacon.
- poser sur le bouchon une compresse imprégnée d'antiseptique.
- laisser en contact une à deux minutes.
- tapoter l'ampoule de solvant et en prélever la totalité du contenu prévu pour la dissolution en procédant comme ci-dessus.

- chasser l'air éventuellement prélevé dans la seringue en poussant légèrement sur le piston.
- prendre de la main gauche (si droitier) le flacon de poudre.
- égoutter l'antiseptique au-dessus du haricot.
- perforer le bouchon de caoutchouc en introduisant le trocart d'environ un cm.
- injecter le solvant en poussant sur le piston.
- laisser revenir le piston seul, sans traction. Ne pas retirer le trocart du flacon et ne pas désadapter la seringue du trocart.
- faciliter la dissolution par des mouvements délicats de rotation du flacon.
- vérifier que le médicament soit parfaitement reconstitué.
- relever le flacon, base en haut.
- veiller à ce que le biseau du trocart soit toujours immergé.
- pousser sur le piston afin d'introduire dans le flacon l'air contenu dans la seringue.
- laisser revenir le piston seul en le maintenant par l'extrémité, le médicament est aspiré automatiquement dans la seringue.
- veiller à ce que le biseau du trocart soit toujours immergé si nécessaire le faire glisser doucement vers le col du flacon.
- si la totalité du produit n'est pas prélevé, réinjecter l'air ré aspiré dans le flacon et de nouveau laisser revenir le piston.
- retirer la seringue montée du flacon.
- jeter le flacon vide dans le haricot.
- désadapter le trocart avec le pouce et l'index gauches, l'éliminer dans le conteneur à aiguilles sans le re capuchonner.
- adapter l'aiguille pour l'injection, purger la seringue et l'aiguille de l'air qu'elles contiennent, ranger l'ensemble dans le sachet. Procéder comme décrit ci-dessus.

b) L'injection intra-musculaire

Ce moyen d'introduire des médicaments dans un organisme est très largement abandonné depuis une quinzaine d'années environ. Néanmoins quelques spécialités telles que la psychiatrie et la médecine libérale en conservent l'utilisation.

- *Les rappels anatomo-physiologiques.*
  - l'aiguille, pour atteindre le muscle doit traverser l'épiderme, le derme et l'hypoderme ou panicule adipeux. Ce dernier est quasi inexistant chez certaines personnes ou au contraire, très important chez d'autres. Dans le dernier cas, l'utilisation d'aiguilles plus longues est indispensable sinon l'injection est faite en sous-cutanée ce qui peut être agressif pour le tissu, gêner la résorption du produit, retarder son effet et favoriser l'apparition d'induration locale.
  - le muscle étant richement vascularisé, le médicament injecté est rapidement résorbé et se retrouve rapidement dans la circulation sanguine. Il est ainsi transporté en un point de l'organisme pour y produire son effet.
  - cette vascularisation ne doit pas cependant transformer l'intra-musculaire en intraveineuse ! Il convient avant d'injecter le produit de vérifier que le biseau de l'aiguille ne se trouve pas dans un vaisseau.

- *Les contre-indications aux injections intra-musculaires.*
  - les états d'hypocoagulation qu'ils soient pathologiques ou induits par des traitements. *Il y a dans ce cas un risque de formation d'hématome c'est-à-dire d'une collection localisée de sang.*
  - les états d'immuno-dépressions observés dans certaines pathologies telles que le S.I.D.A. ou induits par des traitements immuno-dépresseurs tels que les corticoïdes à haute dose ou encore la cyclosporine®. *Le risque infectieux lié à l'introduction de l'aiguille est majeur puisque la personne ne possède plus ou peu de moyens de défense.*
  - certaines pathologies dermatologiques affectant notamment les sites d'injection (furonculose, eczéma,

cellulite par exemple). *Le risque infectieux est majoré du fait de lésions inflammatoires pré-existantes et/ou par la présence localement de germes pathogènes.*

- les personnes porteuses d'une prothèse de hanche ou d'épaule ne doivent pas recevoir d'injection du côté de la prothèse. Un matériel placé dans l'organisme est un corps étranger et de ce fait constitue déjà un risque infectieux. *Il ne faut donc pas augmenter ce risque par une éventuelle introduction de germes sur l'aiguille ou dans la solution préparée.*

• *Les lieux d'injection.*

Classiquement trois sites sont utilisables, l'injection dans la fesse est privilégiée car moins douloureuse que celle effectuée dans les deux autres sites.

- *les fesses* : l'injection est réalisée dans la masse musculaire des grand, moyen et petit fessiers. C'est le site le plus utilisé. Un nerf important par sa fonction mais aussi son diamètre traverse cette région, il s'agit du nerf sciatique. Il fait partie des trente et une paires de nerfs rachidiens issues de la moelle épinière. Après sa sortie de la colonne vertébrale, il traverse diagonalement la fesse puis descend le long de la région postérieure de la cuisse pour parvenir au creux poplité ou il se divise en deux branches avant de continuer son trajet. A la fois moteur et sensitif, le nerf sciatique assure la fonction motrice des muscles du membre inférieur et la fonction sensitive de la peau de ce membre.

L'INJECTION doit impérativement éviter de léser ce nerf et pour cela elle S'EFFECTUE DANS LE QUART SUPERO-EXTERNE DE LA FESSE.

Pour délimiter cette zone il convient de tracer une ligne horizontale partant du sommet du pli inter-fessier vers le bord externe de la fesse ou la crête iliaque. La fesse est donc divisée en deux parties, supérieure et inférieure. Une ligne perpendiculaire est tracée venant couper l'horizontale en son milieu. La fesse est alors divisée en quatre quarts. En piquant dans le quart supéro-externe, on évite le trajet du nerf sciatique (Figure 12).

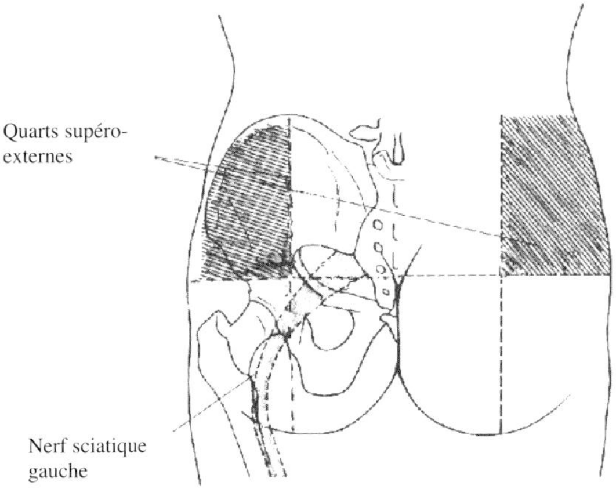

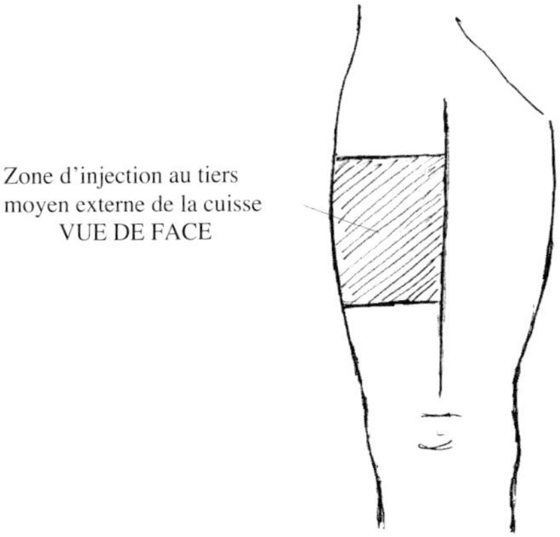

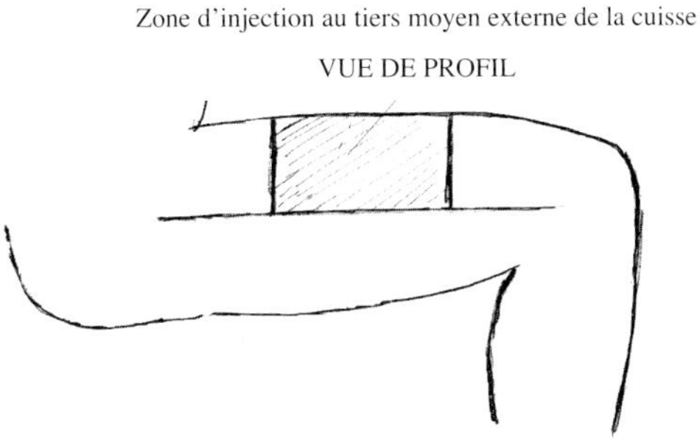

Figure 12 : Lieux d'injection dans les fesses et dans la cuisse

- *les cuisses* : l'injection est effectuée dans l'importante masse musculaire du quadriceps. Comme son nom l'indique, il est composé de quatre muscles qui s'insèrent sur la partie antéro-supérieure de l'épine iliaque et les bords de la rotule ainsi que la tubérosité antéro-supérieure du tibia. La zone où l'aiguille est introduite est comprise entre le pli et la couture externe du pantalon et au tiers moyen de la cuisse (Figure 12).
- *les épaules* : l'injection est réalisée dans le muscle qui façonne l'arrondi des épaules, le deltoïde. La zone d'introduction de l'aiguille se situe à trois travers de doigts sous l'acromion et à la face externe ou latérale du bras.

• La réalisation proprement dite de l'injection intramusculaire dans la fesse.

- appliquer éventuellement et surtout chez l'enfant, l'anesthésique local en respectant le délai d'action. ***Confort.***
- à l'entrée dans la chambre, enclencher la présence. ***Confort.***
- poser le matériel sur la table adaptable propre. ***Hygiène***.
- vérifier la feuille de température. ***Sécurité.***
- vérifier selon les situations que la personne n'est pas souillée, si tel est le cas, proposer le bassin de lit ou l'urinal. Sinon, procéder à la toilette, le change et la réfection du lit. ***Confort, hygiène.***
- se laver les mains ou les frictionner avec une solution hydro-alcoolique. ***Hygiène.***
- installer confortablement la personne. ***Sécurité, confort.***

Au lit, elle est allongée le plus possible et tournée sur le côté opposé à celui de l'injection, le drap et la couverture sont soulevés et repliés en biais jusqu'au niveau de la cuisse, le slip est baissé afin de découvrir les fesses.

En position assise, la personne est installée à califourchon sur une chaise, les bras appuyés sur le dossier ou bien assise sur de côté sur la chaise, un seul bras reposant alors sur le dossier. La chemise est remontée en la roulant vers l'intérieur et le pantalon ainsi que le slip sont baissés en dessous du pli inter fessier de façon à délimiter correctement le quart supéro-externe.

La position debout est déconseillée, d'autant plus lorsque la personne n'est pas connue et lors des premières injections.

Lorsqu'il s'agit d'un jeune enfant, un soignant est assis. L'enfant est placé verticalement et de côté entre ses jambes resserrées. L'abdomen et le thorax de l'enfant reposent sur une des cuisses du soignant. Ce dernier assure avec les bras une pression de maintien et de réconfort sur tout le dos. Le postérieur est découvert.

- Dégager largement la zone d'injection en faisant en sorte que les vêtements ne retombent pas lors de l'injection. ***Sécurité, confort.***
- Choisir la fesse droite ou gauche en fonction des souhaits de la personne, de l'aspect local des tissus et éventuellement selon le site de l'injection précédente afin d'alterner.
- Sortir la seringue montée du sachet qu'on laisse ouvert dans le plateau.
- Désadapter l'aiguille de la main droite (pour une droitière), et reposer la seringue avec la main gauche sur le sachet.
- Enlever le capuchon de l'aiguille avec la main gauche et l'éliminer.
- Tenir fermement l'aiguille par la garde entre le pouce et l'index de la main droite. ***Efficacité.***
- Délimiter rapidement le quart supéro-externe en traçant virtuellement les ligne du regard ou avec le doigt placé à distance de la peau. ***Sécurité.***
- Prendre un coton imprégné d'alcool avec la main gauche et réaliser l'antisepsie de la zone d'injection, (un carré de 4 à 5 cm de côté). Conserver le coton maintenu par l'annulaire et le petit doigt dans le creux de la main gauche. ***Efficacité, sécurité.***

- Tendre la peau du site d'injection entre le pouce et l'index de la main gauche. ***Efficacité, confort physique.***
- Introduire l'aiguille à 90° par rapport au plan de la peau et jusqu à la garde par un mouvement vif, ferme et rapide de la main. ***Efficacité, sécurité.***
- Relâcher la peau et tenir alors la garde entre le pouce et l'index gauches. ***Efficacité, sécurité.***
- Prendre la seringue par le corps avec entre le pouce et l'index droits et adapter l'embout à l'aiguille en maintenant bien la garde. ***Efficacité, sécurité, confort physique.***
- Glisser le pouce et l'index droits vers l'extrémité du piston, tirer légèrement sur celui-ci (le majeur appuie sur une ailette du corps de la seringue) *afin de vérifier que l'aiguille ne se trouve pas dans un vaisseau*. Faire cela en maintenant toujours l'aiguille par la garde *afin de ne pas la mobiliser*. ***Sécurité, confort physique.***
- Injecter lentement le produit en poussant le piston avec le pouce, le corps de la seringue maintenue entre l'index et le majeur retournés sous les deux ailettes du corps de la seringue.
- Solliciter la personne pendant l'injection, lui parler et faire exprimer son ressenti. ***Sécurité, confort physique et psychologique.***
- Vérifier à nouveau, au milieu de l'injection, que l'on ne se trouve pas dans un vaisseau en ayant bougé l'aiguille, lorsque la quantité à injecter est importante. ***Sécurité.***
- Retirer la seringue et l'aiguille en même temps, en tenant la peau avec la main gauche. ***Efficacité, confort physique.***
- Appuyer sur le point d'injection avec le coton *afin d'obturer l'orifice de la piqûre et d'arrêter un léger saignement,* masser doucement *afin de faciliter la diffusion du produit dans le muscle et éviter les indurations*. ***Efficacité, confort physique.***

- Eliminer l'aiguille dans le conteneur en utilisant pour la désadapter l'encoche prévue à cet effet. ***Sécurité.***
- Réinstaller la personne et son environnement sans oublier la sonnette d'appel. ***Sécurité, confort.***
- Cocher l'injection sur la feuille de température. ***Sécurité.***
- Se laver les mains. ***Hygiène.***

c) L'injection sous-cutanée ou hypodermique

De nombreux médicaments sont administrés par la voie hypodermique quelque soit la spécialité médicale ou chirurgicale considérée. Nous citons pour exemples : les insulines, la *calciparine®*, les héparines de bas poids moléculaires, la *caféine®*, la *scopolamine®*, le *bricanyl®*, la *morphine®* etc.

- Les rappels anatomiques.

  La peau se compose de plusieurs épaisseurs qui sont, de l'extérieur vers l'intérieur :

  - *l'épiderme*, couche extrêmement fine faite de cellules kératinisées, vieillies qui desquament en arrivant à la surface.
  - *le derme* séparé de l'épiderme par la couche basale ou germinative encore appelée couche de Malpighi. Ce derme constitue une couche plus épaisse et comporte de nombreux corpuscules nerveux du toucher, les glandes sudoripares et sébacées ainsi que les follicules pileux. Il est parcouru par un réseau vasculaire dense.
  - *l'hypoderme* est formé de cellules adipeuses regroupées en follicules formant une couche protectrice et souple plus ou moins épaisse selon les individus. Elle peut être quasiment inexistante chez les sujets minces et très importantes chez les personnes obèses.

  Lorsque l'on pince la peau entre le pouce, l'index et le majeur, on décolle ces trois couches que l'on peut faire glisser sur le plan inférieur constitué par les muscles recouverts de leur aponévrose.

- Les contre-indications aux injections hypodermiques.

Il n'existe aucune contre-indication à cette voie d'administration. Le choix du site d'injection est fait en fonction de l'état cutané. Sont exclues les zones inflammatoires, œdémateuses, noduleuses, indurées, eczémateuses, porteuses de lésions de grattage, de furoncles, d'angiomes, d'hématomes, d'ecchymoses ou encore de brûlures.

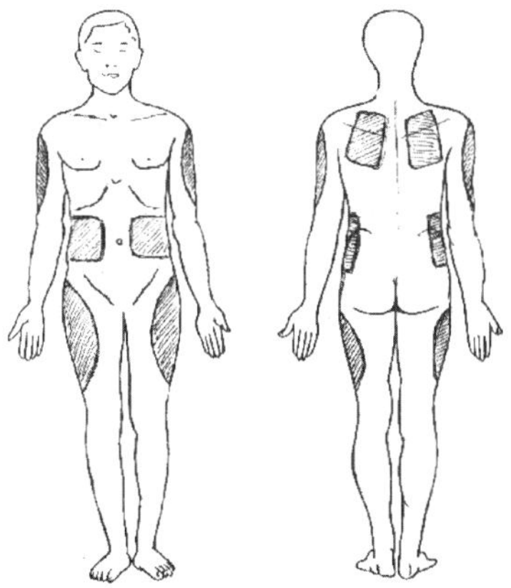

Figure 13 : Lieux d'injection hypodermique

- Les lieux d'injections (Figure 13).

Plusieurs sites d'injection sont possibles :

- *la face latéro-externe des bras et des cuisses*, très souvent utilisée pour les injections d'*insuline*® car d'accès facile par la personne elle-même.
- *la partie antérieure et postérieure des flancs*. Lieu d'élection des injections de *calciparine*® et des héparines de bas poids moléculaires. La zone péri ombilicale est exclue dans un rayon de 10 cm autour de l'ombilic. *Cette région est moins vascularisée et ne facilite pas la résorption du médicament.*
- *la région sus et sous scapulaire* utilisée davantage dans le but de laisser les autres sites au repos lors de traitement de longue durée et pour les vaccinations.

- La réalisation proprement dite.
  - enclencher la présence. ***Confort.***
  - déposer le plateau sur la table adaptable propre et débarrassée. ***Hygiène.***
  - se laver les mains ou les frictionner avec une solution hydro-alcoolique. ***Hygiène.***
  - installer la personne au lit, au fauteuil ou debout. Le choix se fait avec la personne soignée, en fonction de son état et du site d'injection choisi. ***Confort physique et psychologique.***
  - dégager largement la zone d'injection en faisant en sorte que les vêtements ne retombent pas lors de l'injection. ***Sécurité, confort.***
  - sortir la seringue montée du sachet et la tenir de la main droite pour une droitière.
  - Retirer le capuchon de l'aiguille avec la main gauche et l'éliminer dans le haricot.
  - prendre un coton imprégné d'alcool et réaliser l'antisepsie de la peau du site d'injection. ***Sécurité.***
  - conserver le coton maintenu dans la paume de la main gauche par le petit doigt et l'annulaire.
  - pincer la peau entre le pouce, l'index et le majeur de la main gauche, faire bouger ce pli épais *pour bien réaliser qu'il est séparé du plan musculaire.* ***Efficacité, sécurité.***
  - piquer franchement à la base du pli et parallèlement à la peau, vers le haut, dans le sens du retour veineux. *Si l'on se trouve bien dans l'hypoderme, il est possible de bouger latéralement l'aiguille et sans que cela soit douloureux. Ce n'est pas le cas si l'aiguille est plantée dans un muscle.* ***Efficacité, sécurité.***
  - tirer légèrement sur le piston afin de vérifier que le biseau de l'aiguille ne soit pas dans un vaisseau. Si tel est le cas, retirer l'aiguille de 2 à 3 mm et vérifier à nouveau. ***Sécurité.***
  - injecter lentement le produit en conservant le pli cutané.
  - observer, parler et faire exprimer le ressenti de la personne. ***Sécurité, confort psychologique.***

- lâcher le pli à la fin de l'injection et déposer le coton à la base de l'aiguille.
- retirer la seringue montée d'un geste délicat mais franc. ***Efficacité, confort physique***.
- masser doucement avec le coton *afin de favoriser la diffusion du produit dans le tissu sous-cutané, d'obturer le point d'injection et d'éviter la fuite de produit*. ***Sécurité, efficacité.***
- éliminer l'aiguille dans le conteneur en utilisant l'encoche prévue à cet effet. La seringue est placée dans le haricot. ***Sécurité***.

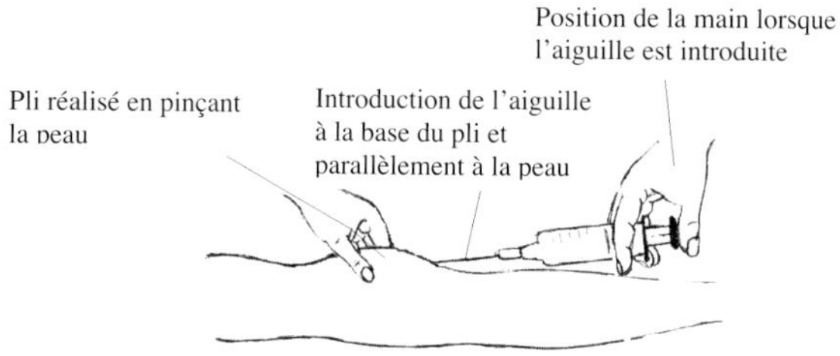

Première technique d'injection sous-cutanée

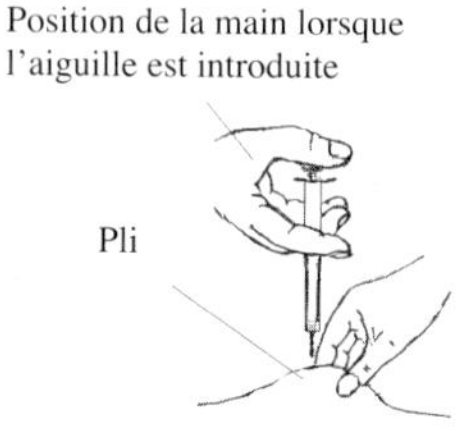

Deuxième technique d'injection sous-cutanée

Figure 14 : L'injection sous-cutanée

- Laisser un coton sec sur le point d'injection, maintenu quelques minutes par la personne ou par l'application d'un leucoplast en cas de léger saignement. ***Sécurité, confort.***

- Réinstaller la personne et l'environnement. Ne pas oublier la sonnette d'appel. ***Sécurité.***
- Cocher le soin sur la feuille de température***. Sécurité.***
- Se laver les mains ou les frictionner avec une solution hydro-alcoolique. ***Hygiène.***

Il existe pour cette procédure une variante très fréquemment utilisée notamment pour les injections d'*Insuline®*, de *Calciparine®* et des héparines de bas poids moléculaires (H.b.p.m). Des aiguilles très fines et plus courtes sont utilisées (15 à 20 mm).

Seules les particularités de la technique sont énoncées :

- La peau est toujours pincée entre le pouce, l'index et le majeur.
- L'aiguille est introduite perpendiculairement à la peau du pli.
- On ne tire pas sur le piston avant d'injecter, on n'aspire pas.
- Pour les seringues de *Calciparine®* et d'H.b.p. m. qui sont, majoritairement présentées prêtes à l'emploi, il ne faut pas purger la petite bulle d'air contenue dans la seringue. Celle-ci va permettre à la fin de l'injection de *chasser la totalité du produit et de ne pas en conserver dans l'embout de la seringue ni dans l'aiguille*.
- Le pli est conservé pendant l'injection, il est lâché en même temps que l'on retire la seringue montée.
- Le point d'injection est essuyé avec le coton et surtout on ne masse pas *afin que le produit soit résorbé par la circulation sanguine en un temps donné*.
- D'une injection à l'autre on change les points d'injection mais pas de site ou de zone. *Chaque zone a une capacité et une durée de résorption du produit différentes*.

d) L'injection intra-veineuse

La ponction d'une veine et l'injection dans la foulée d'un produit médicamenteux est une technique peu utilisée excepté en exercice libéral et en situation d'urgence. Même en cas d'urgence, il est préférable de cathétériser une veine périphérique avec un cathéter court qui est laissé en place. Il est muni d'un obturateur lorsque l'injection intra-veineuse directe (I.V.D.) a été effectuée afin d'éviter que le cathéter ne se bouche par la formation d'un caillot. Une perfusion peut y est branchée. Dans ce cas, un prolongateur stérile muni d'un robinet à 3 voies est placé à l'extrémité de la tubulure. L'écoulement du soluté de la perfusion permet de conserver le cathéter perméable et le robinet permet un accès rapide ainsi que l'injection de médicaments en I.V.D.

Concernant la pose du cathéter court, la préparation et l'installation d'une perfusion, il faut se reporter aux parties spécifiques développées ci-dessous.

- Nous allons décrire ici la procédure d'injection en I.V.D. sur un robinet 3 voies.
  - la seringue et son contenu, montée avec le trocart *afin de protéger l'embout,* est disposée dans un plateau.
  - y adjoindre un sachet de compresses stériles.
  - un flacon d'antiseptique.
  - un bouchon dans son sachet stérile.
  - une petite alèse de protection ou 2 à 3 feuilles de papier absorbant.
  - Un haricot à UU

Auprès du bénéficiaire du soin :

- enclencher la présence. ***Confort.***
- déposer le plateau et le haricot sur la table adaptable propre et débarrassée. ***Hygiène.***
- se laver les mains ou les frictionner avec une solution hydro-alcoolique. ***Hygiène.***
- dégager le prolongateur et le robinet et les faire reposer sur la protection. ***Hygiène, sécurité.***
- vérifier le retour veineux. Se reporter au chapitre concernant la perfusion. ***Efficacité, sécurité.***
- ouvrir le sachet de compresses et conserver le sachet ouvert comme support. Imprégner deux compresses d'un antiseptique. ***Sécurité.***
- prendre ces compresses et les déposer sous le robinet et désinfecter ce dernier en le frottant avec une compresse, l'éliminer. ***Sécurité.***

- utiliser la seconde compresse pour enlever le bouchon du robinet que l'on élimine. Le robinet repose sur la compresse. ***Sécurité.***
- saisir avec la main droite la seringue (pour une droitière) et désadapter le trocart.
- adapter l'embout de la seringue sur le robinet en maintenant celui-ci avec la compresse, de la main gauche. ***Sécurité.***
- tourner l'ailette du robinet de façon à arrêter l'écoulement de la perfusion et à mettre en communication la seringue et la veine. ***Efficacité.***
- aspirer légèrement en tirant sur le piston, du sang apparaît dans le prolongateur. ***Sécurité.***
- injecter le produit en poussant sur le piston doucement et régulièrement. Respecter le temps prévu. Si le produit est irritant pour les veines, de temps en temps faire couler le soluté de la perfusion pour rincer la veine. Pour cela tourner l'ailette du robinet de façon à mettre en communication la perfusion et la veine. ***Sécurité, efficacité, confort physique.***
- observer les réactions de la personne et faire exprimer son ressenti. ***Sécurité, confort.***
- repérer au niveau du cathéter le moindre signe d'extravasation en cours d'injection (se reporter au chapitre perfusion). Au moindre doute, arrêter d'injecter et aspirer afin d'obtenir un retour sanguin franc. ***Sécurité.***
- tourner l'ailette du robinet de façon à mettre en communication la perfusion et la veine lorsque l'injection est terminée. Le robinet repose toujours sur la compresse imprégnée d'antiseptique. ***Sécurité.***
- éliminer la seringue dans le haricot.
- sortir le bouchon stérile de son sachet et le placer sur l'ouverture du robinet afin de l'obturer et de le conserver aseptique. ***Sécurité.***
- éliminer la compresse et la protection. ***Hygiène.***
- vérifier le débit de la perfusion. ***Efficacité, sécurité.***

- réinstaller la personne et l'environnement, en n'oubliant pas la sonnette d'appel. ***Efficacité, sécurité, confort.***
- se laver les mains. ***Hygiène.***
- supprimer la présence. ***Confort.***
- entretenir et ranger le matériel. ***Hygiène.***

8.-La relation

- Informer la personne de l'injection qui va être réalisée, en s'adaptant, qu'il s'agisse d'un bébé, d'un jeune enfant, d'une personne confuse ou comateuse.
- Expliquer les raisons et les effets attendus souhaitables ou éventuellement indésirables de l'injection de ce médicament.
- L'information est toujours justifiée, le contenu et la forme s'adaptent à la situation.
- Respecter la pudeur tout en découvrant la personne suffisamment pour faire le soin en sécurité.
- Parler, faire parler et utiliser des techniques de relaxation pour atténuer l'appréhension, le stress.
- Chez un enfant, utiliser le nounours ou la poupée à qui l'injection peut être simulée.
- Discuter avec les parents d'un enfant sur l'opportunité d'être présents, d'aider au maintien de leur enfant ou de quitter la pièce. Leur laisser le choix et les déculpabiliser si besoin.

9.-Les transmissions

Comme toujours, elles sont orales vis-à-vis de l'équipe présente et écrites dans le dossier patient.
Elles se composent :

- Des observations concernant les points d'injection précédents éventuellement, la présence de nodules d'induration, d'hématomes…
- Des observations relatives à l'efficacité du médicament car le traitement a été commencé il y a plusieurs jours ou plusieurs heures ou que son délai d'action est très court.

- Des manifestations cliniques de survenue d'effets secondaires et leur évolution éventuelle.
- L'heure prévue de la prochaine surveillance.
- Les informations relatives à l'état général de la personne soignée.

II.-LA PONCTION VEINEUSE

1.-Définition

La ponction veineuse consiste à placer aseptiquement une aiguille dans une veine périphérique pour prélever un échantillon de sang, en vue d'un examen. Soin relevant de la prescription médicale, la ponction veineuse est citée dans l'article 6 du décret du 11 février 2002 : *prélèvements de sang par ponction veineuse*.

2.-Le but

L'examen du sang peut être direct à l'œil nu, au microscope ou à l'aide d'un appareil qui réalise les mesures chimiques, ou indirect avec une mise en culture préalable.
Diverses analyses peuvent être prescrites :

- Analyse biochimique : c'est l'étude de la concentration des différents constituants du plasma : par exemple créatininémie, ionogramme sanguin…
- Analyse hématologique : c'est l'étude des éléments figurés du sang, donc l'étude des cellules sanguines : numération sanguine, plaquettes…, groupes sanguins.
- Analyse bactériologique, parasitologique, virologique : c'est la recherche et l'identification de bactéries, de parasites, de virus que contiendrait le sang. L'hémoculture pour la recherche de bactéries nécessite un prélèvement spécifique qui est abordé dans le module Soins infirmiers aux personnes atteintes de pathologies infectieuses.
- Analyse sérologique : c'est l'étude du sérum sanguin, en particulier des anticorps présents dans ce sérum.
- Analyse cytogénétique : elle étudie les chromosomes par le caryotype.

Ces analyses permettent d'établir un diagnostic médical, de suivre l'évolution d'une pathologie et l'efficacité d'un traitement.

L'analyse prescrite va conditionner le type de tube qui sera utilisé, tube sec pour l'étude sérologique par exemple ou sur anticoagulant pour la numération. Certaines analyses demandent que la personne soit à jeun, dans ce cas, veiller à prévenir la personne depuis la veille pour le respect du jeûne.

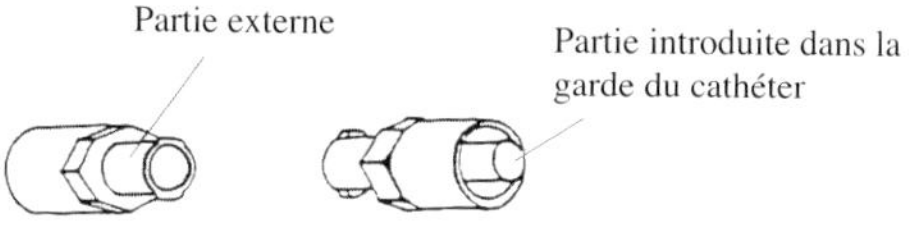

Le bouchon obturateur

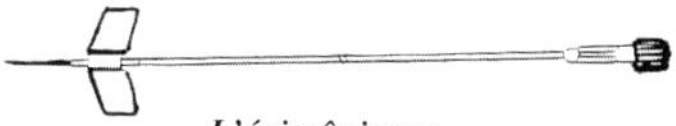

L'épicrânienne

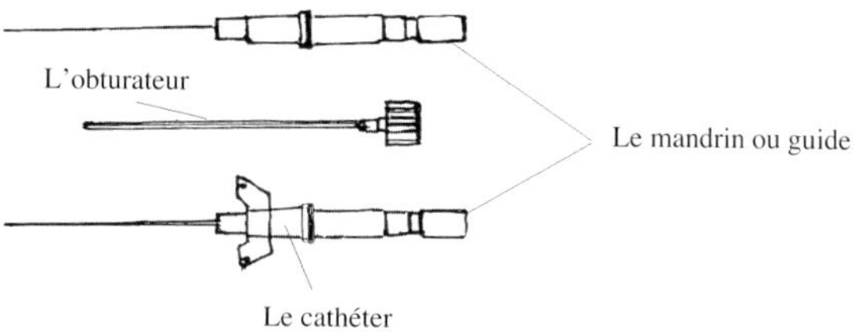

Le cathéter court

Figure 15 : Le cathéter court

3.-Le site de ponction

En théorie, n'importe quelle veine superficielle peut être ponctionnée. En pratique, on privilégie les veines du membre supérieur. La ponction des veines du membre inférieur est plus douloureuse, moins facile d'accès et elle présente davantage de risques infectieux.

Au niveau du bras, les veines du pli du coude sont le plus souvent utilisées pour les ponctions. Celles qui sont utilisées pour la pose d'un cathéter court (Figure 15) sont utilisées en deuxième intention.

4.-L'organisation

- ***La prise en compte de la situation générale de la personne***

  Dans le dossier de soins, sur l'outil de planification, prendre connaissance de la pathologie de la personne et des autres soins prévus :
  - prescription médicale exacte
  - pathologie, situation nécessitant des précautions particulières : si fistule artério-veineuse pour hémodialyse, si antécédents de curage ganglionnaire, ne pas utiliser ce bras ; l'allergie à l'iode proscrit l'emploi d'antiseptiques iodés...
  - connaître les indications pour cette personne des analyses prescrites, afin de pouvoir lui apporter les renseignements.
- ***La prise en compte de la situation actuelle de la personne***

  Prévenir la personne du soin et faire un recueil de données :
  - voir avec la personne si elle souhaite la pose d'un anesthésique local si possible sur protocole, dans ce cas, le poser après repérage de la zone probable de ponction (délai d'action de 15 minutes).
  - si agitation, une contention du membre sera nécessaire.

- si accès veineux périphérique posé avec obturateur, il peut être utilisé pour le prélèvement.
- si perfusion sur veine périphérique, la ponction au niveau de ce bras est à proscrire, pour ne pas fausser les résultats.
- selon l'analyse prescrite, vérifier le respect des consignes précédant l'examen : à jeun pour le matin, sans manger ni boire depuis minuit par exemple.
- profiter de ce temps pour procéder à une observation globale de la personne.

• ***La prise en compte des ressources du service***
  - si personne agitée, ou non coopérante, prévoir une aide ou s'assurer de la coopération de l'entourage en expliquant le soin.
  - selon les obligations du laboratoire, calculer le nombre et la nature des tubes nécessaires. Les tubes sont actuellement sous vide pour une utilisation avec un système de prélèvement *vacutainer*.

• ***La préparation du matériel***
  - ***pour l'hygiène des mains***
  - ***pour la pose*** : plateau propre, protection pour le lit, garrot propre
  - ***pour la protection du soignant*** : gants non stériles (NS) à usage unique (UU)
  - ***pour l'antisepsie de la peau*** : antiseptique, compresses non stérile
  - ***matériel de prélèvement*** *vacutainer*® : corps de pompe à UU, aiguille spéciale, stérile à UU, qui s'adapte au corps de pompe et qui comporte le plus souvent un manchon pour sa protection après ponction (Figure 16).
  - ***tubes sous vide***, système *vacutainer*®, selon analyses prévues, étiquettes au nom du patient.
  - ***pour le pansement*** : compresse NS et sparadrap.
  - ***pour les déchets*** : conteneur à aiguilles, haricot.

5.-La réalisation technique

Elle est schématisée sur la Figure 16.

- Préparer le matériel, vérifier la validité du matériel stérile, date de péremption, intégrité de l'emballage. ***Sécurité.***
- Enclencher la présence. ***Confort.***
- Si besoin, aider la personne à s'installer dans le fauteuil ou dans le lit. ***Confort.***
- Lavage des mains, port de gants. ***Hygiène.***
- Demander l'avis de la personne, concernant le site où elle souhaite la ponction et en tenir compte si possible. ***Confort psychologique.***
- Installer la protection sous le bras, procéder éventuellement à une toilette de la région concernée, ***Hygiène.***
- Poser le garrot *afin de gêner la circulation veineuse de retour et provoquer le gonflement des veines situées sous le garrot.* ***Efficacité.***
- Choisir le site selon les impératifs de la situation, le souhait de la personne et le repérage des veines ponctionnables au niveau du pli du coude ou des mains (Figure 17). ***Efficacité.***
- Veiller à préserver le capital veineux de la personne en réunissant toutes les conditions de réussite. ***Efficacité.***
- Procéder à l'antisepsie de la région concernée, aseptiser la peau selon la technique de l'escargot du point de ponction vers la périphérie, et laisser sécher l'antiseptique, *pour respecter le délai d'action d'environ 1 minute.* **Hygiène, sécurité.**
- Adapter l'aiguille sur le corps de pompe, avec la main non dominante.
- Demander à la personne de serrer le poing, *pour provoquer un appel de sang dans le membre.* ***Efficacité.***
- Enlever la protection de l'aiguille, tenir le corps de pompe de façon que le biseau soit tourné vers le plafond. ***Efficacité.***

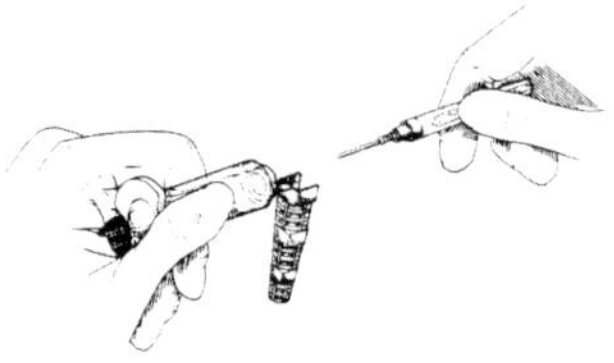

1-Introduction de l'aiguille

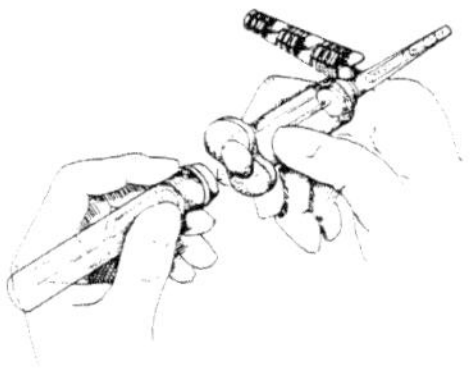

2-Présentation du tube à prélèvement

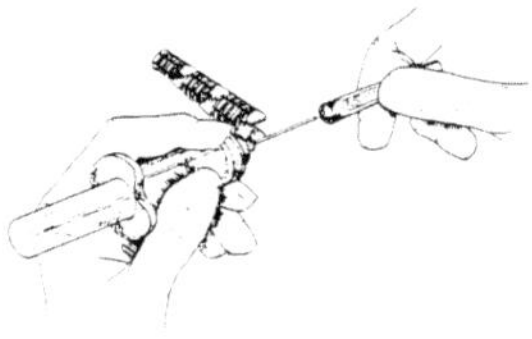

3-Décapuchonnage de l'aiguille

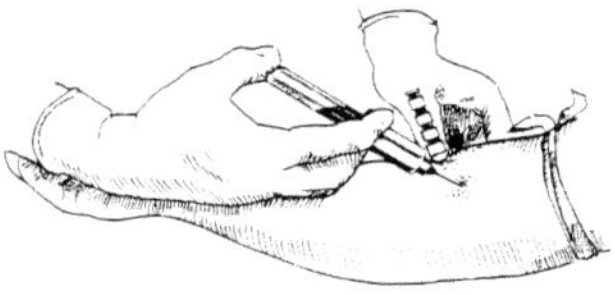

4-Ponction veineuse

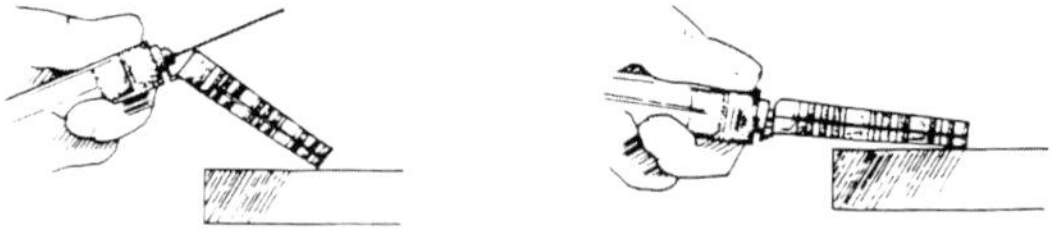

5-Placement de l'aiguille dans le manchon de sécurité

Figure 16 : Système de sécurité pour prélèvement veineux

- Prévenir la personne de la ponction. ***Confort psychologique.***
- Piquer la peau en biais, quand la paroi a été traversée, redresser l'aiguille tangentiellement à la peau et cathétériser légèrement la veine, *afin de ne pas risquer le déplacement de l'aiguille lors du remplissage des tubes*. ***Efficacité.***
- Emboîter les tubes un par un en maintenant le corps de pompe avec la main non dominante. ***Efficacité.***
- Si l'aiguille est bien placée, les tubes se remplissent selon la quantité voulue grâce au vide à l'intérieur.

- Présenter les tubes dans l'ordre suivant : tube à ionogramme *car la pose du garrot augmente la kaliémie*, tubes secs, tubes avec anticoagulants à *retourner doucement*. ***Efficacité.***
- Retirer le garrot avec la main dominante, *afin de permettre un retour veineux normal et diminuer le saignement*. ***Efficacité.***
- Retirer l'aiguille avec le corps de pompe, puis poser une compresse sèche sur le point de ponction, effectuer une pression douce. ***Efficacité.***
- Demander à la personne de prendre le relais de la pression, lui conseiller de ne pas plier le bras, *afin d'appuyer exactement sur le point*. ***Efficacité.***
- Ajuster le manchon de protection sur l'aiguille en appuyant sur un plan dur et éliminer immédiatement le dispositif de ponction dans le conteneur. L'AIGUILLE N'EST JAMAIS RECAPUCHONNEE A LA MAIN. *Pour éviter les AES*. ***Sécurité.***
- Vérifier la fin du saignement et poser une autre compresse sèche avec un sparadrap sur le point de ponction. ***Hygiène.***
- Retirer la protection et aider la personne à se réinstaller si besoin. ***Confort.***
- Placer les étiquettes sur les tubes. ***Sécurité.***
- Eliminer les compresses et le corps de pompe dans poubelle à déchets à risque. ***Hygiène, sécurité.***
- Oter les gants et les éliminer. ***Hygiène.***
- Réorganiser de l'environnement de la personne. ***Confort.***
- Se laver les mains. ***Hygiène.***
- Supprimer la présence. ***Confort.***
- Nettoyer, décontaminer le garrot. ***Hygiène Sécurité.***

6.-La relation

- Expliquer à la personne les buts précis et le déroulement du prélèvement, la date approximative de retour des résultats.

- Profiter de ce soin souvent matinal pour obtenir des renseignements sur le sommeil, pour informer des soins prévus dans la journée.

7.-La transmission

- Préparer les tubes pour le départ au laboratoire, selon le protocole du service. Identifier correctement la demande d'analyse, joindre les renseignements nécessaires.
- S'informer des départs prévus ou faire acheminer si besoin.
- Noter la réalisation du prélèvement sur le dossier de soin, sur le planning mural.
- Noter les informations autres recueillies lors du soin.
- Au besoin, prévenir l'équipe que la personne peut maintenant manger.

III.-LA POSE DE CATHETER VEINEUX COURT

1.-Définition

C'est la mise en place aseptique d'un matériel stérile après ponction dans une veine périphérique, dans le but de réaliser un accès veineux.

Soin relevant de la prescription médicale, elle est citée dans l'article 6 du décret du 11 février 2002 : *mise en place et ablation d'un cathéter court ou d'une aiguille pour perfusion dans une veine superficielle des membres*.

2.-Le but

L'accès veineux permet la mise en route d'un traitement continu, ou discontinu par le branchement d'une perfusion ou encore d'effectuer des prélèvements répétés.

3.-Les sites de pose

Comme pour la ponction veineuse, les veines du membre supérieur sont privilégiées. Tout le territoire drainé par la veine cave supérieure peut être utilisé : veine médiane antébrachiale, veines céphalique et céphalique accessoire, veine médiane basilique, veine basilique pour l'avant-bras dans sa partie antérieure, utilisé en première intention ; les veines dorsales métacarpiennes et le réseau veineux dorsal sur la main (Figure 17).

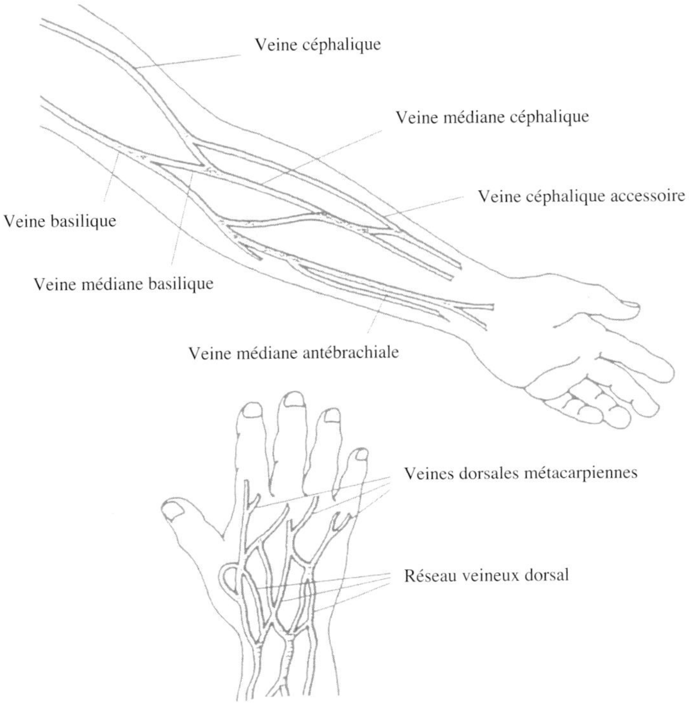

Figure 17 : Les sites de pose de cathéter court

Le choix portera en priorité sur le bras non dominant de la personne. Les veines les plus périphériques seront privilégiées pour garder la possibilité d'autres ponctions éventuelles si le premier essai n'est pas réussi.
Les veines de gros calibre, au trajet droit seront plus facilement cathétérisables. Les veines du pli du coude et du poignet sont écartées : les mouvements peuvent occasionner

une lésion du vaisseau par le cathéter et gêner la perméabilité de celui-ci.
L'utilisation d'un bras est proscrite s'il y a :

- Présence d'un shunt artério-veineux pour hémodialyse afin de préserver le capital veineux,
- Réalisation d'un curage ganglionnaire, afin d'éviter le lymphœdème,

On écartera les veines déjà irritées lors d'utilisation antérieure, les veines superficielles de petites taille, visibles mais impalpables. Les régions présentant une peau lésée seront écartées également.

4.-Le matériel

a) Le cathéter court

Le cathéter se compose de deux éléments (Figure 15) :

- Un dispositif qui sera en partie intravasculaire : le cathéter proprement dit, en plastique à bout mousse, muni d'une embase le plus souvent en plastique également et dont la couleur indique le diamètre de l'aiguille selon la classification Gauge (de G 14 pour 21 cm de diamètre externe à G 24 pour 7 cm).
- Un dispositif rigide permettant la pose : le mandrin qui est emboîté dans le cathéter, le bout est en biseau et dépasse légèrement du cathéter. Actuellement, comme pour le dispositif *vacutainer*® de ponction veineuse, un système de protection à type de manchon permet de recouvrir le mandrin après l'utilisation, dans le cadre de la prévention des accidents liés au sang.

Il y a un choix important de cathéters sur le marché avec des avantages divers selon l'objectif de la perfusion. Il existe des modèles avec ou sans ailettes, les ailettes servent à la fixation du cathéter avec un fil ou plus simplement à le stabiliser sur la surface de la peau.

b) Les aiguilles épicrâniennes

La partie intravasculaire est métallique. L'embase est munie d'ailettes qui facilitent la préhension et la fixation. Cette partie en plastique coloré indique le diamètre de l'aiguille selon la même classification Gauge. Une petite tubulure fait suite et se termine par un obturateur.

Ces aiguilles sont utilisées plutôt en pédiatrie ou en cas d'intolérance aux cathéters. Elles sont potentiellement plus traumatiques et doivent s'insérer dans une zone plane.

5.-L'organisation

- ***La prise en compte de la situation générale de la personne***

  Dans le dossier de soins, sur l'outil de planification, prendre connaissance de la situation de la personne et des autres soins prévus :

  - prescription médicale exacte,
  - pathologie, situation nécessitant des précautions particulières : si fistule artério-veineuse pour hémodialyse, si antécédents de curage ganglionnaire. L'allergie à l'iode proscrit l'emploi d'antiseptiques iodés…
  - connaître les indications pour cette personne des perfusions prescrites, si perfusion continue ou discontinue, afin de pouvoir lui apporter les renseignements sur le but et éventuellement la durée de la prescription.

- ***La prise en compte de la situation actuelle de la personne***

  Prévenir la personne du soin et faire un recueil de données :

  - voir avec la personne si elle souhaite la pose d'un anesthésique local si possible sur protocole, dans ce cas, le poser après repérage de la zone probable de ponction (délai d'action de 15 minutes).
  - repérer le réseau veineux pour prévoir le matériel adapté.
  - si agitation, une contention du membre sera nécessaire.
  - profiter de ce temps pour procéder à une observation globale de la personne.

- ***La prise en compte des ressources du service***
  - si personne agitée, ou non coopérante, prévoir une aide ou s'assurer de la coopération de l'entourage en expliquant le soin.
- ***La préparation du matériel***
  - ***pour l'hygiène des mains***
  - ***pour la pose*** : plateau propre, protection pour le lit
  - ***pour la protection du soignant*** : gants NS à UU
  - ***pour l'antisepsie de la peau*** : antiseptique, compresses stériles
  - ***pour le cathétérisme*** : 2 ou 3 cathéters stériles à UU de tailles différentes
  - ***pour le pansement*** : pansement adhésif transparent stérile
  - ***pour les déchets*** : conteneur, haricot, poubelle déchets à risque
  - ***matériel de perfusion ou obturateur***

6.-La réalisation technique

- Préparer le matériel, vérifier la validité du matériel stérile, date de péremption, intégrité de l'emballage. ***Sécurité.***
- Enclencher la présence. ***Confort.***
- Si besoin, aider la personne à s'installer dans le fauteuil ou dans le lit. Le bras doit être à plat, entièrement appuyé sur le support. ***Confort.***
- Lavage des mains, pose des gants. ***Hygiène.***
- Demander l'avis de la personne, concernant le site où elle souhaite la ponction. ***Confort psychologique.***
- Installer la protection sous le bras, procéder éventuellement à la toilette de la région concernée, si besoin raser le site de ponction à la tondeuse. ***Hygiène.***
- Choisir le site selon les impératifs de la situation, le souhait de la personne et le repérage des veines ponctionables (Figure 17) ***Efficacité.***
- Choisir le site le plus distant de la racine du membre *afin de ne pas provoquer l'hématome si une deuxième ponction est nécessaire*. ***Confort.***

- Procéder à l'antisepsie de la région concernée, aseptiser la peau selon la technique de l'escargot du point de ponction vers la périphérie, et laisser sécher l'antiseptique, *pour respecter le délai d'action d'environ 1 minute*. ***Hygiène, Sécurité.***
- Poser le garrot *afin de gêner la circulation veineuse et provoquer le gonflement des veines périphériques*. ***Efficacité*.**
- Demander à la personne de serrer le poing, *pour provoquer un appel de sang dans le membre*. ***Efficacité*.**
- Ouvrir l'emballage du cathéter en le laissant dans l'étui. ***Efficacité.***
- Prévenir la personne de la ponction. ***Confort psychologique.***
- Piquer la peau en biais, le biseau tourné vers le plafond, quand la paroi a été traversée, le sang apparaît dans le cathéter, redresser l'aiguille tangentiellement à la peau, cathétériser d'un centimètre puis sortir légèrement le mandrin *afin de ne pas blesser la paroi* et terminer de cathétériser la veine en introduisant entièrement l'aiguille jusqu'à la garde. ***Efficacité.***
- Desserrer le garrot. ***Efficacité, confort.***
- Retirer le mandrin et l'éliminer de suite dans le conteneur à aiguilles. ***Sécurité.***
- Vérifier le retour veineux. ***Efficacité.***
- Adapter la perfusion et la mettre en route ou introduire l'obturateur. ***Efficacité.***
- Enlever les gants, appliquer le pansement sur le point d'insertion. ***Hygiène.***
- Si obturateur, poser le pansement de façon à laisser l'extrémité libre d'accès. ***Efficacité et hygiène.***
- Retirer la protection et aider la personne à se réinstaller si besoin. ***Confort.***
- Hygiène des mains. ***Hygiène.***
- Nettoyage, désinfection, rangement du matériel. ***Hygiène.***

7.-La relation

- Expliquer à la personne le but précis et le déroulement de la pose du cathéter.
- Prévenir du caractère douloureux du soin, tenir compte des dires et des mimiques de la personne lors du soin.
- Lui demander de respirer amplement, la faire parler… afin de détourner son attention de l'acte.

8.-La transmission

- Noter la réalisation de la pose du cathéter sur la feuille de température du dossier de soin, programmer sur le planning mural, le renouvellement selon le protocole en vigueur, généralement à j + 3, …
- Noter les informations autres recueillies lors du soin.

9.-La surveillance

- Surveiller le point d'insertion : pas de douleur, ni de gonflement, ni d'induration, pas de rougeur. Si ces signes d'extravasation ou d'intolérance veineuse apparaissent : changer impérativement le cathéter.
- Lors du branchement de perfusion et au moins une fois par poste, vérifier le retour veineux en abaissant la poche sous le niveau du bras, le sang doit refluer dans le cathéter et l'extrémité distale du prolongateur ou de la tubulure.

IV.-LA PERFUSION INTRAVEINEUSE

1.-Définition

La perfusion est une technique d'injection lente, de façon continue sur les 24 heures ou discontinue, par voie parentérale (IV ou SC) d'un soluté stérile, contenant ou non des ajouts de médicaments.

Soin relevant de la prescription médicale, la perfusion (hors produits d'origine humaine qui nécessitent un contrôle pré-transfusionnel) est citée dans l'article 6 du décret du 11 février 2002.

2.-Le but

Il existe trois buts possibles pour ce soin en fonction du type de solutés :

- Traitement médicamenteux par voie intraveineuse donc support hydrique salé ou glucosé pour les médicaments,
- Alimentation dans le cas de dénutrition, ou d'état comateux, donc apport hydrique, électrolytique et nutritionnel,
- Remplissage dans le cas de traitement d'un choc cardiovasculaire, donc apport hydrique et de grosses molécules.

3.-L'organisation

a) La prise en compte de la pathologie pour la personne

Dans le dossier de soins, sur l'outil de planification, prendre connaissance de la situation de la personne et des autres soins prévus :

- Prescription médicale exacte.
- Pathologie, situation nécessitant des précautions particulières : si fistule artério-veineuse pour hémodialyse, si antécédents de curage ganglionnaire, ne pas utiliser ce bras ; si agitation, un moyen de fixation sûr et une contention du membre seront nécessaires ; l'allergie à l'iode proscrit l'emploi d'antiseptiques iodés…
- Les autres soins surtout si perfusion en discontinu choisir le moment précis de pose selon les autres soins à réaliser : après la toilette, avant ou après les soins qui demandent une mobilisation du membre perfusé.
- Est-ce la première prescription de perfusion pour cette personne ? A-t-elle un accès veineux ou faut-il le poser ?
- Connaître les indications pour cette personne des médicaments prescrits, vérifier dans le Vidal les effets secondaires possibles.

b) La prise en compte de la situation actuelle de la personne

Prévenir la personne du soin et faire un recueil de données :

- Si accès veineux périphérique ou central posé, vérifier sa perméabilité.
- Selon le médicament prescrit, vérifier l'absence de contre-indication : par exemple prendre la tension artérielle pour dépister une hypotension si la médication entraîne ou majore cet effet…
- Si l'accès veineux périphérique est à poser, prévoir ce soin en même temps que la pose de la perfusion.
- Profiter de ce temps pour procéder à une observation globale de la personne.

c) La prise en compte des ressources du service

- Voir si pied à perfusion dans la chambre.
- Si personne agitée, ou non-coopérante, prévoir une aide ou s'assurer de la coopération de l'entourage en expliquant le soin.
- Selon les présentations disponibles dans le service, calculer le nombre de flacons de produit nécessaires. Selon la possibilité d'utilisation d'un régulateur de débit ou non, calculer le débit de la perfusion en ml/h ou en gouttes/mn. Si prescription sur 24 h, planifier le nombre de poches, leur volume et leur durée respective.

d) La préparation du matériel

- ***Produits prescrits*** **:** soluté en poche ou en flacon selon disponibilité, volume selon planification de la prescription. Médicaments à ajouter dans le contenant. (ampoule ou flacon avec le solvant correspondant si pertinent).
- ***Matériel pour l'introduction de médicaments à l'aide d'une seringue :*** seringue stérile (S) et à usage unique (UU) de taille adaptée à la quantité de produit à introduire, aiguille S et à UU trocart type 19G, si

flacon en verre, prévoir une prise d'air munie d'un filtre.

- ***Matériel pour l'introduction de médicaments en flacons à l'aide d'un site de transfert :*** dispositif de transfert S et à UU.
- ***Matériel pour l'antisepsie*** : antiseptique selon protocole du service pour la désinfection des bouchons, compresses non stériles.
- ***Si 1ère pose ou changement*** : tubulure de perfusion, si flacon en verre avec prise d'air incorporée ou indépendante.
- ***Si 1ère pose*** : prévoir prolongateur et robinet 3 voies ou rampe de robinets selon le nombre de perfusions ou de seringues auto pulsées à poser.
- ***Pour l'identification de la préparation*** : étiquettes, marqueur.
- ***Matériel pour les déchets*** : conteneur à aiguilles, haricot, poubelles à déchets ménagers et à déchets à risques.
- ***Matériel pour le nettoyage du plan de travail :*** chiffonnette réservée à la salle de soin et détergent-désinfectant utilisé dans le service.
- ***Matériel pour l'hygiène des mains***.
- ***Matériel pour la pose*** : chariot propre, plateau propre, si flacon en verre, panier, éventuellement pompe à perfusion (appareil réglant automatiquement le débit).

4.-La réalisation technique

Les principes de la manipulation respectent la stérilité de la solution à injecter, de ce fait, tout ce qui peut être en contact avec la solution doit être maintenu stérile, la préparation se fait aseptiquement, comme détaillé précédemment.

a) La préparation

- ***La préparation du contenant***
  - nettoyer et désinfecter le plan de travail
  - procéder à un lavage des mains
  - rassembler le matériel nécessaire.

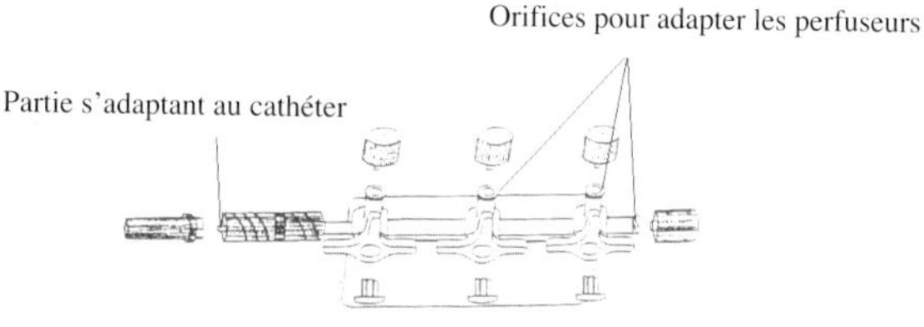

Rampe de robinets

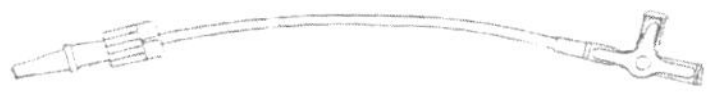

Prolongateur

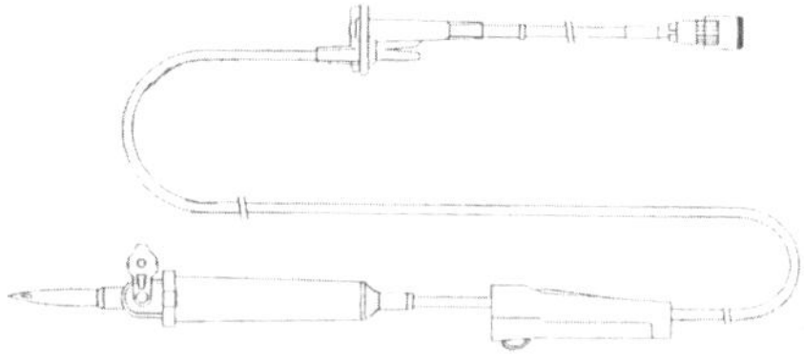

Perfuseur

Figure 18 : La perfusion

- pour les produits prescrits : vérification des dates de péremption, de la limpidité des solutés, du vide du flacon en verre (en frappant sur le fond) et du bon dosage, au moment de la préparation.
- la validité du matériel stérile à usage unique (S et UU) sera vérifiée par la date de péremption correcte et l'intégrité de l'emballage.

- ***Pour une poche***
  - ouvrir aseptiquement l'emballage de la poche, sans déchirer ni couper, en décollant les 2 feuillets, ne pas

toucher l'intérieur avec les mains et la laisser posée à plat sur l'emballage. ***Hygiène.***

- ajouter les médicaments si besoin. ***Efficacité.***
- peler l'emballage de la tubulure, fermer la prise d'air et fermer le clamp de la tubulure. ***Efficacité.***
- ouvrir aseptiquement la protection du site du perfuseur de la poche, reposer le perfuseur, enlever la protection de l'extrémité pointue de la tubulure et l'introduire intégralement dans le site de la poche, en soulevant celui-ci vers le haut. *Procéder par étapes pour ne pas risquer une faute d'asepsie.* ***Sécurité.***
- évacuer l'air contenu dans la poche : ouvrir le clamp, presser sur la poche en maintenant la bulle dans le haut de la poche, vers le site du perfuseur. *Pour éviter l'arrivée d'air dans la tubulure en fin de poche et pouvoir enchaîner avec une autre poche.* ***Efficacité.***
- lorsque le soluté arrive dans le stilligoutte, clamper la tubulure, retourner la poche, presser le stilligoutte pour obtenir un niveau au milieu de la chambre et terminer de purger la tubulure, fermer le clamp. *La purge évite l'injection d'air dans le circuit veineux et les embolies gazeuses.* ***Sécurité.***
- reposer l'ensemble sur l'emballage et dans le plateau, préparer l'étiquette avec le nom du patient, le numéro de la chambre, la date et l'horaire (si médicaments introduits les noter : nom, dosage et nombre). ***Sécurité.***
- ranger et nettoyer-désinfecter le plan de travail. ***Hygiène.***

- ***Pour un flacon en verre***
  - enlever l'opercule métallique du flacon.
  - poser une compresse non stérile, imprégnée de l'antiseptique sur le bouchon. Respecter le temps de contact de l'antiseptique. ***Sécurité.***
  - ajouter les médicaments si besoin. ***Efficacité.***
  - pendant le temps de contact, peler l'emballage de la tubulure, ouvrir la prise d'air, fermer le clamp. ***Efficacité.***

- enlever la compresse avec l'antiseptique, enlever la protection de l'extrémité pointue de la tubulure et introduire celle-ci aseptiquement et intégralement dans le bouchon de caoutchouc. ***Sécurité, efficacité.***
- retourner le flacon et purger la tubulure comme pour la poche. ***Sécurité.***
- poser l'ensemble dans le plateau et préparer l'étiquette comme pour la poche. ***Sécurité.***
- nettoyer, décontaminer, ranger le plan de travail. ***Hygiène.***

• ***L'introduction de médicaments à l'aide d'une seringue***

Dans la poche

- préparer le produit dans la seringue, purger la totalité de l'air contenu dans la seringue et l'aiguille, reposer l'ensemble dans l'emballage ouvert de la seringue. ***Sécurité.***
- possibilité d'ajouter jusqu'à 30 à 50 % du volume de la poche, au-delà, poser le perfuseur et éliminer la quantité nécessaire de soluté lors de la purge. ***Efficacité.***
- peler l'emballage de la poche et ouvrir aseptiquement la protection du site d'injection. ***Sécurité.***
- introduire l'aiguille dans le caoutchouc du site d'injection en maintenant celui-ci entre les doigts et injecter le produit. ***Efficacité.***
- si ajout de 2 médicaments, désinfecter le site avant la 2ème introduction. ***Sécurité.***
- retirer l'aiguille en maintenant la seringue solidaire, *pour ne pas faire rentrer d'air non stérile dans la poche*. ***Sécurité.***
- éliminer l'aiguille dans le conteneur, la seringue dans la poubelle. ***Sécurité.***
- continuer la préparation.

Dans le flacon

- si plus de 60 ml à introduire, placer la tubulure dans le flacon et retirer la quantité de soluté nécessaire. ***Efficacité.***

- pendant le temps de désinfection du bouchon du flacon, préparer le produit dans la seringue. ***Efficacité.***
- purger la totalité de l'air contenu dans la seringue et l'aiguille. ***Sécurité.***
- retirer la compresse avec l'antiseptique et piquer le bouchon et injecter le produit dans le flacon. ***Efficacité.***
- retirer l'aiguille en maintenant la seringue solidaire, *pour ne pas faire rentrer d'air non stérile dans la poche*. ***Sécurité.***
- éliminer l'aiguille dans le conteneur, la seringue dans la poubelle. ***Sécurité.***
- continuer la préparation.

- ***L'introduction de médicaments en flacons dans la poche, à l'aide d'un dispositif de transfert***
  - ôter l'opercule des flacons. ***Efficacité.***
  - désinfecter les bouchons en posant une compresse non stérile, imprégnée de l'antiseptique sur le bouchon. Respecter le temps de contact de l'antiseptique. ***Sécurité.***
  - pendant ce temps, peler l'emballage du dispositif de transfert stérile, manipuler le dispositif par l'extérieur. ***Sécurité.***
  - présenter le flacon à l'aiguille vers le gros embout, et le site d'injection à l'aiguille vers le petit embout. Perforer les deux cotés en même temps, *pour éviter l'entrée d'air non stérile dans le montage*. ***Sécurité.***
  - introduire du liquide de la poche dans le flacon en pressant légèrement sur celle-ci, bien mélanger. ***Efficacité.***
  - toujours en maintenant le système emboîté, retourner le flacon de médicaments au-dessus de la poche. A l'aide de pressions sur la poche, envoyer l'air de la poche dans le flacon, le liquide va refluer dans la poche. Procéder jusqu'à récupération totale du produit. ***Efficacité.***

- désadapter le dispositif de la poche en le maintenant sur le flacon. P*our éviter l'entrée d'air non stérile dans la poche*. ***Sécurité.***
- désadapter le flacon du dispositif, éliminer le dispositif dans le conteneur. ***Sécurité.***
- continuer la préparation.

b) La pose

Une circulaire parue le 31 janvier 1988 précise que c'est la même personne qui prépare et pose la perfusion. Celle du 15 mars 1993 dit que la pose doit s'effectuer dans l'heure qui suit la préparation.

- ***Pose de la perfusion intraveineuse sur un robinet***
  - rassembler le matériel sur chariot propre :
    Plateau propre avec perfusion prête, compresses stériles et antiseptique, haricot et poubelle déchets à risque.
  - se rendre au lit du malade.
  - enclencher la présence. ***Confort.***
  - procéder au lavage des mains. ***Hygiène.***
  - vérifier le point de ponction. ***Sécurité.***
  - suspendre le flacon ou la poche sur le pied à perfusion. ***Efficacité.***
  - fermer le robinet de la rampe. ***Efficacité.***
  - enlever la tubulure de perfusion précédente ou le bouchon du robinet avec une compresse stérile imbibée d'antiseptique, les éliminer dans le haricot. ***Hygiène.***
  - enlever le bouchon de la tubulure avec une compresse stérile imbibée d'antiseptique, sans toucher l'orifice du robinet et adapter la tubulure de perfusion sur celui-ci. ***Hygiène, sécurité.***
  - ouvrir le robinet, vérifier le retour veineux. ***Hygiène.***
  - déclamper la tubulure et régler le débit comme prescrit. ***Efficacité.***
  - éliminer les déchets du haricot dans la poubelle de déchets à risque. ***Sécurité.***
  - réorganiser l'environnement de la personne. ***Confort.***

- procéder à l'hygiène des mains. ***Sécurité.***
- supprimer la présence. ***Confort.***
- entretenir et ranger le matériel. ***Hygiène.***

5.-La relation

En plus de la relation à établir avec la personne soignée,

- Expliquer le but des médicaments utilisés.
- Eduquer la personne à signaler tout incident sur l'accès veineux et la perfusion, comme décrit ci-dessous.
- Expliquer l'importance de respecter le débit prescrit et de ne pas toucher au pansement du point d'insertion du cathéter.

6.-La transmission

- Noter la perfusion et les médications sur la feuille de température du dossier de soins.
- Noter les informations recueillies lors du soin
  - concernant la surveillance des médications,
  - concernant l'état général de la personne.

7.-La surveillance

- *Risque d'extravasation* : dépister une induration, une douleur, une diminution éventuelle de la perméabilité du dispositif qui signent une perforation de la veine et un passage extravasculaire des produits. Un arrêt de la perfusion et un changement de point de ponction est nécessaire.
- *Risque de veinite* : surveillance du point de ponction : dépister toute rougeur sur le trajet de la veine, dans ce cas, changer de point de ponction.
- *Risque d'hyperhydratation*, si patient à risque, présentant une insuffisance cardiaque, ou si débit important : prise de la tension artérielle pour dépister une hausse, vérifier le débit selon la prescription.
- *Risque infectieux* par généralisation d'une veinite locale : pour dépister une fièvre : prise de la température, dépistage de sueurs, de chaleur cutanée.

- Effets attendus des médicaments, à vérifier.
- Risques secondaires inhérents aux médicaments, à dépister.

V.-LE PANSEMENT

Le titre le plus exact est : Les soins à une personne porteuse d'une ou plusieurs plaies.

Cette précision est utile pour au moins trois raisons :

- L'infirmière prend soin d'une personne et non d'une plaie.
- Les soins de plaies ne consistent pas seulement en la réfection du pansement.
- Les plaies sont très diverses et les pansements le sont tout autant. Un pansement de thoracotomie, d'énucléation de l'œil, d'escarre sacrée, de brûlures étendues etc, possèdent des points communs mais aussi de nombreuses particularités.

Seuls les points communs, c'est-à-dire les bases fondamentales indispensables aux soins des plaies sont envisagés dans ce chapitre.

Le décret du 11 février 2002 stipule d'une part à l'article 5 que dans le cadre de son rôle propre l'infirmière accomplit les actes ou dispense les soins… et notamment : les soins d'escarres et les soins d'ulcères cutanés chroniques.

D'autre part, dans l'article 6 qui énumère les actes que l'infirmière est habilitée à pratiquer en application d'une prescription médicale ou en application d'un protocole établi par un médecin, apparaissent :

- Le renouvellement du matériel de pansements médicamenteux.
- La réalisation et la surveillance de pansements spécifiques.
- Le renouvellement et l'ablation des pansements médicamenteux.

Cette formulation est floue, mais néanmoins dans ces deux cas des pansements sont à réaliser.

Il est nécessaire que les infirmières se réfèrent à des protocoles de pansements initiés par elles et validés par les médecins du service ou élaborés en étroite concertation. En dehors de l'obligation réglementaire, la compétence des médecins et des infirmières dans ce domaine est complémentaire et indispensable.

1.-Définitions

a) Le pansement

Ce terme recouvre l'acte de panser une plaie, de la nettoyer, de la protéger, « on fait un pansement ». Mais il se définit également par des substances médicamenteuses ou des matériels utilisés : des compresses sèches, des tulles gras, des pansements colloïdes de type *Duoderm*® et par le matériel qui va recouvrir et occlure le champ aseptique de la plaie.

b) La plaie

Il s'agit d'une lésion qui porte atteinte à l'intégrité du revêtement cutané et dont l'étendue ainsi que sa profondeur peuvent être plus ou moins importantes. Les plaies se différencient également par leur mode de cicatrisation.

2.-Généralités

a) Les différentes classifications des plaies

Une première classification dissocie deux grands types de plaies.

- ***Les plaies sans perte de substance***, c'est-à-dire sans perte de tissu cutané. Ces plaies sont aussi appelées de première intention. Elles possèdent plusieurs caractéristiques, ce sont des plaies :
  - de type chirurgical, réalisé dans des conditions d'asepsie optimales.
  - indemnes de germes pathogènes.
  - généralement suturées bord à bord ce qui signifie qu'il n'y a pas de perte de substance.

- de cicatrisation spontanée et rapide du fait du rapprochement des berges qui accélère le processus de cicatrisation.

• ***Les plaies avec perte de substance dites de deuxième intention***. Dans ce cas, le revêtement cutané est détruit plus ou moins profondément et sur une étendue plus ou moins importante. Ce qui permet de les dissocier en deux catégories :
  - *les plaies dites superficielles*, lorsque seul le derme superficiel est atteint on parle d'érosion, si le derme moyen est lésé on parle alors d'ulcération. Ces plaies se voient fréquemment en dermatologie, mais elles concernent aussi les escarres et les brûlures du 1er et 2ème degré.
  - *les plaies profondes*, dans ce cas, le derme profond est détruit ainsi que l'hypoderme, voire les tissus sous-jacents (aponévroses, tendons, muscles, vaisseaux, os). Ces plaies même peu étendues n'évoluent jamais vers une cicatrisation spontanée et nécessitent des soins spécifiques qui seront abordés dans les différents modules respectifs. Elles ont pour exemple les ulcères veineux ou artériels évolués, les escarres profondes, les brûlures du 3ème degré.

Une autre classification détermine également deux types de plaies.

• ***Les plaies aiguës*** comprennent :
  - *les plaies chirurgicales* réalisées dans des conditions optimales d'asepsie et qui à priori ont moins de risque de s'infecter.
  - *les plaies franches*, à arme blanche par exemple, qui sont rapidement traitées et suturées. Le risque infectieux est cependant davantage présent.
  - *les plaies chirurgicales* associées à la mise en place de matériel, lames, drains, broches, qui réalisent des voies de contamination potentielle.
  - *les plaies traumatiques* (accidents de la route, accidents du travail) qui sont d'emblée contaminées par des micro-organismes d'autant plus qu'elles sont souvent anfractueuses, délabrées.

- ***Les plaies chroniques*** dont relèvent :

  Les ulcères de type veineux ou artériels et les escarres. Ces plaies, du fait de la présence de fibrine, de sang, de tissus nécrosés constituent un véritable milieu de culture. La flore commensale va y pulluler, mais ces plaies peuvent être facilement colonisées par des micro organismes extérieurs plus dangereux.

b) Le processus de cicatrisation

La cicatrisation est l'ensemble des phénomènes qui se produisent au niveau d'un tissu lésé en vue de sa reconstitution intégrale.

Ce processus se déroule en trois phases :

- ***La détersion*** qui va éliminer les débris tissulaires, les cellules mortes, tout ce qui peut gêner le tissu conjonctif dans son bourgeonnement ultérieur. Elle est réalisée par des cellules riches en enzymes protéolytiques, des enzymes bactériennes et des germes saprophytes. La détersion se produit après un épisode de nécrose, le tissu mort forme une escarre sèche qui se détache des bords de la plaie et les germes se répandent dans les tissus lésés.
- ***Le bourgeonnement*** est la réponse du tissu conjonctif en présence d'une plaie détergée et vascularisée donc nourrie en nutriments et en oxygène. Le bourgeonnement commence par le fond de la plaie et progressivement, comble l'espace laissé par la perte de substance modérée. L'infirmière doit connaître les caractéristiques du bourgeonnement. Un bourgeon sain apparaît rouge vif, solide, non hémorragique, humide mais non suintant. Il ne faut pas le léser lors de la réfection du pansement. De mauvaise qualité, le bourgeon est rouge foncé, violet, avec des tâches brunes voire noirâtres de nécrose ou des fausses membranes.
- ***L'épidermisation*** s'effectue à la fois par des myofibroblastes qui rapprochent les berges de la plaie là où la peau alentour est souple et possède des possibilités de glissement. L'épidermisation marginale

se réalise quant à elle par la multiplication et l'avancée de cellules épidermiques de la périphérie de la plaie. Pour que cela se produise, il faut un terrain propice donc un bourgeon sain.

Le processus est plus rapide dans la situation d'une plaie chirurgicale de première intention suturée. La détersion n'étant pas à faire, l'accolement des plans cutanés profonds et des berges de la plaie vont conduire à la continuité épidermique vers le dixième jour généralement.

c) Les facteurs qui influencent la cicatrisation

Ces facteurs sont à prendre en compte soit par des actions relevant du rôle propre infirmier, soit par des actions découlant d'une prescription médicale.

Cela varie selon les situations pathologiques.

- ***L'alimentation***. Pour fabriquer des cellules, reconstituer des tissus, il faut de l'énergie, des nutriments, apportés par l'alimentation. La personne peut se nourrir, il faut alors assurer un apport alimentaire aussi équilibré et varié que possible. Réussir une combinaison entre les goûts de la personne, son appétit qui peut être inexistant et les propositions de repas de l'établissement, exige de l'intérêt de la part de l'infirmière et de tous les soignants. Si bien souvent on insiste sur l'apport protéique, il ne faut pas négliger les fruits et les légumes qui amènent les vitamines A, B1, B2, B3, C, et E, qui ont toutes un rôle dans la cicatrisation. Solliciter ou favoriser la participation de l'entourage afin de stimuler le plaisir de s'alimenter sont des soins infirmiers. Lorsque l'alimentation orale n'est plus possible, le relais est pris soit par sonde gastrique ou par la voie parentérale sur prescription médicale.
- ***Le sommeil*** pour chacun d'entre nous est un temps de récupération physique et psychologique. C'est pendant le sommeil que l'hormone de croissance est libérée, hormone qui a une action sur tous les métabolismes. Une personne qui dépense beaucoup d'énergie pour lutter contre la maladie et réparer son corps a donc

besoin de sommeil. Cela est d'autant plus important qu'un manque de sommeil, qu'un état de fatigue qui dure ont une influence néfaste sur l'appétit.

- ***La circulation sanguine***. C'est le sang qui apporte à toutes les cellules du corps l'oxygène et les nutriments dont elles ont besoin pour assurer leurs métabolismes. La circulation de retour va également permettre d'éliminer le dioxyde de carbone et les déchets produits par ce métabolisme. Il est donc indispensable de favoriser la circulation sanguine par le lever, la marche lorsque cela est possible, par des changements de position, des mobilisations actives ou passives au lit. L'activité ayant des répercussions bénéfiques sur l'appétit et le besoin de sommeil.
- ***L'état général***. Un mauvais état général de base, un état de dénutrition, ou l'association d'une ou de plusieurs tares telles que le diabète, une obésité, une insuffisance cardio-vasculaire, la multiplicité des plaies, etc. Ils vont, le plus souvent, compliquer et retarder le processus de cicatrisation.
- ***Le psychisme,*** le moral, le tonus. Les termes sont nombreux pour tenter de cerner un des facteurs qui n'a sans doute pas d'effet direct sur le processus de cicatrisation. Il a cependant une influence indéniable sur la capacité de se battre et de faire les efforts nécessaires pour se mobiliser et s'alimenter. L'entourage mais aussi les soignants ont un rôle dans cette stimulation de l'envie de vivre.
- ***L'âge***. Plus la personne est jeune, plus l'apport sanguin aux organes est satisfaisant, plus la vitesse des métabolismes cellulaires est élevée et plus rapidement se produit la cicatrisation.
- ***Les facteurs génétiques***. Certaines peaux ont tendance à faire des cicatrices de mauvaise qualité. Ces cicatrices kéloïdes sont épaisses, présentant des boursouflures, manquant de souplesse. Elles se voient plus fréquemment chez les personnes dont la peau est noire.

3.-Les buts

La finalité des soins est de permettre une cicatrisation rapide et de qualité.

- Les soins dans leur dimension curative visent à traiter la plaie, et à éviter les complications locales telles qu'une surinfection, un bourgeonnement excessif…
- Dans leur dimension d'entretien et de continuité de la vie, les soins visent à prendre en compte l'ensemble des facteurs contribuant à la guérison, que nous avons abordés ci-dessus mais aussi l'hygiène. Réaliser des soins aseptiques alors que l'environnement du malade n'est pas entretenu selon les protocoles est incohérent. Utiliser des mesures d'asepsie pour la réfection des pansements alors que l'hygiène corporelle locale et générale n'est pas assurée, relève de l'incompétence.

4.-Le traitement de la plaie

a) L'aide à la détersion

Cette aide au processus physiologique est souvent indispensable dans les situations de plaies chroniques. Il faut régulièrement éliminer les débris nécrotiques, les dépôts fibrineux par divers procédés adaptés aux situations variées.

- ***Les procédés mécaniques :***
  - l'essuyage de la plaie avec des compresses imprégnées de soluté physiologique.
  - la douche à l'eau courante, de température généralement tiède et à jet de puissance variable.
  - le grattage minutieux à l'aide d'un instrument appelée curette.
  - l'excision avec des ciseaux fins et une pince à disséquer.
  - le parage chirurgical qui consiste sous anesthésie à découper les zones de nécrose.

Tous ces soins sont douloureux et nécessitent une prise en charge de la douleur.

- ***Les procédés chimiques :***

  Des substances médicamenteuses, des enzymes protéolytiques, prescrites ou prévues dans le protocole sont utilisées. Nous citons en exemple :

  - la papaïne ou *Païkinase®*
  - la trypsine ou *Alphachymotrypsine®*
  - la déoxyribonucléase ou *Elase®*

  Ces procédés chimiques peuvent être utilisés seuls ou en complémentarité avec une détersion mécanique. Le temps d'application doit être respecté. Les zones d'action doivent être limitées aux zones nécrotiques uniquement, il faut impérativement protéger les îlots de cicatrisation, c'est-à-dire les zones de bourgeonnement.

- ***Les procédé physico-chimiques :***

  Ce sont des pansements occlusifs ou semi-occlusifs qui vont favoriser la détersion par l'utilisation de la flore commensale locale. Voici quelques exemples de ces types de pansements fréquemment utilisés :

  - les hydrocolloïdes occlusifs, *Duoderm®, Biofilm®, Comfeel®*
  - les gels polysaccharidiques, *Débrisan®, Intrasite®*

  Il faut respecter la durée d'application qui peut varier en fonction du type de plaie chronique et de son stade d'évolution.

- ***Un procédé bio cytologique :***

  La vaseline pommade est utilisée depuis très longtemps. Elle permet localement l'afflux de macrophages, véritables « éboueurs » de l'organisme, qui vont nettoyer la plaie.

b) L'aide au bourgeonnement

Lorsque la plaie chronique est détergée complètement la réparation peut se faire par multiplication cellulaire. Les soins doivent permettre de conserver une plaie propre et respecter voire favoriser le bourgeonnement.

- Nettoyage de la plaie à l'eau stérile, dans certains cas l'utilisation d'un antiseptique est prescrit. Les gestes doivent être extrêmement délicats, non traumatiques pour les bourgeons qui ne doivent pas saigner.

- Nettoyage avec un savon antiseptique du pourtour de la plaie, rinçage et séchage. Un massage est effectué lors de ces étapes afin de stimuler localement la circulation sanguine.
- Application, en fonction du protocole, d'une substance qui va favoriser le bourgeonnement :
  - le pansement hydrocolloïde qui va conserver l'humidité locale et évite de léser les bourgeons lors de l'ablation du pansement.
  - le tulle gras qui a des propriétés semblables aux hydrocolloïdes.
  - le *Bétatulle*® en couche épaisse si la personne n'est pas allergique à l'iode. Les propriétés vues ci-dessus sont toujours présentes avec en plus une action antiseptique.
  - la *Biafine*® utilisée pour le comblement de la plaie et son pourtour, recouverte de compresses humidifiées d'eau stérile.

La fréquence de réfection de ces pansements varie de 48 à 72 heures environ. La plaie étant saine, nettoyée aseptiquement, le but est de laisser la multiplication cellulaire se produire.

Lorsqu'il s'agit d'une plaie chirurgicale suturée non compliquée, la phase de détersion n'a pas lieu d'être, le traitement de la plaie va consister en :

- Un nettoyage avec un savon antiseptique, puis le rinçage et le séchage de la peau. Tout ceci est suivi par l'application d'un antiseptique. Ces actions visent à limiter la pullulation de la flore commensale au niveau de la plaie et de son pourtour.
- La pose d'un pansement afin de conserver le champ de la plaie aseptique.
- L'utilisation de mesures d'asepsie diverses afin d'éviter l'apport exogène de micro-organismes pathogènes.

Pour conclure cette partie concernant le traitement des plaies, quatre points essentiels sont à retenir :

- L'utilisation des divers procédés de détersion ou des antiseptiques relève d'une prescription ou d'un protocole de soin des plaies.
- La douleur doit être sérieusement traitée.
- Le respect des zones saines ou bourgeonnantes est impératif.
- Les nombreuses mesures d'asepsie doivent être appliquées.

5.-Les règles de bonne pratique en matière de réfection des pansements

Il est indispensable de réfléchir à ces quelques règles pour que l'infirmière mette en oeuvre les moyens les plus surs, les plus adaptés dont elle dispose afin d'assurer un soin de qualité. En fonction du risque infectieux, quel que soit le type de plaie et le lieu où le soin est dispensé, il y a toujours un moyen pour :

- ***Réaliser un environnement propre.***
  - la chambre de la personne à panser est nettoyée avant la réfection du pansement.
  - s'il s'agit d'une salle de pansements, elle est nettoyée quotidiennement voire bi quotidiennement et le papier intissé qui recouvre la table d'examen est changé entre chaque malade.
  - la toilette de la personne est effectuée, le linge de corps ainsi que les draps sont propres, le lit est refait.
- ***Réaliser un environnement ordonné.***
  - la chambre est rangée, le matériel inutile est évacué.
  - le mobilier est agencé de façon à limiter les déplacements, les mouvements intempestifs et dangereux, lors du soin.
- ***Eviter la contamination de la plaie.***

  Cette contamination peut venir du personnel soignant lui-même :
  - le lavage des mains s'impose ainsi qu'une friction antiseptique entre la phase « sale » et la phase « propre » du pansement.

- la tenue vestimentaire est propre (en cas de risque infectieux majeur, le port d'un sarrau stérile est recommandé afin de protéger le malade).
- les matériels stériles qui sont en contact avec le site de la plaie ne doivent ni être touchés, ni toucher une autre zone. Le terme « site » ou « champ » désigne la région située sous le pansement protecteur stérile.
- le site de la plaie ne peut être touché que par du matériel stérile ou la main munie d'un gant stérile. Seules les personnes indispensables au soin sont présentes.
- il faut éviter de parler lorsqu'on est au-dessus de la plaie.
- en cas de toux, ou d'infection de la sphère O.R.L, l'infirmière doit porter un masque.

La contamination peut être aéroportée :

- il faut interdire les va et vient dans la pièce car cela génère des déplacements d'air propices au transport des germes.
- il faut éviter les courants d'air.

Lorsque plusieurs réfections de pansements sont à effectuer :

- débuter par le pansement le plus propre et terminer par le plus « sale » ou celui le plus susceptible d'être infecté. Que ce soit pour des malades différents ou chez une même personne.

La contamination peut venir du matériel utilisé :

- les témoins de stérilisation montrent la bonne réalisation de l'opération.
- les dates de péremption sont vérifiés ainsi que l'intégrité des emballages et du matériel.
- les matériels ou produits utilisés sont en petit conditionnement.
- le chariot de soins utilisé est décontaminé après chaque utilisation.
- ce chariot n'est pas introduit dans la chambre d'un malade infecté (les produits et matériels utilisés sont alors individuels).

- ***Utiliser correctement les antiseptiques :***
  - laisser un temps d'action de deux minutes en moyenne.
  - pas de mélange d'antiseptiques de famille différente, ce qui peut être dangereux.
  - appliquer un antiseptique sur une peau nettoyée de substances ou sécrétions biologiques, pour une efficacité maximum.
  - les antiseptiques ont une date de péremption au-delà de laquelle leur efficacité n'est plus assurée. Noter sur le flacon la date d'ouverture.
  - respecter les consignes d'utilisation prévues par le fabricant.
- ***Organiser le plan de travail.***
  - seul le matériel nécessaire est disposé sur le chariot et introduit dans la chambre.
  - le plan de travail sur lequel est posé le set à pansements et autres matériels est décontaminé.
  - le plateau supérieur du chariot reçoit les antiseptiques et le matériel stérile emballé qui sont disposés en fonction du déroulement du soin et selon que l'infirmière est droitière ou gauchère. Le but étant de ne pas passer les mains au-dessus du set ouvert au cours du soin.
  - le plateau intermédiaire du chariot reçoit le matériel complémentaire (un ou deux sachets de compresses stériles, une alèse de protection...).
  - le plateau inférieur ne sert qu'à recevoir le matériel souillé. Un haricot à UU y est placé. Un petit bac « tirelire » de décontamination permettant d'immerger les instruments souillés dès la fin du soin ou bien le set à pansement utilisé replacé dans son emballage y est déposé.
  - un sachet poubelle en plastique est accroché sur le côté du chariot au niveau intermédiaire afin de recevoir le pansement et les compresses souillés.
- ***Agir avec dextérité et méthode*** afin de ne pas exposer trop longtemps à l'air libre un site aseptique ou le matériel stérile utilisé.

- ***Adapter la fréquence de réfection*** en fonction des besoins précis.
  - en règle générale, la réfection du pansement d'une plaie chirurgicale suturée n'est pas effectuée avant 48 heures parfois davantage. La prescription médicale indique ce délai.
  - la fréquence des réfections varie selon les types de plaie et leur stade d'évolution.
  - la réfection s'impose si le pansement est humide, souillé de sang, de sérosités ou de pus.
  - le pansement est refait si la personne soignée présente un fébricule, une hyperthermie franche ou une douleur locale, pour détecter une éventuelle infection de la plaie.
  - si les transmissions après le dernier pansement décrivent une plaie inflammatoire, une suspicion d'hématome, une ecchymose..., le pansement est alors refait le jour suivant afin d'observer l'évolution de ces signes.
- ***Assurer une installation confortable de la personne.***
  - elle est positionnée de façon stable et sûre pour toute la durée du pansement.
  - aucune articulation ne doit être en hyperextension.
  - le site du pansement est découvert suffisamment pour procéder efficacement au soin mais tout en protégeant la nudité pour protéger la pudeur et éviter le refroidissement.
  - divers matériels peuvent être utilisés pour assurer le confort et le maintien de la personne soignée : oreillers, coussins, barrières de lit...
- ***Assurer au soignant une installation correcte*** pour son confort, pour l'efficacité et la sécurité du soin.
  - placer le lit ou la table d'examen à la bonne hauteur lorsque cela est possible.
  - veiller à disposer d'un éclairage satisfaisant.
  - faciliter l'accès à la personne soignée et au site à panser. Ce qui impose de disposer le matériel de façon, à éviter les torsions de la colonne vertébrale.

6.-L'organisation

a) La prise en compte de la situation générale

Diverses informations sont utiles afin d'analyser la situation de soin. Parmi elles, nous avons : l'état pathologique de la personne, le type de plaie, les actes chirurgicaux éventuels, l'évolution de la plaie, les changements de traitement de cette plaie et leurs causes…

b) La prise en compte de la situation actuelle

Sauf urgence, avant de réaliser le pansement il faut laisser à la personne le temps de récupérer de la fatigue d'une toilette, d'un acte de kinésithérapie, d'un examen.

Si le pansement est long et pénible, l'infirmière évite de l'effectuer juste avant le repas ou la visite d'un proche, pour laisser un temps de récupération à la personne.

Rien dans la situation d'une personne soignée ne contre indique la réfection d'un pansement. Par contre, hormis une situation de lâchage de sutures ou une hémorragie, cette réfection n'est pas une urgence absolue, néanmoins elle est à réaliser le jour prévu par la prescription médicale.

c) La prise en compte des ressources du service

La réfection des pansements doit tenir compte de la réalisation d'un certain nombre de soins ou d'actes spécifiques à d'autres soignants. La coordination des activités de ces différents personnels est indispensable.

L'installation de la personne soignée avant et après le pansement peut requérir la contribution de plusieurs soignants.

Lorsqu'un médecin souhaite constater par lui-même l'état de la plaie, il faut convenir du moment de disponibilité de chacun et ne débuter le soin qu'en sa présence.

d) La préparation du matériel

- Un set à pansement stérile (voire deux en cas de faute d'asepsie). Ce set comprend un plateau contenant des tampons de compresses, des compresses de grandeur variable, une pince de type péans (pince malade), une ou deux cupules. Au-dessus de ce matériel est disposé un papier absorbant sur lequel repose une pince à disséquer (pince plateau) servant à prendre le matériel stérile contenu dans le plateau. Le tout est enveloppé dans un champ de papier, puis emballé dans un sachet hermétique qui porte le témoin de stérilisation et la date de validité de celle-ci. Parfois le plateau est absent et le champ qui est alors imperméable, déplié, sert de plateau. Le set dans la diversité et la quantité de son contenu varie en fonction des types de pansement et des habitudes locales.

- Un ou plusieurs sachets de compresses stériles complémentaires.
- Un pansement protecteur adhésif dans son emballage stérile.
- Les flacons d'antiseptiques requis par le protocole : par exemple savon antiseptique *Bétadine scrub*® et antiseptique *Bétadine*® dermique.
- Une ou deux ampoules d'eau pour préparation injectable.
- Un flacon d'éther ou de produit dégraissant.
- Une alèse de protection.
- Des gants à UU non stérile.
- La solution hydroalcoolique.
- Un sachet-poubelle en plastique.
- Un haricot à UU.

Ceci représente le matériel de base pour la réfection du pansement simple d'une plaie chirurgicale. Il est impossible d'envisager le matériel ainsi que la procédure de réalisation pour tous les types de pansement possibles. Dans certains services, le pansement se réalise avec une main gantée, voire deux mains gantées, cette technique particulière n'est pas envisagée ici.

7.-La réalisation du pansement simple

- Le lavage des mains. ***Hygiène.***
- La présence est enclenchée par un signal lumineux à l'extérieur de la chambre. ***Sécurité, confort psychologique.***

- L'installation de l'environnement est réalisée. ***Sécurité, confort.***
- L'installation de la personne est effectuée. ***Sécurité, confort physique et psychologique de la personne soignée et du soignant.***
- L'alèse de protection du lit est mise en place. ***Confort, hygiène, économie.***
- L'ablation du pansement à renouveler :
  - mettre les gants à UU ***Sécurité du soignant.***
  - décoller la partie adhésive du pansement sur son pourtour en maintenant la peau de l'autre main *afin de limiter les tiraillements.* ***Confort physique, efficacité.***
  - prendre le pansement à la partie supérieure de celui-ci et le retirer par un mouvement dirigé vers le bas. Si ce pansement est très long, il est possible de l'enrouler au fur et à mesure qu'on l'enlève. Néanmoins la partie externe du pansement ne doit en aucun cas toucher le site de la plaie. Si la compresse du pansement adhère à la plaie, humidifier cette compresse avec quelques gouttes de soluté physiologique stérile. ***Efficacité, sécurité, confort.***
  - recueillir les informations portées par cette compresse. ***Efficacité.***
  - éliminer le pansement dans le sac poubelle. ***Sécurité.***
  - enlever les gants à UU et les éliminer. ***Sécurité.***
  - se frictionner les mains avec la solution hydro-alcoolique. ***Sécurité.***
- La préparation du matériel à panser :
  - ouvrir le sachet d'emballage du set, en retirer le contenu et le déposer sur le plan de travail (table adaptable nettoyée et désinfectée ou plateau supérieure du chariot).
  - conserver le sachet. Pour un pansement extrêmement petit et simple, il peut servir de sac-poubelle, ou alors il sert à contenir le matériel souillé pour son transport dans la salle de décontamination. ***Sécurité, hygiène.***

- déplier le champ de papier en le prenant par les coins du bout des doigts et l'étaler sur le plan de travail en le tirant vers l'extérieur.
- prendre la *pince plateau* qui se présente entre le pouce et l'index.
- retirer le papier absorbant situé au-dessous avec la pince. Ce papier isolant le reste du matériel qui ne doit pas être en contact directement avec nos doigts peut servir de protection à distance de la plaie, au niveau d'une partie déclive. ***Sécurité, confort.***
- procéder à la dilution du savon antiseptique (type *Bétadine scrub*®) pour moitié avec du soluté physiologique ou de l'eau pour préparation injectable stérile, dans une cupule contenue dans le set.

- La réfection proprement dite

- saisir la *pince malade* en sa partie médiane avec la *pince plateau* et la prendre par les anneaux avec les doigts de la main dominante. Cette *pince malade* ne doit plus retourner sur le matériel stérile et les deux pinces ne doivent pas se toucher *afin de ne pas ramener des micro-organismes de la plaie sur les tampons et compresses stériles*. ***Sécurité.***
- au cours du soin, déposer les pinces lorsque cela est nécessaire de la façon suivante : pour *la pince plateau*, la partie tenue par les mains se trouve à l'extérieur du plateau, l'extrémité portant les tampons repose dans le plateau. Pour *la pince malade*, les deux extrémités ne peuvent être en contact avec le matériel stérile contenu dans le plateau. Elle peut être déposée sur le champ toujours au même endroit. ***Sécurité.***
- prendre un tampon avec la *pince plateau*, l'imprégner du savon antiseptique dilué.
- saisir ce tampon avec la *pince malade* et nettoyer la partie médiane de la plaie comportant les sutures, sans frotter mais par tamponnage, du haut vers le bas. Les mouvements délicats effectués avec ce tampon doivent permettre de décoller le sang séché au niveau des sutures par exemple. Le tampon saisi en son milieu peut être utilisé sur ses deux faces. Plusieurs

tampons selon la longueur et l'état de la plaie sont nécessaires. ***Efficacité.***

- les compresses sont également utilisées en tampon après avoir été pliées en quatre à l'aide des pinces.
- utiliser les pinces de la même manière tout au long du soin.
- changer de tampon dès que l'on change de zone et autant que nécessaire. Les éliminer au fur et à mesure dans le sac poubelle dont l'ouverture a été maintenue béante. ***Efficacité, sécurité.***
- nettoyer ensuite de la même manière le pourtour de la plaie. Les mouvements de la pince montée vont toujours de l'intérieur vers l'extérieur du pansement sans cependant déborder du champ ou site aseptique de la plaie.
- laisser au savon antiseptique le temps d'agir, deux minutes environ, avant de le rincer. ***Efficacité.***
- rincer à l'eau stérile que l'on a versée dans une deuxième cupule stérile, en utilisant la même procédure que pour le nettoyage.
- saisir un tampon sec et essuyer la plaie en procédant toujours de la même manière. Le plus souvent, plusieurs tampons sont nécessaires.
- prendre un tampon imprégné de l'antiseptique et appliquer sur la plaie. Avec un autre tampon, appliquer l'antiseptique sur le pourtour immédiat de la plaie.
- nettoyer comme ci-dessus et dégraisser la zone de peau recevant la partie adhésive du pansement. Rincer et sécher. ***Efficacité.***
- déposer les pinces dans le plateau vide.
- peler le sachet contenant le pansement de protection, évacuer le sachet. Tenir le pansement à une extrémité du bout des doigts et écarter les bandes de papier (les enlever complètement si le pansement est petit). Ne pas mettre les doigts sur la face interne du pansement qui va être en contact avec la plaie. **Sécurité.**
- déposer la partie centrale pourvue de la compresse absorbante sur la plaie qui doit en être entièrement

recouverte. Si tel n'est pas le cas, prendre un pansement plus long.

- continuer à retirer les bandes de papier tout en appliquant la partie adhésive sur la peau sans plisser le pansement, sans tirer, mais en respectant les plis anatomiques. ***Efficacité, sécurité, confort physique.***
- sur prescription médicale, la plaie peut être laissée à l'air libre, protégée par un vernis qui se présente en spray.
- retirer la protection.

• Réinstallation de la personne soignée et de son environnement, sans oublier la sonnette d'appel. ***Sécurité, confort.***

• Le reste du contenu des cupules est vidé dans le sac-poubelle. ***Hygiène.***

• Le plateau et les pinces sont soit emballés rapidement dans le champ de papier, soit placé dans le sachet d'emballage. Parfois, les pinces sont mises dans le bac « tirelire » de décontamination. ***Hygiène, sécurité.***

• Le sac-poubelle est fermé, déposé au niveau inférieur du chariot.

• Lavage des mains. ***Sécurité, hygiène.***

• Suppression de la présence. ***Sécurité.***

• Entretien et rangement du matériel. ***Hygiène.***

Il existe des variantes dans la procédure de réalisation du pansement. L'essentiel est qu'il n'y ait pas d'apport de germes sur le site de la plaie.

8.-La relation

La réfection du pansement peut générer de la crainte, de la peur, de l'anxiété selon la situation, le vécu antérieur, la projection de la future cicatrice, la personnalité même du sujet. La relation est donc, ici encore, très importante et fait partie de la qualité du soin.

• Prévenir la personne, lui expliquer ce qui va être fait et le but recherché.

• Déceler les craintes, les faire exprimer et répondre aux interrogations.

- Observer les mimiques de douleur ou de peur d'avoir mal.
- Aider à la détente par la respiration, par la parole (sans pour autant parler au-dessus de la plaie).
- Permettre à la personne de voir la plaie si elle le souhaite, parfois savoir attendre avant de le proposer, dans certains cas savoir persuader gentiment. Seule la démarche de soins effectuée peut indiquer l'attitude à avoir.
- Convenir avec le parent de l'intérêt de rester lors du soin à son enfant, se soucier du souhait de l'enfant. Parfois, un pansement rapide est effectué préalablement au soin, au nounours ou à la poupée ce qui permet de dédramatiser l'acte.

9.-Les transmissions

Elles sont orales à l'équipe présente et écrites dans le dossier patient. Les axes sont :

- L'état du pansement : était-il propre, net ou taché de sang rouge ou séché, de sérosités jaunâtres, de pus ?
- L'aspect de la plaie : présente-t-elle des signes inflammatoires (rougeur, particulièrement douloureuse), une ecchymose, un hématome, une collection de sérosité, de pus ? Cette collection a t-elle été évacuée, quelle est son importance approximative ainsi que l'importance de la désunion engendrée ? La localisation de ces éléments et l'état des sutures sont précisés.
- L'aspect de la peau environnante : rougeur uniforme sur le tracé de l'adhésif ou présence de macules et l'existence d'un prurit qui décèlent une allergie à l'adhésif du pansement.
- Les réajustements éventuels à envisager soit dans le type de protocole ou dans la fréquence des réfections.
- Les réactions de la personne au cours du pansement et vis-à-vis de sa plaie.
- Les informations significatives concernant son état général.

VI.-L'ABLATION DES SUTURES

Pour qu'une plaie de première intention puisse cicatriser, il faut que les différents plans (musculaire, sous-cutané et superficiel) soient maintenus accolés. Pour réaliser un accolement continu, les chirurgiens utilisent des sutures.
L'ablation de ces sutures est un soin infirmier réalisé sur prescription médicale, il est inscrit à l'article 6 du décret du 11 février 2002 dans les termes suivants : *ablation du matériel de réparation cutanée*.

1.-Les différentes sutures

a) Les fils

D'origine naturelle, animale ou végétale, ou d'origine synthétique, les fils peuvent être :

- Résorbables en 12 jours environ voire plusieurs semaines, pour les plans profonds et selon le type de chirurgie. Le *Vicryl®*, de résorption plus rapide, environ 10 jours, est très utilisés chez les enfants mais aussi pour la peau, le visage, les plaies sous plâtres notamment.
- Non résorbables, ce sont essentiellement le polyester, le nylon, le polyamide, le téflon, les fils métalliques inoxydables.

Stériles, tressé ou monofil, leur diamètre est extrêmement diversifié de 0,020 mm à 0,999 mm, ils se présentent :

- En bobines.
- En aiguillées, encore appelés fils sertis, c'est-à-dire que l'aiguille est montée avec le fil. Ces fils sertis ont des aiguilles différentes.
  - des aiguilles courbes avec des courbures exprimées en 3/8, 4/8, 5/8, 1/2. Elles nécessitent l'utilisation d'un porte-aiguille.
  - des aiguilles droites, de section ronde, triangulaire, plate, lancéolée ou en diamant ont une longueur exprimées en mm.

Les emballages portent les diverses références :

- Le type de fil (nylon.).

- Le diamètre en décimal et dans ce cas plus le chiffre est grand plus le fil est épais. Pour l'ancienne classification, plus il y a de zéro et plus le fil est fin.
- La longueur du fil est indiquée en cm ou mètre.
- Le type d'aiguille.

Les points de sutures les plus employés :

- *Le point simple.* Le plus utilisé, le nœud est serré latéralement et les points sont séparés.
- *Le point en U.* Deux points simples face à face de chaque côté de la plaie sont effectués avec le même fil.
- *Le point de Blair-Donati.* Il permet l'accolement à la fois, des plans superficiel et profond.
- *Le surjet simple.* Il consiste à fermer une plaie avec un seul fil noué qu'aux deux extrémités.
- *Le surjet de Pataro.* Il s'agit d'un surjet formé d'une série de points en U dont les anses ressortent alternativement de chaque côté de la plaie.
- *Le surjet en U.* A l'inverse du surjet de Pataro, l'anse est située dans l'épaisseur de la peau, seules les branches du U passent au-dessus de la plaie.
- *Le surjet passé.* Il s'agit du point de feston en broderie, il est très utilisé en neurochirurgie.
- *Le surjet intradermique.* Il chemine dans l'épaisseur de la peau d'une berge à l'autre. Il n'est noué ni au départ ni à l'arrivée, mais arrêté par un plomb serré sur le fil.

b) Les agrafes

Métalliques, ces agrafes peuvent être de différentes dimensions. Elles sont posées à l'aide d'une agrafeuse à peau, stérile et à usage unique qui est munie d'un compteur précisant le nombre d'agrafes restant disponibles. Elles permettent une suture rapide et solide et sont utilisées en chirurgie pour des plaies de grande taille mais aussi en chirurgie réparatrice.

c) Les sutures cutanées adhésives

Ce sont des bandelettes de pansement avec une face auto-collante, de longueur et de largeur différentes, emballées stérilement. Elles sont destinées à la fermeture de plaies superficielles, de petite taille et situées hors des zones de traction. Elles peuvent compléter une suture par points simples en s'intercalant entre ces points.

d) Les colles chirurgicales

Ce sont des colles synthétiques cyanoacrylates non absorbables.

2.-L'ablation des fils

L'ablation des fils succède à la réfection du pansement, elle intervient avant la pose du pansement protecteur. Le contenu du chapitre relatif au pansement fait partie intégrante de celui-ci. Nous ne ferons que compléter spécifiquement chacune des sous-parties s'il y a lieu.

a) L'organisation

La préparation du matériel :

- Une paire de ciseaux fins, stérile, ou un bistouri ou scalpel à lame droite et fine, stérile.
- Un deuxième set à pansement si la plaie est longue *car du fait de l'ablation des fils le set utilisé reste trop longtemps à l'air libre et n'est plus stérile.*

b) La réalisation

Le principe absolu à respecter est que la partie extérieure, visible du fil de suture, considérée comme septique (potentiellement contaminée par des germes), ne doit pas passer sous la peau, à l'intérieur des tissus considérés eux, comme aseptiques (dépourvus de germes).

Il peut arriver que ce principe soit difficile à respecter du fait de l'enfouissement des fils dans l'épaisseur de la peau. Voilà pourquoi il est essentiel de réaliser l'antisepsie de la plaie et donc des fils avant leur ablation.

- Procéder à la réfection du pansement.
- Appliquer l'antiseptique au niveau de la plaie, des points de suture avec minutie et sur le pourtour de la plaie.
- Préparer une compresse sur laquelle les morceaux de fils seront déposés au fur et à mesure de leur ablation.
- Réaliser l'ablation des fils (Figure 19).

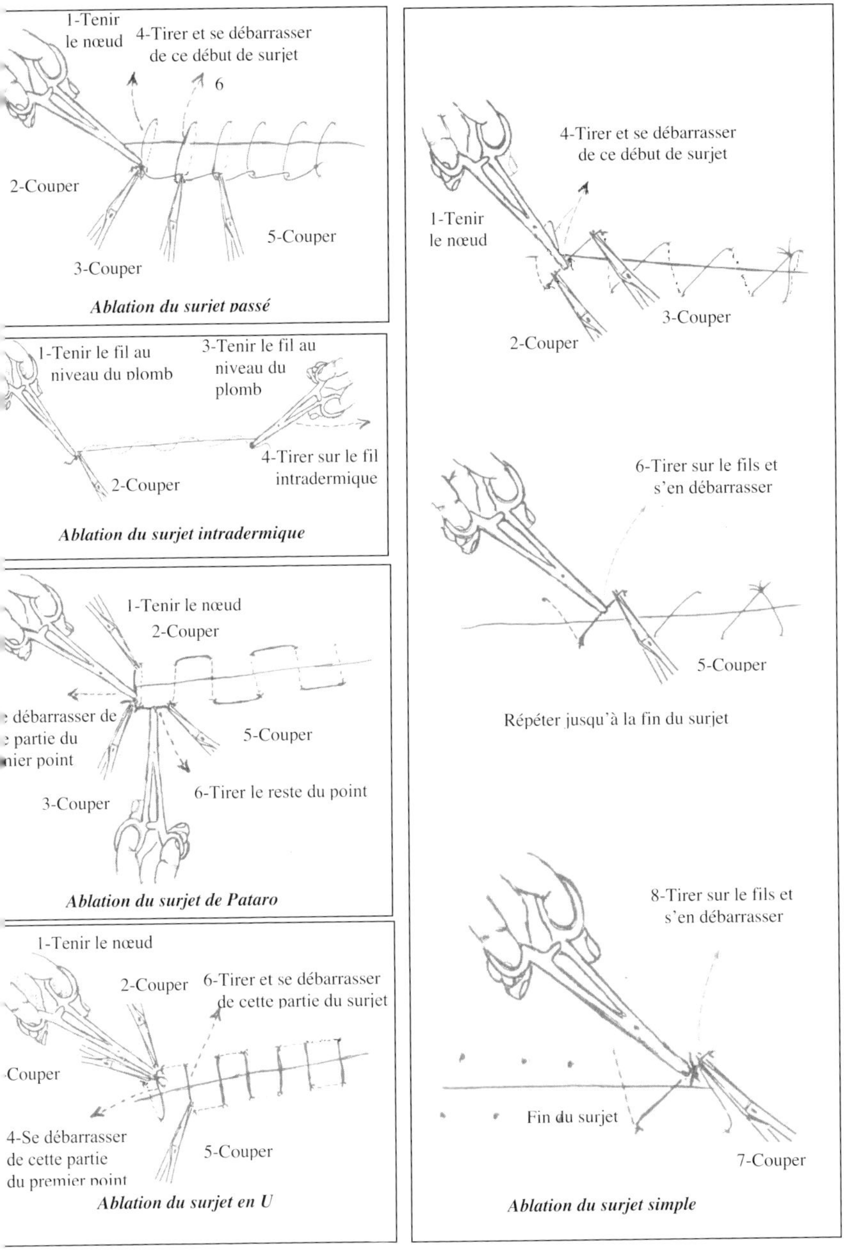

Figure 19 : Ablation des fils

- Procéder à un nouveau nettoyage de la plaie et de son pourtour.
- Appliquer un antiseptique.
- Installer le pansement protecteur stérile ou appliquer le vernis chirurgical en spray, type *Ercefilm®*, selon la prescription médicale.

- ***L'ablation du point simple :***

  Il est assez fréquent que l'ablation soit réalisée en deux temps pour le point simple, un fil sur deux est enlevé le premier jour et le fil de chaque extrémité de la plaie est laissé en place. L'ablation des fils restants est effectuée le jour suivant.

  - prendre la pince malade de la main gauche, le bistouri ou les ciseaux de la main droite (pour une droitière).
  - saisir les extrémités du nœud avec la pince malade.
  - dégager le fil en tirant légèrement et latéralement pour le faire monter d'un ou deux millimètres.
  - couper le fil entre le nœud et la peau, au ras de la peau et d'un seul côté.
  - se débarrasser du fil en le faisant tomber sur la compresse ou le papier. Vérifier que le fil se présente en trois parties : les deux chefs du nœud et la partie interne de la suture qui est plus longue.

- ***L'ablation du surjet simple :***

  Le premier point de ce surjet est un point simple dont l'un des chefs est coupé et l'autre sert à faire le surjet.

  Le point d'arrêt est fait de trois chefs, l'un libre, les deux autres sont réunis en boucle.

  - saisir le nœud du point simple avec la pince malade.
  - tirer délicatement et couper au ras de la peau.
  - couper le premier point de surjet à son point d'entée et au ras de la peau.
  - tirer le fil libéré composé du point simple et du premier point de surjet.
  - saisir le deuxième point de surjet en son milieu.
  - couper le fil à son point d'entrée au ras de la peau.

- tirer le fil libéré composé de la partie externe visible du point et de la partie interne du point précédent.
- s'en débarrasser.
- répéter jusqu'au point d'arrêt final.
- couper le fil au ras de la peau côté nœud et tirer ce fil libéré.

- ***L'ablation du surjet intradermique :***
  - saisir le plomb de départ avec la pince malade.
  - couper le fil entre la peau et le plomb, s'en débarrasser.
  - saisir avec la pince malade à l'autre extrémité de la plaie, l'autre extrémité du fil munie également d'un plomb.
  - tirer très délicatement afin de ne pas le casser, tout en exerçant une tension douce dans le sens de la plaie.
  - vérifier que la longueur du fil corresponde à la longueur de la plaie avant de s'en débarrasser.

c) La relation

L'ablation des fils peut engendrer une certaine inquiétude quant à la solidité de la cicatrisation et une éventuelle réouverture de la plaie. La peur d'avoir mal peut aussi être à l'origine de cette inquiétude.

En plus des points envisagés pour la réfection de tout pansement, selon la situation, il faut porter l'accent sur :

- L'aspect positif de cette ablation.
- Le caractère peu douloureux de cet acte, lorsque l'infirmière sait prendre son temps, agit calmement et utilise la respiration pour aider à la détente.

d) Les transmissions

En plus des informations à transmettre oralement et par écrit sur le dossier de soins concernant la réfection du pansement, quelques éléments peuvent y être adjoints :

- Le nombre de points enlevés dans le cas du point simple, sur prescription médicale ou en fonction de l'état de la plaie (suspicion ou légère désunion localisée).

- L'état de la peau au niveau des points d'entrée et de sortie des fils.
- La pose éventuelle de sutures adhésives au niveau d'une désunion.

3.-L'ablation des agrafes

Nous abordons ici les quelques point particuliers à cet acte. L'ensemble des connaissances et de la réflexion envisagées pour la réfection des pansements ainsi que les éléments complémentaires soulignés dans la partie relation et transmissions lors de l'ablation des fils sont à utiliser.

a) La réalisation

- Appliquer l'antiseptique sur la plaie, minutieusement au niveau des agrafes et sur le pourtour de la plaie.
- Commencer l'ablation :
  - prendre la pince malade de la main gauche et de la main droite, l'extracteur d'agrafes à peau, (Figure 20) spécifique à cet usage, stérile, à usage unique.
  - maintenir l'agrafe avec la pince malade pour éviter qu'elle ne bouge lors de l'introduction du bec de l'extracteur.
  - introduire la partie inférieure du bec de l'extracteur entre la peau et l'angle formée lors de la pause par l'agrafe. La partie supérieure du bec de la pince se trouve au-dessus de l'agrafe, au sommet de l'angle.
  - resserrer les deux branches de l'extracteur pour entraîner la fermeture du bec sur l'angle de l'agrafe qui s'aplatit. Les crochets latéraux insérés dans la peau se soulèvent. L'agrafe est enlevée, elle se retrouve dans le bec de l'extracteur.
  - réaliser de légers mouvements latéraux lorsqu'un des crochets n'est pas complètement sorti.

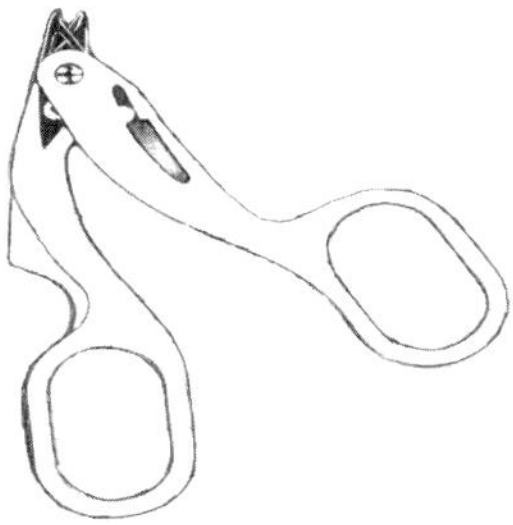

Figure 20 : L'extracteur d'agrafes à peau

- se débarrasser de l'agrafe en la laissant tomber sur la compresse ou le papier.
- répéter ainsi pour chacune des agrafes ou une agrafe sur deux selon la prescription ou l'état de la plaie et dans ce cas, laisser en place les agrafes de chaque extrémité.

• Procéder à un nouveau nettoyage et à l'application d'un antiseptique sur la plaie et son pourtour.
• Poser le pansement protecteur ou le vernis en spray.
• Terminer le soin de réfection du pansement.

XI

LE DOSSIER DE SOINS

Les premières notations infirmières concernent les soins sur prescription médicale, inscrits sur une *feuille de température* qui s'enrichit et se singularise selon les disciplines. Les transmissions orales sont longtemps privilégiées. Puis, des cahiers de transmission journaliers apparaissent. Ils recensent les problèmes et les consignes divers. D'autres supports de soins comme les fiches de pansements, d'injections...se multiplient alors. Les soins sont exécutés en séries par les infirmières durant leur poste, l'infirmière chef (travaillant de jour) est la seule au courant de la situation globale de la personne soignée.

Petit à petit, l'infirmière prend sa place. La nature des soins prescrits devient plus complexe et demande une vision globale de la situation de soin. L'organisation des soins change. Les infirmières postées, mieux formées à l'exercice du rôle propre, revendiquent le soin global qui nécessite une connaissance plus complète de la personne. Les patients connaissent et revendiquent justement leurs droits. Il devient donc nécessaire de rassembler les informations concernant une personne sur un même document : c'est la naissance du dossier de soins. En 1985, la publication, par la direction des hôpitaux, du premier guide du Service Infirmier sur *le dossier de soins* va légitimer sa mise en place.

I.-LE DOSSIER DE SOINS

1.-Une définition

Le guide le définit ainsi : *le dossier de soins est un document unique et individualisé regroupant l'ensemble des informations concernant la personne soignée. Il prend en compte l'aspect préventif, curatif, éducatif et relationnel du soin. Il comporte le projet de soin qui devrait être établi avec la personne soignée. Il contient des informations spécifiques à la pratique infirmière.*

Ceci implique qu'il n'y a pas d'autre support d'information à un autre endroit, en particulier pas de « feuille de température » au lit du patient...

Actuellement, la tendance est au regroupement de tous les éléments d'information concernant la personne soignée. On parle de *dossier patient* qui rassemble les données administratives et sociales, le dossier médical et le dossier de soins infirmiers ainsi que tous les autres documents éventuels, inhérents au séjour du patient (dossier transfusionnel, dossier opératoire...).

2.-La structure du dossier de soins

Le guide du service infirmier précise la composition du dossier. Celui-ci comprend des fiches différentes regroupées dans un support unique.

a) La fiche d'accueil et d'identification

Elle comprend les renseignements de type administratif, les informations en rapport avec la pathologie, les habitudes de vie de la personne. Les items sont d'abord renseignés par le dossier médical et administratif, puis complétés lors de l'entretien d'accueil. Il s'agit d'apprécier les réactions du patient à partir de faits objectifs.

b) La fiche d'accueil aux urgences et consultations

Destinée à être remplie aux urgences, il est souhaité qu'elle soit insérée dans le dossier.

c) Les fiches de prescriptions médicales

C'est une ordonnance médicale. Deux types de fiches sont à distinguer :

- ***Les prescriptions de thérapeutiques***

  Initialement, il était prévu un imprimé sur papier dupliqué comportant plusieurs volets détachables, évitant le recopiage de la prescription. Le prescripteur doit y noter lisiblement son nom, la date et la prescription complète : nom du produit, dose, nombre de prises, forme, voie d'administration, durée de traitement. Au niveau pratique, ce système aboutit à une liasse de prescriptions dont l'actualisation est difficile à suivre.

  Les équipes ont souvent choisi une fiche de prescriptions chronologiques, avec éventuellement une autre prescription nominative pour la pharmacie sur un document destiné à ce service, lorsque les médications sont très spécifiques.

  Le contrôle de l'exécution était prévu à travers l'inscription de la voie d'administration, l'heure de l'administration de la thérapeutique, ainsi que le nom de l'infirmière. La pratique a gardé la trace de la réalisation sur la feuille de température, mais sans l'identification de l'infirmière.

- ***La prescription d'examens***

  Le prescripteur doit écrire lisiblement son nom, la date et le nom de l'examen. En regard, le contrôle de l'exécution sera réalisé par la notation de la date du rendez-vous, le nom de l'infirmière responsable du suivi.

d) La fiche démarche de soins

Elle doit faire apparaître les problèmes de soins présentés par la personne tels qu'une difficulté dans la satisfaction des besoins fondamentaux, avec sa description, la source de difficulté probable.

Les objectifs de soins, puis les actions proposées apparaissent ensuite.

Enfin, une colonne évaluation notera les résultats obtenus.

e) La fiche transmissions

Les transmissions sont décrites comme étant un ensemble de moyens destinés à faire passer des informations entre les différents membres de l'équipe soignante, pour assurer la continuité des soins donnés à la personne soignée. Ici, ce sont les transmissions écrites qui sont concernées. Elles permettent de garder une preuve des événements survenus pendant l'hospitalisation et de leur prise en charge. Le bilan quotidien des informations concernant l'évolution de la personne soignée relève l'état physique, psychologique, et l'évolution de l'état de santé. Le bilan des actions effectuées met en évidence les difficultés rencontrées et les éventuels réajustements de la démarche de soins.

f) La feuille de surveillance

C'est la feuille de température. Le lieu d'utilisation est *laissé à l'appréciation des équipes, mais en respectant le droit du patient au secret des informations*, comme le stipule le guide du dossier de soins. Selon les lieux, elle est gardée au lit du malade, sur une pancarte au vu de tous, ou qui peut être fermée, ou encore, elle est incluse dans le dossier.

g) La feuille de synthèse et de liaison

Elle constitue le résumé de l'hospitalisation. Doivent apparaître, l'évolution du patient au cours du séjour (problèmes posés, objectifs, actions entreprises...), l'évaluation de l'hospitalisation. Les traitements en cours apparaissent aussi avec l'état de la personne soignée à la sortie. Elle permet la transmission des informations aux autres professionnels, lors d'un transfert ou d'une sortie avec prise en charge au domicile.

3.-La place du dossier de soins et responsabilité de l'infirmière

En 1986, le guide du service infirmier sur le dossier de soins constate qu'il n'existe aucune réglementation spécifique concernant le dossier de soins. Les premières recommandations s'inspirent de la législation relative au dossier médical.

Le dossier de soins constitue un document légal, pouvant servir de preuve devant les tribunaux. L'absence de mention sur le dossier peut être considérée comme une absence de réalisation de la surveillance ou du soin. A contrario, l'inscription d'une observation transmise au médecin, de l'aide à la prise d'un médicament peut dégager la responsabilité de l'infirmière.

Pour cela, les notes infirmières doivent être lisibles, claires, précises, complètes et pertinentes. Les observations sont chronologiques. Elles sont signées par la personne qui a réalisé le soin.

Le décret du 16 février 1993 relatif aux règles professionnelles des infirmières mentionne le caractère confidentiel du dossier de soins, celui-ci ne recense que les activités propres de l'infirmière : *l'infirmière peut établir pour chaque patient, un dossier de soins infirmiers contenant tous les éléments relatifs à son propre rôle et permettant le suivi du patient. Elle doit veiller à la protection contre toute indiscrétion, de ses fiches de soins et des documents qu'elle peut détenir...* Lorsqu'elle a « *recours à des procédés d'informatique, elle doit prendre toutes les mesures pour en assurer la protection, notamment en regard des règles professionnelles*.

Le décret du 15 mars 1993 stipule que l'infirmière *est responsable de l'élaboration, de l'utilisation et de la gestion du dossier de soins infirmiers*. Celui du 11 février 2002 confirme que l'infirmière *est chargé(e) de la conception, de l'utilisation et de la gestion du dossier de soins infirmiers*. Le mot *responsabilité* a disparu, mais si l'infirmière a *en charge*, on peut admettre sa responsabilité de fait...

Dans le dernier décret de 2002, *les protocoles médicaux préétablis*, (mis en œuvre par l'infirmière pour une personne,) *doivent être intégrés dans le dossier de soin*. Dans le cadre d'une situation relevant de l'urgence, *la mise en œuvre des protocoles médicaux préalablement écrits, l'accomplissement des actes conservatoires nécessaires jusqu'à l'intervention d'un médecin doivent faire l'objet d'un compte-rendu écrit, daté et signé, remis au médecin et annexé au dossier du patient.* Ils devaient simplement être remis au médecin dans le décret de 1993, on trouve la notion de responsabilité envers le médecin, prescripteur du protocole, mais aussi envers la personne soignée, bénéficiaire du soin, pour qui les informations sont utiles.

II.-LA PRATIQUE CLINIQUE DES TRANSMISSIONS

1.-La référence à un modèle en soin infirmier

La référence à un modèle en soin infirmier est plus ou moins explicite dans les milieux de soins. Les équipes soignantes, qui ont réfléchi à leur conception des soins, affichent des éléments souvent teintés des différentes théories, même si la référence à celle de Virginia Henderson est dominante.

L'observation se réalise surtout à partir des éléments d'appel, qui interpellent l'infirmière, dans le domaine physique, psychologique, socioculturel. Néanmoins, nous pensons que cette observation reste structurée mentalement par les acquis lors de la formation : l'infirmière va envisager les répercussions sur les besoins fondamentaux qu'elle connaît et qui sont les 14 besoins.

Dans un service de soins, une réflexion en équipe sur la représentation du bénéficiaire des soins est incontournable afin d'arriver à un consensus minimum avant d'envisager une structuration de la démarche infirmière et une amélioration de la qualité des soins. La cohésion de l'équipe doit se faire autour de l'idée de vouloir « prendre soin » de la personne, de la placer au centre de ses préoccupations et de ne pas se limiter au rôle de suivi de la maladie.

2.-La démarche de soins

Les étapes de la démarche de soins sont intégrées lors de la formation initiale. En service de soins, il s'agit de transcrire cette démarche, dans le dossier du patient, afin de permettre une réflexion, un suivi en équipe et d'en garder la trace.
Cette transcription au jour le jour, en service, s'avère impossible, surtout dans nos lieux de soins encore très centrés sur le rôle en collaboration et où le temps infirmier est compté.
Néanmoins, la nécessité juridique de montrer le travail relevant du rôle propre infirmier, a obligé à imaginer un dispositif qui soit capable d'être géré au quotidien, dans le contexte de soins en France.
Cécile Boisvert a ramené du Canada, le concept des transmissions FOCUS, développé en 1986 par Suzan Lampe, rebaptisé transmissions ciblées, en traversant l'atlantique.

3.-Les objectifs d'un dossier ciblé

Concernant le dossier de soins, le défi était de :

- Faire apparaître les étapes de la démarche de soins,
- Permettre une description concise des données, dans le temps disponible, en évitant les répétitions,
- Retrouver facilement l'information,
- Permettre une transmission des informations à tous les professionnels qui interviennent auprès du patient,
- Pouvoir utiliser le dossier de soins lors de recherches cliniques ou à des fins légales.

Ces objectifs visent à une meilleure qualité des soins en améliorant leur efficacité, leur continuité, leur cohérence et ils permettent la satisfaction de la personne soignée et une couverture légale de la traçabilité des soins assurés.

4.-Les informations nécessaires

Si nous classons ces informations, nous en retrouvons 3 types :

- *Les informations invariantes* concernant l'état civil, la personne ressource, la prise en charge financière...

- *Les informations répétitives* de réalisation de soin et de suivi : toilette complète au lit faite, perfusion posée…
- *Les informations ponctuelles* sur l'état du patient, sur un problème présenté.

5.-Les supports et leur utilisation

L'idée des transmissions ciblées est d'instaurer un support pour chaque type d'informations.

a) Une fiche de renseignements généraux

Cette fiche va rassembler les informations invariantes, les informations générales, quelquefois spécifiques selon le service. Elle comporte les habitudes de vie de la personne qui interfèrent avec la situation de soin.

b) Des diagrammes de soins

Les informations répétitives sur les soins réalisés seront répertoriées sur ces diagrammes.
La feuille de température traditionnelle, contenue dans le dossier, rassemble les soins sur prescription et les surveillances. Elle peut être scindée en deux, selon les besoins du service.
Un autre diagramme rassemble les soins répétitifs relevant du rôle propre de l'infirmière. Selon la spécificité du service, d'autres diagrammes peuvent être utiles : le suivi des examens programmés, le suivi de la douleur, le suivi hydrique ou alimentaire…
Le soignant qui effectue le soin, signe dans la case correspondant à la date ou à l'heure (souvent avec ses initiales pour des questions de place).
Les soins nécessaires relevant du rôle propre sont déterminés par le traitement de la macrocible d'entrée.

c) Les cibles

Les informations sur l'état du patient vont être structurées en des cibles au jour le jour et des macrocibles ponctuelles.
Réalisée à l'entrée de la personne puis à sa sortie, et éventuellement ponctuellement et périodiquement, si la prise en charge se prolonge, la macrocible est une synthèse, un

bilan complet de l'état de la personne à une phase précise de sa prise en charge.

- ***La macrocible d'entrée***

  A l'entrée de la personne, la macrocible d'entrée note le motif d'entrée, les examens réalisés et l'observation physique, psychologique et sociale, puis les premières cibles repérées lors de l'entretien d'entrée et les soins réalisés ce jour en regard de ces problèmes. On retrouve la démarche de soins.

  Les soins à répéter les jours suivants sont répertoriés sur la fiche correspondante.

- ***Les transmissions ciblées***

  Les jours suivants, les observations particulières sont organisées en colonnes, avec la date et la signature, puis la cible, puis les transmissions, elles-même spécifiées dans la colonne : **D** pour les données, **A** pour actions, **R** pour un résultat au soin réalisé.

  Exemple : cible : rétention urinaire

  Transmissions :

  D se plaint depuis ce matin de douleur abdominales, n'a pas uriné depuis hier midi, globe vésical palpé.

  A médecin appelé, sondage urinaire prescrit et réalisé.

  R évacuation de 1,5 l, se sent soulagée.

  La cible peut être un problème traité en collaboration ou un diagnostic infirmier de la NANDA (un intitulé plus simple ou plus pratique, résumant bien la situation du patient est possible également). La transposition de la démarche de soins avec les problèmes traités en collaboration et les diagnostics infirmiers est réalisée, tout en laissant place à une souplesse d'utilisation d'autres formulations.

  Quelquefois la cible ne peut être nommée, le problème reste à déterminer par les soignants suivants. Dans d'autres situations, le problème va se préciser au fil des jours et la cible va évoluer en précision également. Certaines fois, les signes montrant le résultat peuvent ne se trouver que les jours suivants.

Cette présentation détache les cibles du texte et permet le repérage rapide des problèmes.

- ***La macrocible de sortie***
  C'est la synthèse de l'hospitalisation. Elle reprend les problèmes cités dans les transmissions ciblées. Ceux qui ne sont pas encore résolus sont spécifiés. C'est la fiche de synthèse et de liaison utilisée lors de transferts ou lors de continuité des soins à domicile.

- ***Les macrocibles intermédiaires***
  Lorsque l'hospitalisation se prolonge, des résumés périodiques permettent une synthèse de la situation de la personne. Ils sont réalisés sur le modèle de la fiche de sortie.

6.-Les difficultés à la mise en place

En France, de nombreux établissements hospitaliers sont en phase de mise en place des transmissions ciblées, quelquefois dans un dossier ciblé. Parfois, les macrocibles ne sont pas réalisées, ce sont les cibles notées au jour le jour qui permettent le suivi des problèmes de la personne.
La perspective de l'accréditation pousse à cette mise en place. En effet, il faudra que l'équipe puisse montrer précisément, comment elle est intervenue pendant l'hospitalisation.
La mise en place de ces documents, renvoie les équipes à leurs pratiques afin de les optimiser dans le même temps.
L'infirmière doit également écrire et s'engager davantage, ce qui accentue la notion de responsabilité, toujours lourde à porter.
La réflexion sur la nature du soin infirmier, la formation, le suivi et le soutien des équipes sont des éléments fondamentaux pour l'aboutissement de l'écriture de cette prise en charge individualisée.

En conclusion, l'outil dossier de soins n'est qu'un outil de communication. Il ne peut que retranscrire une pratique. Encore faut-il que la pratique soit en accord avec la qualité de soins souhaitée.

XII

L'INFIRMIERE DANS SON ROLE DE COLLABORATION ET D'ENCADREMENT

Dans la pratique, l'infirmière travaille rarement seule. Dans les services de soins à domicile pour personnes âgées, dans les structures d'hébergement ou d'hospitalisation, certains soins infirmiers sont réalisés en collaboration avec un auxiliaire : aide-soignant (AS), auxiliaire de puériculture (AP) ou aide médico-psychologique (AMP).

Par ailleurs, bien que la fonction soin soit primordiale, d'autres fonctions incombent à l'infirmière, notamment celle de contribuer à la formation des futurs professionnels qu'ils soient infirmiers ou auxiliaires.

Ces deux aspects de l'exercice infirmier sont traités dans ce même chapitre parce qu'ils nous semblent relever de concepts similaires et renvoient, au final à la responsabilité de l'infirmière.

I.-LE CADRE REGLEMENTAIRE

1.-La législation

a) La collaboration avec les auxiliaires

En son article 4, le décret du 11 février 2002, relatif aux actes professionnels et à l'exercice de la profession d'infirmière stipule que : *lorsque les actes accomplis et les soins dispensés relevant de son rôle propre sont dispensés dans un établissement ou un service à domicile à caractère sanitaire, social ou médico-social, l'infirmière peut, sous sa responsabilité, les assurer avec la collaboration d'aides soignants, d'auxiliaires de puériculture ou d'aides médico-psychologiques qu'elle encadre et dans les limites de la qualification reconnue à ces derniers du fait de leur formation.*

La collaboration des aides-soignants (AS) et des auxiliaires de puériculture (ADP) est citée depuis 1984 dans les textes régissant la profession infirmière. Celle des aides médico-psychologiques (AMP) date de 2002, cette profession étant individualisée plus récemment.

Le décret du 16 février 1993, relatif aux règles professionnelles des infirmières, mentionne en son article 14 : *Dans le cadre de son rôle propre, l'infirmière est (...) responsable des actes qu'elle assure avec la collaboration des aides-soignants et des auxiliaires de puériculture qu'elle encadre.* Par ailleurs, l'article 31 précise : *L'infirmière chargée d'un rôle de coordination et d'encadrement veille à la bonne exécution des actes accomplis par les infirmières, aides-soignants, auxiliaires de puériculture et par les étudiants infirmiers placés sous sa responsabilité...*

La réglementation concernant l'aide-soignant reprend ces notions, avec en plus la notion de délégation. La définition de l'AS dans l'arrêté du 1er février 1982, fixant le programme des études commence par ces termes : *L'aide-soignant assure par délégation de l'infirmière, sous sa responsabilité et son contrôle effectif...* Cette notion de délégation est reprise dans la circulaire de 26 février 1999 modifiant le statut des AS de la fonction publique hospitalière, bien qu'abandonnée dans l'arrêté du 22 juillet 1994 qui fixe le programme des études.

b) L'encadrement des stagiaires

La loi du 31 mai 1978, qui définit la fonction de l'infirmière, stipule que l'infirmière participe à des actions de formation et d'encadrement. Le décret du 11 février 2002 confirme les éléments du décret précédent et spécifie que *selon le secteur d'activité où il exerce, ... l'infirmier propose, organise ou participe à des actions : de formation initiale... du personnel infirmier, des personnels qui l'assistent, et éventuellement d'autres personnels de santé ; d'encadrement des stagiaires en formation*. L'infirmière a donc une mission de formation auprès des étudiants infirmiers, des A.S., A.P. et des A.M.P. Elle participe à la formation théorique en institut et elle encadre les étudiants lors des stages dans son secteur d'activité.

2.-Les normes de qualité pour la pratique des soins infirmiers

Le guide du service de soins infirmiers sur ce thème, dans sa deuxième édition de septembre 2001, propose une norme pour chacun des domaines.

a) La collaboration avec les auxiliaires

Dans le cadre des aspects généraux de l'exercice professionnel infirmier, il cite : l'infirmière collabore avec les AS, les ADP, les AMP pour une prise en charge globale de la personne soignée.

Les critères de qualité mentionnent :

- Une définition claire de chaque fonction
- Une organisation au service de la collaboration
- Un accès aux informations pour les 2 parties
- Une vérification préalable par l'infirmière de la compétence de l'auxiliaire
- Une vérification par l'infirmière de la réalisation et du résultat des soins confiés
- Une aide des infirmières pour la transmission des informations recueillies par les auxiliaires lors des soins
- Un exercice professionnel dans les champs de compétence respectifs.

b) L'encadrement des stagiaires

Concernant l'encadrement des stagiaires, le guide cite : l'infirmière, en accord avec le cadre infirmier du service, collabore avec les institutions de formation. Elle accueille et encadre tout stagiaire présent dans le service.

Les critères de qualité mentionnent :

- Une intégration de l'encadrement dans l'organisation du service
- L'élaboration d'un livret d'accueil et d'encadrement ainsi que d'un outil d'évaluation de stage
- La mise à disposition d'une documentation spécifique sur le service et ses missions
- La désignation d'une infirmière référente pour chaque stagiaire
- La définition du rôle de l'infirmière référente et l'organisation des activités d'encadrement à réaliser
- L'évaluation à mi-stage et en fin de stage, d'objectifs adaptés au service et contractualisés avec le stagiaire
- L'évaluation de l'encadrement par le stagiaire.

II.-LES CONCEPTS

Lors de l'étude de ces concepts généraux, les termes aide-soignant ou auxiliaire seront employés, mais l'auxiliaire de puériculture et l'aide médico-psychologique sont concernés également.

1.-La collaboration

Collaborer peut être défini par travailler en commun, travailler ensemble à une œuvre commune dans le même objectif. La collaboration entre l'infirmière et l'aide-soignant signifie que celui-ci participe, est associé à la réalisation de soins infirmiers, avec comme finalité d'effectuer des soins de qualité, ce qui comprend notamment répondre aux besoins spécifiques de la personne soignée.

L'idée de délégation apparaît ponctuellement dans les textes. Elle induit une relation hiérarchique de l'infirmière vers l'aide-soignant ainsi qu'un simple transfert de tâches. La collaboration au contraire suppose une relation horizontale, une reconnaissance, une valorisation du travail de chacun et un travail en équipe.

Une collaboration efficace suppose une reconnaissance mutuelle des compétences respectives et une volonté individuelle et collective de travailler ensemble. Une délimitation claire des champs de compétences, une organisation du travail favorable sont aussi des préalables indispensables à une collaboration optimale, comme le précise la norme de qualité.

Lorsque les deux termes sont employés dans la même phrase : *l'aide-soignant collabore, par délégation de l'infirmière,* on peut comprendre que la délégation renforce la responsabilité de l'infirmière.

2.-L'encadrement

Encadrer, c'est entourer, c'est accompagner dans le processus d'apprentissage lors du stage.

A l'origine, le stage était un lieu de formation *sur le tas* de la pratique professionnelle. Actuellement, c'est un lieu où l'étudiant peut intégrer dans la réalité, les concepts acquis au cours de la formation : l'école permet d'acquérir des connaissances diverses et variées, de réfléchir sur le savoir-faire et le savoir être professionnel, de développer la gestualité, le stage permet la concrétisation et le développement des savoirs acquis.

L'exemple du compagnonnage montre à la fois la transmission du savoir-faire mais aussi celle d'une certaine philosophie aux apprentis, le maître est un modèle. De façon similaire, l'infirmière transmet ses valeurs professionnelles par ses comportements et sa pratique. Elle communique la culture professionnelle infirmière. Il en est de même avec l'aide-soignante, pour sa future collègue.

De façon plus ou moins consciente pour l'apprenant, la professionnelle est perçue comme un modèle pour le savoir-faire et le savoir-être. Ce modèle peut être positif, le stagiaire souhaitera y ressembler. Il peut être négatif, le stagiaire rejettera alors ce contre-modèle. Chacune des rencontres édifiera ainsi l'identité professionnelle, permettra de forger un sentiment d'appartenance dans le partage de valeurs, de savoirs théoriques et pratiques. Cette identification progressive est essentielle dans la formation. Elle est souvent mal appréhendée par le stagiaire car elle nécessite un certain recul, un travail de conscientisation facilité par l'exploitation des vécus de stages.

Encadrer, c'est aussi mettre un cadre, poser les limites et apprendre à les faire respecter : limites en regard de la compétence liée au niveau de formation qui correspond aux limites de la fonction que la professionnelle devra respecter. L'étudiant en formation a une compétence limitée, il est en apprentissage, la qualité des soins doit néanmoins être assurée par l'infirmière. Elle doit concilier ces deux aspects, le respect de la qualité du soin au patient est évidemment prioritaire.

3.-La responsabilité

Etre responsable, c'est l'obligation de se porter garant, de répondre de ses actions ou de celles des autres. L'infirmière est garante des soins réalisés par elle-même et de ceux confiés aux aides soignants ou aux stagiaires. Elle est donc responsable de ses actions et de ce que fait (ou ne fait pas) l'auxiliaire ou le stagiaire.

Le soin réalisé par l'aide-soignant doit être un soin relevant du rôle propre infirmier, comme stipulé dans les textes (on ne peut confier que ce que l'on a l'initiative de faire), ce qui exclut tous les soins sur prescription médicale, par exemple le lavement évacuateur, longtemps délégué, peut-être relégué aux aides-soignants…
Le décret de 2002 reprend l'idée des textes précédents qui stipulaient que l'auxiliaire peut réaliser des soins relevant de ses *compétences du fait de sa formation* en notant la limite de la *qualification* de l'auxiliaire. En effet, la formation de l'aide-soignant ne couvre pas l'intégralité des soins du rôle propre infirmier, de même celle d'auxiliaire de puériculture ou d'aide médico-psychologique. Les auxiliaires peuvent se voir confier uniquement les soins du rôle propre infirmier faisant partie de leur programme de formation, soins non listés par ailleurs.

Dans le cadre de son rôle propre, concernant les soins confiés, la responsabilité de l'infirmière porte sur l'initiative, sur la planification et l'exécution des soins (sur le fait de confier tel soin à l'auxiliaire), sur leur évaluation et leur transmission.

La responsabilité de l'infirmière porte également sur le résultat du soin et sa prise en compte dans le projet de soin. Elle doit donc contrôler la réalisation et l'évaluation de celui-ci, comme le demande le critère de qualité. C'est la notion d'encadrement qui est alors mise en œuvre : l'infirmière confie le soin et veille à sa bonne exécution en matière de processus et de résultat.

Cette responsabilité de l'infirmière n'enlève pas la responsabilité propre de l'aide-soignante. Responsabilité qui réside dans la façon dont elle réalise le soin confié, ainsi que dans la transmission des éléments d'observation recueillis pendant ce soin. La responsabilité de l'auxiliaire dans ces domaines est pleine et entière.

L'auxiliaire a une marge d'initiative pour proposer puis réaliser le soin selon la situation de la personne et faire en sorte qu'il soit individualisé. La prise en charge globale implique une prise en compte des autres besoins de la personne. Les éléments d'observation qui déterminent un problème infirmier nécessitant l'instauration de soins sont à transmettre à l'infirmière. La décision de transmettre, après réflexion et analyse de la situation, est du ressort de l'aide-soignante, ce qui est une part d'autonomie. La transmission en équipe, avec proposition d'action de soin, permet la planification de celui-ci par l'infirmière.

Le réajustement, selon la situation, d'un soin prévu requiert là aussi l'initiative de l'aide-soignante mais également la conscience professionnelle de faire valider à posteriori ce changement par l'infirmière.

L'étudiant en stage a le même type de responsabilité, concernant le niveau de compétence qu'il a atteint. Les stagiaires se voient confier les soins qu'ils sont habilités à réaliser, étant donné leur niveau de formation, il est donc nécessaire que l'infirmière connaisse le niveau d'acquisition théorique et le niveau d'expérience clinique de chaque étudiant et vérifie ses compétences supposées.

III.-LES FONCTIONS DES AIDES-SOIGNANTES ET DES AUXILIAIRES DE PUERICULTURE

1.-Le programme de formation

Le programme de formation est important à connaître puisqu'il détermine la compétence spécifique de l'aide-soignante et de l'auxiliaire de puériculture, comme le spécifient les textes réglementaires.

Outre les stages cliniques dans des lieux d'exercice variés, le programme de 1994 actuellement en vigueur décrit l'enseignement théorique de six modules identiques de 315 heures pour les deux formations. Il s'agit de généralités sur les soins (module 1), l'hygiène (module 2), la communication (module 3), la santé publique (module 4), la réglementation et la responsabilité (module 5), la participation aux soins et la surveillance des patients en médecine, chirurgie, pédiatrie, réanimation (module 6). Ces soins et surveillances incluent les principales thérapeutiques médicales et les traitements contre la douleur. Les modules 1, 2, 4 et 5 ont une durée d'une semaine, le module 3 de deux semaines et le module 6 de trois semaines.

Puis six modules spécifiques d'un total de 315 heures également sont décrits pour chaque formation.

a) La formation aide-soignante

Deux modules approfondissent les connaissances dans les disciplines enseignées au cours du module 6. Les soins en psychiatrie, en obstétrique et en gynécologie, en gérontologie et en gériatrie sont abordés dans les trois modules suivants, puis les soins palliatifs et l'accompagnement de la personne en fin de vie. Chaque module dure une semaine, sauf celui consacré aux soins aux personnes âgées qui est de quatre semaines.

La spécificité de l'aide-soignante réside surtout dans la prise en charge des personnes âgées, et des personnes présentant des troubles psychiatriques.

b) La formation auxiliaire de puériculture

Des notions préalables sur l'enfant et son environnement (module 7, une semaine), puis la période prénatale et la naissance (module 8, deux semaines), l'enfant de la naissance à l'adolescence (module 9, trois semaines), l'enfant malade (module 10, deux semaines), l'enfant atteint d'un handicap (module 11, 1/2 semaine), les soins palliatifs et accompagnement de l'enfant en fin de vie (module 12, 1/2 semaine).

La spécificité de l'auxiliaire de puériculture réside dans la prise en charge de l'enfant.

Outre les notions générales, l'enseignement commun confère aux deux filières une compétence de base en matière de soins en médecine, en chirurgie et en réanimation. On peut en conclure que les aides-soignantes et les auxiliaires de puériculture peuvent travailler dans les secteurs qui accueillent ce type de patients, les premières auprès des adultes et les secondes auprès des enfants.

2.-Rôle et missions des aides-soignantes et des auxiliaires de puériculture à l'hôpital

Les aides-soignantes et les auxiliaires de puériculture peuvent exercer leurs fonctions en extra hospitalier, dans un établissement médico-social ou hospitalier.

La circulaire du 19 janvier 1996 précise le rôle et les missions des AS et ADP dans les établissements hospitaliers. Ce rôle s'inscrit dans une approche globale de la personne soignée, comportant la participation aux soins et une prise en charge psychologique et comportementale. La dimension relationnelle est très importante, compte tenu du temps passé auprès de la personne soignée.

Quatre domaines d'activité sont définis :

a) La collaboration dans les soins d'hygiène et de confort
Auprès de l'enfant et de l'adulte (hygiène corporelle, prévention des escarres, installation des patients pour les repas et pour la nuit, hygiène alimentaire, élimination...).

b) La collaboration dans la surveillance
Des enfants et des adultes reposant sur des observations réalisées par les AS ou les ADP, permettant d'identifier les modifications de l'état ou du comportement des patients et de transmettre à l'infirmière ou à la puéricultrice les informations recueillies en vue d'une action de soin adaptée à laquelle ils pourront apporter leur concours.

c) La collaboration dans l'aide apportée aux personnes ayant perdu leur autonomie
De façon temporaire, définitive ou ne l'ayant pas encore acquise pour l'accomplissement des activités de la vie quotidienne (aide à l'habillage, à la prise des repas, aide à la marche et au déplacement, participation aux activités occupationnelles, et s'agissant plus particulièrement des ADP, collaboration aux activités d'éveil et d'éducation de l'enfant)...

d) La collaboration dans l'hygiène de l'environnement
De l'enfant ou de l'adulte hospitalisé pendant son séjour et après son départ (nettoyage, décontamination, désinfection de la chambre, du mobilier, du matériel...).

Le texte justifie la non-reconnaissance du rôle propre de l'auxiliaire en rattachant ces quatre domaines au rôle propre infirmier.

La circulaire insiste sur la nécessité du travail en équipe :

- Lors de l'élaboration des projets de soins,
- Lors des soins, une relation privilégiée s'établit entre l'infirmière et l'aide-soignante grâce à un travail en binôme qui permet aux AS et aux ADP de se voir confier des tâches leur permettant de développer pleinement leur initiative,
- Lors des transmissions,

- Lors de la formation et l'encadrement des élèves AS et ADP,
- Dans les travaux instaurés dans l'établissement et auxquels les AS et les ADP doivent être associés.

Le texte précise encore le rôle des auxiliaires dans la lutte contre les infections nosocomiales.

IV.-LA FONCTION DES AIDES MEDICO-PSYCHOLOGIQUES

1.-Rôle et missions des aides médico-psychologiques

L'aide médico-psychologique (AMP) travaille au sein d'équipes pluriprofessionnelles et sous la responsabilité d'un travailleur social ou paramédical, dans les établissements pour personnes handicapées ou âgées dépendantes, afin de leur apporter notamment l'assistance individualisée que nécessite leur état psychique ou physique.
L'état physique ou psychique peut nécessiter :

- Une aide aux gestes de la vie quotidienne (toilette, habillage, repas, coucher…),
- Un soutien psychologique face au handicap,
- Une stimulation et une aide pour les activités de développement et de loisir.

La personne concernée est une personne handicapée mais stabilisée et, par ailleurs, exempte d'autre maladie. L'aide est ici une assistance et non un soin, ce qui explique la supervision possible par un travailleur social, éducateur notamment.
L'infirmière travaille avec les AMP dans des structures comme les services psychiatriques des hôpitaux, les maisons d'accueil spécialisées, les maisons de retraite, foyers logements, foyers pour personnes handicapées mentales ou physiques.

2.-Le programme de formation

L'arrêté du 30 avril 1992 définit cette formation en cours d'emploi, d'une durée de 18 mois. Celle-ci comporte un

stage long de 1813 heures dans l'établissement employeur et un stage court de 210 heures dans un autre lieu.
Le programme comporte 532 heures de formation théorique, découpées en 5 unités de formation qui sont basées sur la psychologie, la sociologie, la législation, la psychiatrie et la pédagogie :

- U.F. 1 : développement de l'être humain
- U.F. 2 : notions de handicap et d'inadaptation
- U.F. 3 : rôle de l'AMP dans la vie quotidienne
- U.F. 4 : institutions et systèmes institutionnels
- U.F. 5 : techniques d'animation, de créativité, de production.

La spécificité de l'aide médico-psychologique réside dans la prise en charge de la personne handicapée physique ou psychique.

V.-LA COLLABORATION EN PRATIQUE

1.-L'état des lieux

L'histoire des deux filières infirmière et auxiliaire explique les tendances actuelles. Lors de l'essor de la médecine, au début du 20ème siècle, l'infirmière qui est sollicitée par les médecins pour l'exécution de soins techniques médicaux, ne peut pas assurer tous les soins qui lui étaient traditionnellement dévolus. Elle choisit de confier certains soins à d'autres professionnels. Les professions d'aides-soignantes et d'auxiliaires de puériculture sont nées.
La reconnaissance sociale privilégie le médecin qui devient tout puissant contre la maladie, l'infirmière passe au second plan. Le prestige conféré par la réalisation des soins médicaux, la légitimation du rôle d'auxiliaire médical par les textes fait souvent oublier à l'infirmière la mission de contrôle des soins délégués aux auxiliaires, soins considérés comme moins valorisants. L'auxiliaire assure la réalisation de ces soins, souvent seule sans contrôle de l'infirmière.
Les textes qui restaurent le rôle propre infirmier à compter de 1978 vont bousculer une organisation parallèle des soins

entre l'infirmière et l'auxiliaire et provoquent alors souvent une opposition entre les deux équipes. Peu à peu, l'infirmière se réapproprie l'initiative des soins grâce à l'arrivée de nouvelles auxiliaires formées selon la réglementation et à l'instauration de la démarche de soins plus ou moins formalisée dans les services de soins. L'infirmière dirige les réunions de transmission et de synthèse qui déterminent les soins infirmiers du rôle propre infirmier et qui planifient les soins pour toute l'équipe. Dans certains services, l'infirmière réalise une partie des soins avec l'aide-soignante.

On peut souligner que les auxiliaires sont souvent très performants dans la phase d'observation car leur approche de la personne soignée est moins médicalisée que ne l'est celle de l'infirmière.

2.-Les moyens pour une collaboration efficace

a) La connaissance des limites des compétences de l'auxiliaire

Une connaissance du champ de compétence de l'auxiliaire est indispensable à l'infirmière afin de le respecter lors de la répartition des tâches. De même, l'auxiliaire doit connaître la délimitation exacte de ses compétences légales, les responsabilités respectives étant engagées.

b) La reconnaissance des compétences de chacun

Dans l'équipe de soins, chacun réalise une partie des soins nécessaires au patient pour sa santé. Chaque acteur est important, le médecin, l'auxiliaire, le kinésithérapeute, l'infirmière, la diététicienne... Si l'infirmière accorde de l'importance à ces soins de bien-être, de confort, d'hygiène, elle valorise de ce fait la fonction des auxiliaires. Que reste-t-il de la haute technicité des traitements de réanimation si la personne développe des escarres ou des rétractions graves qui laisseront des séquelles fonctionnelles et grèveront la qualité de vie de la personne ?

c) Le juste positionnement

La reconnaissance des compétences de chacun implique aussi que chacun soit persuadé de l'importance de son rôle, qu'il le remplisse correctement et se positionne de façon à le faire reconnaître par les autres partenaires. Ceci est vrai pour l'infirmière et pour l'auxiliaire. Le médecin est dans une position reconnue socialement dans l'équipe soignante, il a moins à convaincre et doit simplement ne pas décevoir.

d) L'organisation des soins

La manière dont les soins sont organisés, partagés dans l'équipe va favoriser plus ou moins la collaboration.

Une organisation sérielle de tâches confie des séries d'actes à un soignant : le relevé des températures, les prélèvements sanguins, les prélèvements d'urine, les toilettes. Ce type d'organisation cantonne chaque soignant dans ses tâches, n'incite pas à la collaboration et ne peut aboutir à la prise en charge globale d'une personne.

Une organisation sectorisée permet la prise en charge globale d'un nombre restreint de patients par une infirmière et une ou deux aides-soignantes . Le travail en équipe est facilité et chaque intervenant est responsabilisé.

Une organisation qui désigne une infirmière référente et une aide-soignante référente pour chaque patient entraîne leur collaboration dans l'élaboration du projet de soin. Elle désigne ainsi les personnes chargées plus particulièrement de rassembler les données concernant ce patient auprès des autres soignants qui peuvent tous être amenés à réaliser des soins à la personne. Elle répartit les responsabilités de suivi du patient entre les membres de l'équipe, infirmières et auxiliaires. Ce type d'organisation est particulièrement intéressant lorsque les patients sont pris en charge sur une longue durée. Il est satisfaisant aussi bien pour les soignants qui sont individuellement responsabilisés dans le projet de soin, que pour le patient qui peut mieux repérer *ses soignants*.

Lors d'une prise en charge en court séjour, la durée de la prise en charge est souvent trop courte pour permettre cette organisation ; chaque équipe qui se succède prend en charge pour son poste le projet établi par l'équipe précédente. Dans ce cas, l'intérêt de la prise en charge des soins en équipe d'un petit nombre de patients réapparaît, pour une meilleure connaissance de la personne et la planification d'un projet pertinent, ce qui est mis en place dans les services de soins intensifs.

e) Les outils de transmission

Les outils utilisés sont parallèles à l'organisation.

Une organisation par série de tâches s'appuie sur des fiches de soins listant les bénéficiaires de ces soins. Ces fiches peuvent être réactualisées par le soignant qui a réalisé la tâche, sans concertation avec les autres membres de l'équipe, ce qui cloisonne là aussi le fonctionnement de chacun.

Une organisation par secteurs est centrée sur la personne soignée et s'appuie sur divers outils : une planification murale ou des fiches patient et le dossier de soins.

La mise à jour de ce type de planification s'effectue obligatoirement en équipe. Celle-ci est rassemblée autour de l'outil, les transmissions orales qui synthétisent les transmissions écrites permettent aux infirmières et auxiliaires de réactualiser ensemble le projet de soins à partir des observations de chacun. Ce fonctionnement est favorable à la collaboration à condition que chacun prenne la place qui est la sienne. L'infirmière chef d'équipe ne monopolise pas la parole, mais au contraire favorise l'expression des auxiliaires et tient compte des informations fournies pour le réajustement du projet de soins.

f) La participation aux différents projets

Les groupes de travail qui visent à l'amélioration de la qualité des soins associent infirmières et auxiliaires. Ils constituent des occasions de rencontre, de connaissance et de reconnaissance mutuelle. Ils permettent une meilleure vision du travail de l'autre et de sa contribution aux soins et favorisent la collaboration entre les deux professions.

g) Une conception individuelle

Tous ces moyens ne sont rien sans une volonté personnelle de chaque soignant de vivre les conceptions humanistes dans sa pratique.

La conception de la collaboration repose comme celle des soins sur le concept de l'homme : quelle considération ai-je pour cette personne avec qui je travaille ? Elle est autre car chaque personne est différente mais, est-elle mon égale ou est-ce que je la vois inférieure, supérieure ? L'auxiliaire est une personne qui a une fonction différente de celle de l'infirmière. Elle réalise certains soins infirmiers que l'infirmière lui confie. La personne et la fonction de l'auxiliaire sont respectables comme le sont celles de l'infirmière et de tout autre soignant.

3.-Les perspectives

Les professions auxiliaires, nous l'avons vu, ne sont pas indispensables puisqu'elles assurent une partie du rôle infirmier qui peut être repris par les infirmières. Néanmoins cela ne signifie pas qu'elles sont inutiles. Le travail en équipe, les approches différentes utilisées par les professionnels de formation et de milieu divers apportent une richesse irremplaçable qui, en dernier lieu, profite au patient.
Les réalités économiques sont en faveur du maintien des professions auxiliaires. De plus, la pénurie d'infirmières pourrait donner le champ libre aux auxiliaires et élargir les limites de leurs compétences à l'hôpital comme au domicile.
A l'inverse, la multiplication des professions annexes pourrait grignoter ce champ de compétence ; c'est le cas par exemple, de la profession d'auxiliaire de vie sociale qui occupe le domaine de l'aide à domicile pour les soins d'hygiène non médicalisés.
L'avenir nous dira l'évolution de chacune des professions soignantes.

VI.-L'ENCADREMENT EN PRATIQUE

1.-La formation infirmière

Le programme est fixé par le décret du 23 mars 1992. La formation est équilibrée avec un temps de stage égal au temps de formation à l'institut.
Ces deux temps constituent un tout indissociable. L'apprentissage à l'institut prépare l'apprentissage sur le

terrain et ce dernier permet l'ajustement et l'intégration de la théorie.

a) L'enseignement théorique et pratique

L'organisation des enseignements théoriques est laissée à l'appréciation des équipes enseignantes.

Les modules transverses sont travaillés durant toute la durée de la formation : ils concernent les sciences humaines, l'anatomie physiologie et la pharmacologie, la législation, l'éthique et déontologie, la responsabilité, l'organisation du travail, la santé publique, les soins infirmiers et l'hygiène.

L'ordre des modules spécifiques dépend du choix des équipes, il est variable selon les instituts. Le programme actuel prévoit 5 modules en première année, 6 en deuxième année et 5 en troisième, plus un optionnel dans chacune des deux dernières années. Les 16 modules spécifiques recouvrent les soins infirmiers aux personnes atteintes d'affections dans les différentes disciplines médicales, psychiatriques et chirurgicales, dont les soins aux enfants aux adolescents, aux adultes et aux personnes âgées ainsi que les soins d'urgence et de réanimation.

b) L'enseignement clinique

Des stages variés permettent à l'étudiant infirmier de découvrir les différentes possibilités d'exercice de la profession et d'acquérir les compétences professionnelles. Les stages sont évalués selon des critères mesurant les acquisitions des gestes et des comportements professionnels. Des mises en situation professionnelles valident la capacité d'élaborer le projet de soin et de prendre en charge ces soins requis par la personne, compte tenu du niveau de formation.

2.-L'état des lieux

L'apprentissage sur le terrain occupe la moitié du temps de formation de l'infirmière et davantage pour les formations d'aides-soignantes et d'auxiliaire de puériculture. De nombreuses équipes soignantes ont élaboré des protocoles d'encadrement, souvent en partenariat avec les formateurs des instituts de formation. L'accueil du stagiaire est organisé

et dans certains services, une infirmière référente est désignée pour suivre la progression de l'étudiant.
L'encadrement concernant les soins d'hygiène est souvent confié aux aides-soignantes ou aux auxiliaires de puéricultures. Cette situation reproduit la pratique actuelle des infirmières dans les services de soins. La stagiaire infirmière éprouve alors quelquefois des difficultés pour se positionner. Le processus d'identification s'enclenche mal, elle n'est pas en formation aide-soignante, mais elle est suivie par une aide-soignante et réalise des soins exécutés par l'aide-soignante, alors que l'accueil et le suivi officiel du stage incombe à l'infirmière qui réalise d'autres soins.

3.-Les moyens d'un encadrement efficace

La réussite du stage et donc de son encadrement ne peut se concevoir sans une étroite collaboration et une reconnaissance mutuelle entre les professionnels de l'institut de formation et du service. L'encadrement se prépare, à la fois à l'institut et dans le lieu de stage. Nous envisageons surtout l'encadrement par l'équipe soignante.

a) L'élaboration d'objectifs de stage

Chaque lieu de stage permet des acquisitions différentes. Des objectifs de stage préciseront ces acquisitions possibles qui pourront être visées par la stagiaire. Ils sont élaborés en concertation entre l'institut et le service concerné.
Par ailleurs, chaque stagiaire a un parcours spécifique qui lui a permis certaines acquisitions. Il convient qu'il repère dans ces objectifs généraux ceux qu'il souhaite atteindre spécifiquement.

b) La connaissance du niveau d'acquisition de la stagiaire

Les objectifs précis d'apprentissage permettent déjà de situer le niveau de formation de l'étudiant. Pour l'infirmière qui encadre, il sera utile de connaître la nature des contenus théoriques et pratiques abordés à l'institut afin de susciter chez l'étudiante, le questionnement et la mise en liens entre la connaissance théorique et clinique.
Le niveau d'acquisition sera à évaluer par l'infirmière lors de la réalisation des premiers soins *encadrés* auprès d'une

personne : acquisitions tant dans le domaine gestuel et relationnel que dans le domaine cognitif de la compréhension de la situation et des soins requis.

c) Un climat favorable

Pour personnaliser les acquisitions de stage, l'étudiante doit élaborer et exprimer ses besoins de formation auprès des professionnels du service qui peuvent l'aider dans sa progression. Ceci nécessite un climat d'écoute, de facilitation de l'expression et d'aide à l'identification des possibilités d'apprentissage dans le service. Ce climat, instauré par le cadre infirmier qui accueille l'étudiant, doit être relayé dans l'équipe. La stagiaire doit elle aussi faire un effort de communication des objectifs personnels qui doivent parvenir jusqu'à toutes les infirmières qui participent à l'encadrement. L'étudiante en apprentissage a besoin d'un encadrement. Mais elle est souvent tiraillée entre le besoin d'intégration dans l'équipe qui lui demande de faire seule et le besoin d'apprentissage qui requiert un encadrement.

d) L'organisation d'un tutorat

Des infirmières référentes sont désignées dans certains services. Plusieurs fonctionnements existent.
L'infirmière est responsable du suivi des acquisitions de l'étudiante. Les horaires de travail de la stagiaire et de la référente ne sont pas les mêmes. Celle-ci réalise les bilans de mi-stage et de fin de stage en s'informant auprès de ses collègues qui ont encadré la stagiaire. L'intérêt de ce fonctionnement réside en la variété des personnes qui participent à l'encadrement et des modèles d'identification. L'inconvénient est le nombre des infirmières qui doivent connaître le projet d'apprentissage de la stagiaire et l'obligation pour celle-ci d'instaurer une bonne relation de travail avec les différentes infirmières.
Dans le deuxième fonctionnement, l'infirmière est responsable de l'encadrement et du suivi des acquisitions de la stagiaire. Les horaires de travail sont similaires. Le cheminement personnel d'identification est ici très important, en positif ou en négatif. La qualité de la relation

interpersonnelle facilite, mais peut bloquer parfois les acquisitions.
L'infirmière référente organise les apprentissages : l'étudiante se voit confier les soins à réaliser auprès d'une ou plusieurs personnes, selon le niveau de formation. Les apprentissages portent ainsi sur l'élaboration du projet de soins et sur la réalisation des soins. L'étudiante est initiée également à l'ensemble des activités de l'infirmière, gestion du matériel, gestion des rendez-vous, travail en collaboration avec les auxiliaires, encadrement d'autres stagiaires.

e) La conception individuelle de l'infirmière
Comme pour les autres fonctions de l'infirmière, l'encadrement repose sur des concepts humanistes qui sont des préalables indispensables. L'étudiante en soins infirmiers est la future collègue de l'infirmière. Vouloir aider l'autre à acquérir les compétences professionnelles dans le respect de ce qu'il est et de ce qu'il pense demande de se centrer sur l'étudiante et ses besoins de formation. Ceci procède d'une vision de la personne unique, différente des autres.
L'encadrement renvoie quelquefois l'infirmière à des questionnements sur sa pratique. Accepter ce questionnement montre une conception dynamique de la pratique professionnelle.

4.-Les perspectives

Les infirmières montrent une grande satisfaction à transmettre un savoir. La curiosité, le regard des étudiantes permet une amélioration de la pratique. Mais l'encadrement est une tâche exigeante qui demande temps et énergie. L'encadrement nécessite un temps supplémentaire à la fonction soin, pour expliquer, montrer, faire-faire. On peut se demander si la qualité de l'encadrement ne va pas se dégrader à l'avenir compte-tenu des compressions de personnel et des charges de travail croissantes. La dimension formation de l'infirmière risque de ne plus être assurée correctement alors que c'est un investissement dans la qualité des soins de demain.

XIII

L'EVALUATION DE LA QUALITE DES SOINS

I.-LA QUALITE DES SOINS

1.-Un essai de définition

Les normes ISO (International Standard Organisation) présentent la qualité d'un produit ou d'un service comme *l'ensemble des caractéristiques qui lui confèrent l'aptitude à satisfaire des besoins exprimés ou implicites*. Pour un service, ces caractéristiques peuvent comprendre des aspects relationnels, des conditions d'ambiance et de confort, des aspects liés au temps, des dispositions propres à faciliter la tâche de l'usager.

Par ailleurs, si nous considérons que le bénéficiaire est le premier intéressé par la prestation, ce qui est le cas dans le domaine des soins infirmiers, nous ajouterons que *l'ensemble de ces caractéristiques satisfera effectivement l'usager*.

Le soin de qualité peut également se définir comme le soin qui respecte les exigences établies pour lui. Cela nous ramène à la conception et à la définition des soins infirmiers, que nous ne développerons plus ici.

Rappelons simplement l'importance de la relation à instaurer avec la personne soignée, qui fait partie intégrante du soin.

La relation interpersonnelle entre le soignant et la personne soignée confère au soin infirmier sa nature essentielle. A chaque moment, elle interfère dans la situation de soin et permet une aide particulière qui répond précisément à ce que souhaite la personne, elle soutient, elle permet au patient d'être et de se construire. Cette relation est difficile à décrire et à *normaliser*. Elle échappe donc souvent à la description d'un soin et encore plus à son évaluation, elle n'en est pas moins essentielle pour un soin de qualité. Il convient de s'en souvenir et de ne pas réduire l'évaluation de la qualité des soins à la seule mesure gestuelle et organisationnelle de celui-ci.

2.-Le décret du 11 février 2002

Le décret du 11 février 2002, relatif aux actes professionnels et à l'exercice de la profession d'infirmière, cite dans son article 2 : *les soins infirmiers ... intègrent qualité technique et qualité des relations avec le malade*. Il précise donc l'importance de ces deux volets dans la qualité du soin.

3.-Les normes de qualité pour la pratique des soins infirmiers

a) Une définition de la norme

Le Conseil International des Infirmières (CII) définit les normes comme : des règles permettant de planifier, de mettre en œuvre et de contrôler la qualité des services, mais également de montrer que les infirmières ont des comptes à rendre à la société, aux consommateurs des services infirmiers, au gouvernement, à la profession infirmière elle-même et à chacun de ses membres.
L'Organisation mondiale de la santé (OMS) définit la norme comme un niveau concerté de soins requis dans un but précis.

b) Les intérêts des normes

Le guide du service infirmier sur ce thème, dans sa deuxième édition de 2001, explique l'intérêt des normes au regard de la qualité des soins :

- Ce sont des points de repère pour déterminer un niveau de qualité.
- Elles aident à formaliser et structurer les pratiques infirmières.
- Leur utilisation crée une dynamique pour donner du sens aux actions de soin.
- Elles servent de base pour l'évaluation de la qualité dans une optique d'amélioration.

c) Le descriptif d'une norme

Les normes énoncent un objectif exprimé soit par un résultat à obtenir pour la personne soignée, soit par une intervention à réaliser.

Chaque norme comporte des caractéristiques qui sont une description des aspects de la norme, ils sont cités dans 3 domaines : les ressources, le processus et le résultat.

- *Les caractéristiques de ressources* décrivent les éléments dont l'infirmière doit disposer pour réaliser des soins de qualité :
  - architecture, équipement, matériel
  - qualification et expérience des professionnels
  - politique de l'établissement et du service de soins infirmiers
  - organisation des soins.
- *Les caractéristiques de processus* décrivent l'ensemble des interventions infirmières auprès de la personne soignée et/ou de ses proches, relevant de la compétence de l'infirmière.
- *Les caractéristiques de résultats* exposent les effets bénéfiques attendus par les interventions infirmières effectuées soit par l'infirmière seule, soit en collaboration avec les aides soignants, auxiliaires de puériculture ou aides-médicopsychologiques ou encore en équipe pluriprofessionnelle.

d) Les normes de pratique infirmière

Après avoir précisé la philosophie des soins et les concepts s'y rapportant, le guide décrit 4 catégories de normes, elles mêmes divisées en 24 normes au total.

- *L'arrivée de la personne soignée*
- *Le séjour de la personne soignée*
- *La sortie de la personne soignée :* la continuité des soins en vue de la sortie, les soins lors du décès
- *Les aspects généraux de l'exercice professionnel :* La maîtrise des risques professionnels, la collaboration avec les aides soignants, les auxiliaires de puériculture, les aides médico-psychologiques, l'encadrement des stagiaires, l'accueil et l'intégration de nouvelles

collègues, la contribution au développement des soins infirmiers.

Nous voyons que l'ensemble des compétences infirmières sont envisagées par ces normes.

II.-L'EVALUATION DE LA QUALITE DES SOINS

1.-Définition

L'évaluation de la qualité des soins est un procédé qui consiste à mesurer l'écart existant entre une pratique observée et une pratique préalablement établie à un niveau optimal.

Après une élaboration de normes, elle mesure le niveau de qualité du soin dans la pratique et le compare avec les normes préalablement établies.

Selon les auteurs, l'évaluation porte sur les ressources, le processus ou le résultat, ou sur les trois domaines. Ces domaines correspondent aux caractéristiques des normes que nous avons présentées ci-dessus.

L'évaluation est souvent réalisée en audit, par des pairs, pour induire l'idée de non-jugement du professionnel lui-même. La mesure peut se réaliser par l'observation directe de la situation de soin, l'observation de documents, ou encore l'interview, selon une méthodologie stricte. Elle peut être prospective (sur une situation actuelle) ou rétrospective (sur une situation passée).

La mesure des écarts débouche sur un projet d'amélioration qui entretient la dynamique d'amélioration de la qualité des soins infirmiers.

2.-Les textes relatifs à l'évaluation de la qualité des soins

L'OMS préconisait que d'ici 1990, tous les états membres devraient avoir instauré des mécanismes efficaces pour assurer la qualité des soins aux patients, dans le cadre de leur système de soins et de santé.

L'article L 710-4 de la loi du 31 juillet 1991, portant réforme hospitalière stipule que : les établissements de santé, publics ou privés développent une politique d'évaluation des pratiques professionnelles, des modalités d'organisation des soins et de toute action concourant à une prise en charge globale du malade afin d'en garantir la qualité et l'efficience. Plus tard, l'ordonnance du 24 avril 1996 portant réforme hospitalière réaffirme le principe de l'évaluation des pratiques professionnelles. Elle crée l'Agence Nationale d'Accréditation et d'Evaluation en Santé (ANAES) dont le principal objectif est la recherche de la qualité et de la sécurité des soins.

3.-Les méthodes

a) Les cercles de qualité

Il s'agit de structures utilisant des méthodes participatives. Lors de réunions planifiées, les membres analysent une situation, une pratique de soins problématique ou insatisfaisante et recherchent ensemble les facteurs de cause et les moyens d'améliorer le sujet. Les cercles de qualité utilisent des instruments d'évaluation pour mesurer les résultats. La structure est officiellement reconnue par la hiérarchie, elle est interne aux professionnels concernés et les membres sont volontaires.

Des cercles de qualité ont fonctionné dans les hôpitaux français, à partir des années 1980. L'usage du terme est tombé en désuétude, mais le principe de ces groupes de travail est toujours en vigueur avec une méthodologie de travail plus rigoureuse.

b) Les méthodes d'évaluation partielle des soins infirmiers

Elles comportent notamment l'évaluation dans le cadre des protocoles de soins que nous détaillons spécifiquement. La méthodologie de l'évaluation de la qualité des soins est similaire à celle déjà décrite dans ce chapitre.

Elle peut porter sur des résultats de soins infirmiers reçus par des groupes de personnes ayant des problèmes de santé de même nature, par exemple des personnes diabétiques.

c) Les méthodes d'évaluation globale des soins infirmiers

L'élaboration de critères conformes aux normes de qualité retenues est un préalable. Les normes de qualité pour la pratique des soins infirmiers, développées ci-dessus, peuvent être le cadre de référence.

Des outils de ce type permettent d'évaluer la prise en charge entière de la personne soignée avec une grande précision, l'inconvénient est leur lourdeur. L'outil *Rush medicus* validé aux USA, comporte 257 critères, l'IGEQSI (Instrument Global d'Evaluation de la Qualité des Soins Infirmiers) élaboré à Montréal en comporte 400.

Pour diminuer le nombre de critères et faciliter l'évaluation, celle-ci peut centrer l'étude sur un type de personnes hospitalisées, ou une partie de l'outil proposé, ou encore, peut être étalée dans le temps.

d) Une méthode d'évaluation de la prise en charge de la personne

Les méthodes précédentes évaluent spécifiquement la qualité des soins infirmiers. Mais, la qualité du soin infirmier en collaboration avec les autres professionnels dépend aussi de la prestation des autres membres de l'équipe. De façon générale, la qualité de la prise en charge totale de la personne dépend de tous les professionnels qui gravitent autour d'elle. Une méthode centrée sur la personne soignée évalue la qualité de l'ensemble de la prestation : c'est l'accréditation développée ci-dessous.

III.-L'ACCREDITATION

1.-La terminologie

Le dictionnaire donne la définition suivante du verbe accréditer : accréditer quelqu'un, c'est donner l'autorité nécessaire pour agir, en qualité de, c'est le mettre en crédit, le crédit étant la confiance qu'inspire quelque chose ou quelqu'un, l'influence dont jouit une personne ou une chose auprès de quelqu'un, par la confiance qu'elle inspire. Accréditer quelque chose, c'est rendre crédible, plausible.

L'accréditation renvoie au crédit accordé à un tiers par une personne, en fonction de la confiance qu'il lui inspire. L'accréditation est une procédure externe à un établissement qui est volontaire pour la faire. Celle-ci permet de lui conférer une reconnaissance de qualité en regard de références préalablement établies.

2.-Le cadre législatif

Ce nouveau mot apparaît dans l'ordonnance du 24 avril 1996 portant réforme de l'hospitalisation.
Afin d'assurer l'amélioration continue de la qualité et de la sécurité des soins, tous les établissements de santé publics et privés doivent faire l'objet d'une procédure externe d'évaluation dénommée accréditation. Cette procédure, conduite par l'Agence nationale d'accréditation et d'évaluation en santé (A.N.A.E.S.), vise à porter une appréciation indépendante sur la qualité d'un établissement ou, le cas échéant, d'un ou plusieurs services ou activités d 'un établissement à l'aide d'indicateurs, de critères ou de référentiels portant sur les procédures, les bonnes pratiques cliniques et les résultats des différents services et activités de l'établissement.
Les établissements devaient initier la procédure dans les cinq ans.

3.-Définition

L'accréditation est donc, une procédure d'évaluation externe à l'établissement de soins, effectuée par des professionnels. Elle est indépendante de l'établissement et de ses organismes de tutelle DRASS et ARH (Direction Régionale de l'Action Sanitaire et Sociale et Agence Régionale de l'Hospitalisation). Elle évalue l'ensemble de son fonctionnement et de ses pratiques.
Elle s'appuie sur un référentiel, élaboré sous l'égide de l'ANAES par des professionnels du système de santé, et conçu pour apprécier les structures, les procédures et les résultats en terme de gain de santé et de satisfaction du patient.

4.-Les objectifs

L'accréditation vise globalement à assurer la sécurité et la qualité des soins donnés aux malades et cherche à renforcer la confiance du public en son système de santé, par :

- La promotion d'une politique d'amélioration constante de la qualité des soins et de la prise en charge globale du patient.
- L'implication des professionnels à tous les stades de la démarche qualité.
- La reconnaissance externe de la qualité des soins dans l'établissement de santé.
- La formulation de recommandations explicites à mettre en œuvre, pour augmenter les performances.

Le but est de susciter à tous les niveaux de l'établissement un état d'esprit tourné vers une recherche de qualité. Pour certains hôpitaux, il y a continuité avec une démarche qualité déjà initiée par d'autres moyens, pour d'autres hôpitaux, l'accréditation sera l'élément déclenchant.

5.-La notion de référentiel

Pour mener les procédures d'accréditation, l'ANAES a mis en place des groupes d'experts du système de santé, qui ont élaboré les référentiels, qui se déclinent en références puis en critères. La référence est l'énoncé d'une exigence, d'un objectif, d'une norme, permettant de satisfaire la délivrance de prestations de qualité. Le critère est l'énoncé d'un moyen permettant de satisfaire la référence. Des critères, non exhaustifs, sont proposés par l'ANAES.

Les référentiels sont centrés sur le patient, ses besoins, son parcours et la prestation offerte. Ils couvrent l'ensemble du fonctionnement de l'établissement. Ils s'appliquent aux activités des secteurs qui participent directement ou indirectement à la prise en charge du patient. Ils portent sur l'organisation et les résultats.

6.-Les référentiels utilisés

Dix référentiels ont été identifiés, regroupés en 3 grands domaines :

a) Le patient et sa prise en charge

- DIP : Droit et Information du Patient
- DPA : Dossier du PAtient
- OPC : Organisation de la Prise en Charge des patients.

b) Le management et la gestion au service du patient

- MEA : Management de l'Etablissement et des secteurs d'Activité
- GRH : Gestion des Ressources Humaines
- GFL : Gestion des Fonctions Logistiques
- GSI : Gestion du Système d'Information.

c) La qualité et la prévention

- QPR : gestion de la Qualité et Prévention des Risques
- VST : Vigilances Sanitaires et sécurité Transfusionnelle
- SPI : Surveillance, Prévention et contrôle du risque Infectieux.

Les 88 références composant les 10 référentiels représentent les exigences auxquelles doivent satisfaire les établissements de santé.

Certains domaines concernent particulièrement les soins infirmiers, l'infirmière y est partie prenante.

7.-Extrait du référentiel *dossier du patient* (DPA)

Le référentiel DPA comporte 7 Références. A titre d'exemple, pour la référence 4, il est proposé 4 critères :

DPA. 4. a Le dossier du patient comporte l'ensemble des éléments nécessaires à son identification.

DPA. 4. b Les responsabilités des différents intervenants (infirmiers, praticiens, internes, secrétaires médicales, étudiants hospitaliers, autres intervenants) sur la tenue du dossier du patient sont établies par écrit.

DPA. 4. c Les prescriptions médicales sont rédigées par le praticien prescripteur, datées, et comportent le nom et la signature du praticien.

DPA. 4. d Le dossier du patient est organisé et classé.

8.-La procédure d'accréditation

a) La candidature

Après réflexion en interne pour choisir le moment le plus propice, le directeur consulte les structures de l'hôpital : le comité technique d'établissement (CTE), la commission médicale d'établissement (CME) et le conseil d'administration (CA). Il prend ensuite l'initiative d'engager la procédure. Une demande d'engagement est envoyée à l'ANAES. Un contrat d'accréditation est signé entre les deux parties. Il prévoit les modalités pratiques mais aussi les engagements réciproques en matière notamment de confidentialité et de respect des échéances.

b) L'auto-évaluation

Dans l'établissement, une auto-évaluation est réalisée. Son organisation relève de l'initiative de l'établissement.

Dans ce cadre, sont constitués des groupes qui prennent en charge un domaine du référentiel. Chaque groupe est constitué de professionnels des terrains, de toutes catégories et volontaires, dans les domaines qui les concernent, les infirmières en font partie. Il est piloté par un cadre administratif ou soignant, ou un médecin, selon le thème du domaine. Par exemple, pour les référentiels, *le patient et sa prise en charge*, chaque groupe est dirigé par un pilote médical ou un pilote cadre de santé, voire les deux.

Le groupe s'organise pour faire le bilan de l'existant, en référence et selon les critères du référentiel. L'analyse fait ressortir les points forts et les points à améliorer, ainsi que des propositions d'améliorations et des indicateurs de suivi. Ceci est évalué, par service, ou secteur d'activité. La référence est appréciée par le groupe en 4 niveaux de conformité, qui reflètent l'existant mais aussi la dynamique d'amélioration et la gestion des risques au regard de cette référence.

Une synthèse de l'ensemble des références est ensuite rédigée, par référentiel, par exemple pour *droits et information du patient*.

Les synthèses des différents groupes sont ensuite réunies, communiquées aux structures institutionnelles de l'établissement : CTE, CME et CA puis, envoyées à l'ANAES.

La phase d'auto-évaluation permet donc à l'établissement de santé d'établir son diagnostic en matière de qualité et de sécurité de la prise en charge des patients ainsi que de s'inscrire dans une démarche d'amélioration.

c) La visite des experts

La visite n'est pas un *contrôle*, mais un moyen pour accompagner la politique d'amélioration continue de la qualité.

Les experts visiteurs sont des professionnels, issus des différents métiers de la santé, exerçant hors région, qui ont pour mission, après étude des synthèses transmises à l'ANAES, de rechercher les éléments de preuve de l'auto-évaluation, et l'engagement des professionnels dans la démarche qualité. Le collège est constitué de trois à six membres qui disposent de trois jours à trois semaines, selon la taille de l'établissement.

Les liens entre le document d'auto-évaluation et la réalité du terrain sont réalisés grâce aux rencontres dans les différents services. Les professionnels seront sondés sur leur participation à la procédure d'accréditation. Les patients volontaires sont interrogés en regard du niveau d'information fourni et de leur implication dans la prise en charge. Les 2 experts, qui visitent un service, examinent en outre les documents, tels que les protocoles de soins et des dossiers anonymisés de patients.

Des réunions sont organisées avec les membres des groupes d'auto-évaluation et avec les cadres dirigeants. La visite se termine par une présentation des grandes lignes du rapport par le collège d'accréditation, d'abord en groupe restreint, puis en séance plénière, ouverte à tous les professionnels de l'établissement.

d) Le suivi

Un rapport est établi par le collège national d'accréditation, à partir de la lecture du rapport des experts et d'une rencontre avec le coordinateur des experts. Dans tous les cas, il délivre à l'établissement une accréditation, mais qui peut être avec ou sans recommandations, avec réserves, ou avec réserves majeures.

Pour les réserves majeures, une solution doit être apportée par l'établissement, à une échéance fixée, une visite ciblée lèvera cette réserve majeure. Une réserve simple demande la transmission d'un rapport de suivi par l'établissement, à l'échéance fixée. Les recommandations sont suivies en procédure interne. La procédure suivante d'accréditation est prévue à cinq ans, des améliorations seront attendues, il s'agit donc de continuer la démarche d'amélioration pendant cette période.

e) L'information interne et externe

Un compte rendu d'accréditation est élaboré et transmis à l'établissement. Il comporte le niveau d'accréditation ainsi que les recommandations. C'est ce document qui peut être consulté, *in extenso* (contractuellement avec l'ANAES), par les professionnels et le public. Il appartient à l'établissement d'en envisager les modalités : document papier, site internet...

9.-Les enjeux de l'accréditation

L'accréditation est un enjeu pour l'établissement, qui se voit reconnu en terme de niveau de qualité des soins. Les activités médicales et infirmières sont totalement concernées par l'accréditation. L'infirmière doit s'y inscrire avec les autres professionnels : l'enjeu est collectif.

La déontologie médicale et la puissance du savoir scientifique n'ont plus l'aura d'antan et ne suffisent plus pour obtenir la reconnaissance de la société. L'information, la transparence des pratiques sont maintenant essentielles. L'accréditation est une forme de contrôle social sur les pratiques de soins, l'objectif étant la qualité dans le respect du malade, de sa liberté, de son information, de sa dignité.

L'infirmière devrait y trouver son compte par le fait que sa conception des soins est en parfaite harmonie avec les attentes des malades. Mais, il lui faut apprendre à mieux formaliser ses pratiques. Par ailleurs, l'obligation d'évaluer les soins infirmiers va donner à l'infirmière l'occasion de montrer sa compétence spécifique, non plus par rapport à l'exercice médical, comme auparavant, mais par rapport aux résultats pour le patient. En ce sens, l'accréditation peut être une chance pour la profession, cela mérite que l'infirmière s'y engage.

XIV

LES PROTOCOLES DE SOINS

I.-GENERALITES

1.-Les protocoles de prescription médicale

Dans le domaine des soins, sont d'abord apparus les protocoles médicaux comme les protocoles opératoires, les protocoles de chimiothérapie. Dans la législation professionnelle infirmière, depuis le décret de 17 juillet 1984, est apparu le terme de protocoles écrits de soins d'urgence, élaborés au préalable par le médecin. Ces protocoles sont valables dans tous les services de soins et doivent être appliqués par l'infirmière, en attendant l'intervention d'un médecin, quand elle détecte qu'une personne est en situation d'urgence par exemple, les protocoles à mettre en œuvre en cas d'arrêt cardiaque, de détresse respiratoire.

De même, les soins infirmiers sur protocole médical, stipulés dans l'article 6 du décret du 11 février 2002 sont des protocoles relevant de prescriptions médicales. Ces protocoles rédigés par le médecin concernent, par exemple, le protocole antalgique, qui permet un ajustement des posologies selon le degré d'analgésie obtenu, le protocole de préparation à un examen, avec les prescriptions standard à appliquer.

Le cadre des protocoles de soins infirmiers est différent.

2.-La définition du protocole de soins infirmier

Dans le dictionnaire des soins infirmiers, rédigé par R. Magnon, le protocole de soins est défini comme *une description des techniques et des procédures qu'il est convenu d'appliquer dans certaines situations de soins.*

Cette description guide l'exécution des prestations et contribue à leur qualité.
Le guide du service infirmier le définit dans des termes similaires : *descriptif des techniques à appliquer et/ou des consignes à observer dans certaines situations de soins ou pour l'administration de soins.*
Le protocole est un guide d'application des procédures de soins, centré sur une population cible (groupe, communauté, population), présenté sous forme synthétique, élaboré selon une méthodologie précise.
Le protocole de soins infirmiers peut être comparé à la « procédure », définie par la norme ISO (International Standard Organisation) dans l'industrie : la manière spécifiée d'accomplir une activité. Elle comporte l'objet, le domaine d'application, les personnes responsables de cet objet, et la description de cette activité.
Dans un protocole scientifique de ce type, chaque action, chaque geste est pensé, réfléchi et fait l'objet d'une recherche pour montrer son efficacité, son utilité en lui-même et par rapport à l'ensemble.
Le protocole de soins est donc plus qu'une fiche de soin technique, qui en fait souvent partie, mais ne fait que décrire la gestuelle d'un soin, lors de ses différentes étapes.
Il tient compte des recommandations qui peuvent émaner d'organismes externes ou internes, par exemple, le Comité de Lutte contre les Infections Nosocomiales (CLIN), mais ces recommandations ne constituent pas en elles-même un protocole de soins. Le protocole de soins est l'application locale de ces recommandations, pour une population donnée, dans un contexte particulier.

3.-Les textes réglementaires

Le décret de 2002 mentionne que l'infirmière peut élaborer des protocoles de soins infirmiers relevant de son initiative et précise qu'elle peut le faire avec la participation des membres de l'équipe soignante : *la collaboration avec les aides soignants ou les auxiliaires de puériculture peut s'inscrire dans le cadre de ces protocoles de soins infirmiers.* On peut en déduire que ces partenaires se voient

reconnus par une participation à l'élaboration du protocole, et participent à sa mise en œuvre.
Par ailleurs, le texte légitime une participation à des actions de recherche *pluridisciplinaire*, en plus de la recherche en soins infirmiers déjà citée dans le décret de 1993. Nous avons défini l'élaboration des protocoles comme un travail scientifique, de recherche. L'infirmière l'effectuera dans ce cadre avec les autres professionnels concernés par le thème.
En 1992, un guide du service infirmier présente en détail la démarche d'élaboration de ces protocoles de soins infirmiers.
En 1996, les textes instituant l'accréditation des établissements de soins rendent les protocoles indispensables, leur élaboration et leur évaluation est prévue dans les référentiels.

4.-Le projet de soin de l'établissement

La politique de la direction des soins va choisir des axes pour l'amélioration de la qualité des soins, l'un d'eux peut être l'implantation de protocoles de soins infirmiers.
Le protocole est à resituer dans la démarche de soins infirmiers que nous avons envers la personne soignée et sert de référence lors de l'étape de réalisation de certains soins.
Le directeur des soins organise des groupes de travail sur les thèmes retenus et facilitera leur fonctionnement. Il facilitera l'implantation des protocoles par la programmation des formations continues requises, par la mise à disposition des ressources matérielles nécessaires, en collaboration avec les autres directions fonctionnelles de l'établissement. Il soutiendra l'application et s'assurera du suivi régulier du protocole.

II.-L'ELABORATION DU PROTOCOLE

1.-La détermination du thème des protocoles

Face à des insatisfactions des personnels ou des personnes soignées, à des pratiques diverses dans des situations similaires, à l'apparition de nouvelles techniques ou simplement dans un souci de codifier les pratiques pour une meilleure qualité de la prise en charge, un thème est retenu pour l'étude et l'élaboration d'un protocole. Ce peut être l'accueil d'une personne dans un service de chirurgie pour prévenir l'anxiété préopératoire, les soins à donner à une personne risquant de développer des escarres, les soins à une personne porteuse d'un cathéter veineux central pour éviter les infections.

Le choix du thème peut être fait au niveau de l'établissement, pour un sujet général comme l'accueil ou pour des soins généraux comme la toilette ou la perfusion intraveineuse. Ce choix peut être fait au niveau du service, lorsque le thème correspond au projet de service comme par exemple la prévention des chutes des personnes accueillies dans un service de gériatrie ; de même pour des soins spécifiques au service, exemple de ceux de trachéotomie dans un service d'Oto-rhino-laryngologie. Un protocole initié dans un service débouche sur un protocole d'établissement pour une uniformisation des pratiques professionnelles.

Toutes les situations de soins ne nécessitent pas l'instauration d'un protocole. Il est inutile et dispendieux de se pencher sur les soins qui ne posent ni problème, ni risque particulier. Par contre, les soins améliorables, les situations complexes, les situations nécessitant l'intervention de plusieurs professionnels soignants, justifient l'élaboration de protocoles. Le thème doit correspondre à une préoccupation de l'équipe ; le protocole répondra alors aux attentes de celle-ci. L'étape du choix est importante pour fédérer le groupe de travail.

2.-Les acteurs

a) Le groupe de travail

Dix à douze personnes au maximum, compétentes dans le domaine considéré et volontaires, vont composer le groupe qui va élaborer le protocole. Elles sont issues de services variés si le thème concerne l'ensemble de l'établissement ou de services spécialisés si le protocole ne concerne que ces services. Si le protocole concerne un seul service, les personnes sont issues de ce service. Les fonctions, les compétences, seront diverses et complémentaires pour une meilleure potentialisation des ressources du groupe.

L'équipe interdisciplinaire sera différente selon la nature du protocole :

- Cadres soignants, infirmières et aides-soignantes ou auxiliaires de puériculture, pour les protocoles relevant du rôle propre infirmier,
- Cadres soignants, infirmières et médecins, pour les protocoles comprenant des soins relevant de la prescription médicale,
- Autres catégories professionnelles concernées, par exemple les secrétaires, les brancardiers pour un protocole d'accueil.

b) Le chef de projet

Il est garant de l'avancement des travaux. Compétent dans le domaine méthodologique, il organise, anime et coordonne l'ensemble des activités du groupe.

Pour les protocoles institutionnels, il est nommé par le directeur des soins, lors de la prise de décision d'élaboration du protocole. Tout au long du travail, il lui rend compte du déroulement des différentes étapes.

Au niveau du service de soins, le chef de projet peut être le cadre de santé, ou une infirmière nommée référent du groupe. Néanmoins, le cadre de santé sera toujours responsable du groupe de travail, même s'il ne participe pas à l'élaboration du protocole.

c) Les experts

Ils sont consultés lors de l'étape initiale sur l'état des connaissances relatives au sujet.

Lors de l'étape de validation du contenu, des experts internes ou externes à l'établissement dans le domaine seront consultés.

d) L'organisation du groupe

Afin d'assurer la disponibilité maximum des membres du groupe de travail, la fréquence des réunions de travail est fixée (environ une toutes les 2 semaines), dans un horaire cadré. Le rôle de chaque membre sera défini. La planification du travail est la première tâche du groupe, très précise. Les différentes étapes de la réalisation du protocole sont échelonnées dans le temps.

3.-La méthodologie d'élaboration

a) La délimitation du thème

Le thème ayant été retenu par la direction des soins, ou au niveau du service, il est validé et précisé par les membres du groupe.

Les méthodes d'explorations comme le QQOQCP (Qui, Quoi, Où, Quand, Comment, Pourquoi) ou le brain-storming permettent une vue d'ensemble du thème. La synthèse peut être guidée par l'utilisation de méthodes telles que le diagramme d'Ishikawa ou une classification arborisée causes-effets.

Le domaine et les limites du thème, la population concernée sont ainsi définis. Les exceptions sont envisagées.

La motivation à traiter ce problème, à améliorer cette insatisfaction est mise en exergue, ainsi que les bénéfices attendus : gain de temps, valorisation professionnelle et meilleure qualité du service rendu au patient.

b) L'exploration du thème

La recherche documentaire recense les pratiques connues, les connaissances dans ce domaine, le cadre réglementaire. Le but est de sélectionner les techniques et les méthodes les plus performantes qui garantissent une qualité maximale.

L'avis des experts est demandé, surtout concernant des pratiques divergentes selon les situations ou les lieux, comme sur les soins de prévention d'escarres.

c) La définition de la population

Les recherches bibliographiques vont permettre une définition plus précise de la population ciblée par le protocole.

La population concernée est celle qui est confrontée à la situation de soin. Les personnes cibles sont décrites le plus précisément possible : âge, facteurs de risques, contexte de soin… Quelquefois, des grilles d'inclusion sont retenues.

d) L'enquête

L'analyse des pratiques sur le terrain est réalisée par des méthodes d'investigation, (observation de la réalisation d'un soin, questionnaires de satisfaction, de mesure des connaissances professionnelles...). C'est l'état des lieux avant l'implantation du protocole.

e) Les objectifs du protocole

L'état des lieux va mettre en évidence le besoin ou le problème ressenti, de façon très précise. Le groupe va élaborer l'objectif général puis les objectifs opérationnels qui correspondent aux différentes étapes du travail. Ces étapes viennent affiner la planification initiale.

f) La rédaction du protocole

Les informations recueillies dans les étapes précédentes servent de base à l'élaboration du contenu du protocole. Le plan est décidé en groupe.

Le partage et la préparation de la rédaction sont négociés dans le groupe. Celui-ci valide une première fois l'ensemble du contenu préparé par les membres.

L'énoncé doit être clair, précis, compréhensible.

Le contenu doit mettre en lumière les éléments qui posaient problème, par exemple, la fréquence de mise en œuvre des effleurages dans le protocole de prévention des escarres.

Ce contenu tient compte des recommandations scientifiques, mais aussi de ce qui peut être fait dans cet établissement au moment présent, compte tenu de la situation de soins, du personnel disponible, de la dotation possible en matériel. Les limites sont budgétaires, tant au niveau matériel (architecture, investissement et consommables) qu'au niveau humain (coût du personnel, coût de la formation) ; elles sont mais aussi psychologiques (résistance au changement, ...).

Le protocole pourra déterminer des préalables à sa mise en place : formation continue de certains personnels, arrivée de nouveau matériel, nouvelle organisation...

g) La validation du protocole

Le contenu est validé au regard des informations scientifiques actualisées, par un groupe de lecture composé d'experts qui sont des professionnels ayant une expérience auprès de ce type de population dans ce type de situation, et n'ayant pas participé à l'élaboration du protocole. La clarté et la compréhension du contenu sont appréciées également.

- ***La validation de faisabilité*** est ensuite organisée. La mise en œuvre est testée au regard des moyens disponibles. L'analyse de ce test permet un réajustement si nécessaire. La logique des étapes, la précision des instructions, la facilité de consultation du document constituent des critères de validation.
- ***La validation de l'efficacité*** du protocole requiert une méthode de recherche comparative avec essai clinique. Le plus souvent, une simple étude après mise en place du protocole, comparée à l'état des lieux initial, sera effectuée. Elle mettra en évidence une amélioration du résultat de soin, sans charge excessive sur le processus, ni sur les ressources.
- ***La validation institutionnelle*** est la dernière avant l'implantation du protocole. Selon le thème, la direction des soins, le CLIN ou une autre instance de l'établissement sera compétente. Cette structure va suivre la mise en œuvre du protocole et pourra initier une évaluation et un réajustement de celui-ci.

h) La détermination d'une stratégie d'implantation

La stratégie est fixée par le groupe. Elle repose sur la motivation des membres du groupe à communiquer leur adhésion au protocole et leur conviction de sa nécessité. Cette stratégie inclut l'information, la formation liées au protocole, et sa diffusion.

Les objectifs de l'implantation visent à ce que les utilisateurs prennent connaissance du protocole, aient un accès facile aux documents et enfin adoptent le protocole et l'appliquent.

La diffusion du protocole utilise les voies de communication habituelles de l'établissement.

4.-La présentation-type d'un protocole

Pour rendre l'ensemble cohérent, une procédure de rédaction retenue au niveau de l'établissement prévoit les rubriques possibles.
Outre le titre obligatoire, le protocole comporte généralement les différents énoncés suivants :

- La date d'élaboration ou de dernière mise à jour, le nom des membres du groupe de travail
- L'énoncé du concept, du principe dont relève le protocole
- Le cadre législatif, les soignants concernés
- La population cible
- Les objectifs du protocole
- La technique à appliquer
- La fiche récapitulative, synthèse du protocole
- La validation
- L'implantation
- L'évaluation
- La bibliographie.

III.-LA GESTION DU PROTOCOLE

1.-Le suivi

a) L'information
Le projet d'information et de diffusion va être mis en œuvre par les membres du groupe de travail et les personnes qui ont participé à l'une des étapes de l'élaboration. Il s'étale sur toute la durée des travaux du groupe.
L'information reprend l'argumentation des raisons qui ont présidé à l'élaboration du protocole, l'état des lieux qui a été réalisé et les objectifs de l'utilisation du protocole.

b) La formation
Les besoins en formation relatifs à la mise en œuvre du protocole sont évalués lors de l'élaboration. La formation permet un apport de connaissances, mais aussi un échange qui limitera la résistance au changement.

c) L'accès à l'information

Pour une consultation facile, il importe que le document soit classé logiquement, dans un référentiel de protocoles, lui-même rangé le plus près possible de la salle de soins. Il est ainsi accessible aux utilisateurs, en particulier les nouveaux arrivants et les stagiaires. Le cadre de santé du service est généralement chargé de sa maintenance.

d) Le suivi de l'utilisation

Le suivi de l'utilisation des protocoles institutionnels doit avoir des relais sur le terrain. Le cadre infirmier participe à l'information initiale et motive les utilisateurs pour une application du protocole. Il explique, argumente le contenu du protocole, il veille à sa mise en œuvre effective au jour le jour.

Pour un protocole spécifique d'un service, l'adhésion est plus facile, du fait de la participation de l'équipe à son élaboration.

e) La mise à jour

L'actualisation du protocole permet de lui garder sa pertinence. Une révision tous les 1 à 2 ans, voire plus rapidement en cas de changement important de la réglementation ou des connaissances, semble être une fréquence réaliste. Les changements sont approuvés par les utilisateurs et les instances, puis les nouveaux documents remplaceront les anciens qui seront retirés de la circulation.

2.-L'évaluation

L'étape d'évaluation succède à l'implantation du protocole de soins. Elle consiste à mesurer l'écart entre la pratique observée et la pratique préalablement définie comme optimale, décrite dans le protocole de soins.

L'évaluation des protocoles de soins est une nécessité, tant pour les patients que pour les soignants et l'institution. En effet, elle assure aux personnes soignées des soins de qualité, en tenant compte des évolutions. Elle permet de répondre aux exigences légales en matière de soins de qualité.

a) Les domaines d'évaluation des protocoles de soins

- Le domaine des ressources : évaluation des moyens matériels sont-ils suffisants et disponibles pour obtenir la qualité préconisée dans le protocole ?
- Le domaine du processus : évaluation de l'ensemble des activités des soignants pour couvrir les besoins des patients.
- Le domaine du résultat : mesure de l'efficacité des soins, en fonction des objectifs fixés, ainsi que la satisfaction de la personne soignée, dans le champ d'application du protocole.

b) Les évaluateurs

Dans la mesure du possible, ils seront extérieurs au service, afin de garantir l'objectivité.

En fonction du type de protocole de soins, l'évaluateur sera différent, infirmière, cadre de santé, médecin, pharmacien…

c) Les différents types d'évaluation

- L'évaluation analytique : c'est un audit, *c'est-à-dire, un examen méthodique d'une situation relative à un produit, un processus d'organisation en matière de qualité, réalisée en collaboration avec les intéressés, en vue de vérifier la conformité de cette situation aux dispositions établies et l'adéquation de ces derniers à l'objectif de recherche.*
- L'évaluation synthétique : seule une partie du protocole est évaluée, ce qui permet de mettre rapidement en place des actions correctrices pour un coût réduit.
- L'évaluation par critère : un seul critère est évalué. Il doit être spécifique, mesurable, fiable, généralisable et efficient.

IV.-CONCLUSION

1.-Les intérêts du protocole

Il définit les soins nécessaires à une population donnée, dans une situation donnée. Il va permettre de réfléchir sur les pratiques et de les uniformiser, d'utiliser des outils

communs, de développer une communication efficace et d'évaluer la qualité des soins.
La finalité de ces protocoles est donc d'augmenter la qualité des soins dispensés aux personnes.
Le protocole de soin permet aussi de développer et de valoriser le savoir infirmier, de garantir le cadre juridique de la pratique infirmière, de développer la recherche en soins infirmiers.
Les recueils de protocoles servent ainsi la promotion de la profession par sa reconnaissance.

2.-Les limites du protocole

Le protocole est un outil au service des soignants et au bénéfice de la qualité des soins. Il doit être considéré comme tel, c'est donc une aide, un guide. Il ne doit pas devenir un carcan à appliquer absolument, même dans les situations imprévues, où le bon sens impose une dérogation. Cette souple application demande une réflexion sans cesse renouvelée, non pas pour remettre en cause le protocole, mais pour l'appliquer en tenant compte de la situation de soin. Le signalement de ces contextes particuliers non prévus, permet des ajouts lors de la révision du protocole, augmentant ainsi sa pertinence.
Par ailleurs, le protocole décrit des techniques. Il ne prévoit pas l'aspect relationnel qui, nous l'avons vu, fait partie intégrante de chaque soin. Pour un soin de qualité, il faut donc appliquer le protocole en y ajoutant ce savoir-être soignant qui est indispensable et qui donne à la personne soignée sa place de sujet de soin.

INDEX

E

F

G

H

I

U

V

W

Achevé d'imprimer en mars 2003
Impression: Nouo Capital(e) - 01 53 36 27 00